医学伦理学

（第3版）

YIXUE LUNLIXUE YIXUE LUNLIXUE YIXUE LUNLIXUE YIXUE LUNLIXUE

主　编　刘耀光

副主编　丁　果　孙雯波　黄巧蓉

中南大学出版社
www.csupress.com.cn

内容简介

　　本书作者凭借多年对医学伦理学的教学经验，以"医师资格考试大纲"中的"医学伦理学考试大纲"为依据，广泛汲取了国内外医学伦理学教学和研究成果编著而成，涵盖了规范医学伦理学和生命伦理学的内容，包括医学伦理学的研究对象和内容，传统医学道德，科技进步、社会发展与医德建设，医疗人际关系中的道德，医学伦理学的原则和范畴，医德规范及医务人员美德，护理工作中的特殊道德要求，预防医学工作和生态环境保护工作中的道德，卫生管理和医院管理中的道德，医学研究道德，尸体解剖和器官移植的道德问题，计划生育与优生道德，人类辅助生殖工程和遗传工程的道德问题，人类干细胞研究和应用的道德问题，关于死亡的伦理问题，医德评价、教育与修养。另外还附有执业医师资格考试和住院医师培训考试的模拟试题。

目　录

第一章 绪 论

医学伦理学(Medical ethics)是以医务工作者的职业道德为主要研究对象的一门科学,它是每个医学生和医务工作者的必修课。医学伦理学是伦理学与医学相互渗透的交叉学科。学习和研究医学伦理学,首先应对医学伦理学的研究对象、内容、学习方法、社会作用及其与相关学科的关系等有所了解,尤其要正确认识学习医学伦理学的目的和意义。

第一节 伦理学与医学伦理学

一、道德、伦理、伦理学

(一)道德的起源和含义

1.道德的起源

自古以来,人们对道德的概念有不同解释,这主要是对道德的起源和本质认识不同所致。"神启论"者认为,道德是上帝的意志所创造的,是上帝在创世那一天向人颁布的戒律。有的则认为道德是"天理"的体现。"天赋论"者认为,道德是先验的、与生俱来的、人所固有的"理性""良知""情感"的产物。"感觉欲望论"者认为,道德是人的自然本能,是能够满足人的生理、心理需要的某种感觉。"自然起源论"者认为,道德是动物的某种合群性本能的直接延续和复杂化的结果。

马克思主义伦理学认为,道德的产生同人和社会的产生、发展是不可分割的。道德是人类在生产、生活的各种社会活动中形成的社会关系的产物。道德萌芽于人类早期劳动和简单交往。社会关系的形成和人类社会意识的产生是道德产生的前提。人与人之间的交往关系是人类特有的社会现象,即社会关系。道德的产生不仅要有"社会关系"的客观因素条件,还要有"人类社会意识"的主观因素条件。人类在社会的共同劳动和相互交往中,头脑逐渐产生了反映相互关系的社会意识,并随之出现了表达和交流思想的语言,进而促进了人类抽象思维能力的发展,认识到人与人之间在利益关系上的矛盾,从而产生调节利益关系的风俗、习惯,于是就有了萌芽状态的道德。道德的起源,不仅经历了一个从萌芽到形成的漫长历史过程,而且也经历了一个最初由少数人明确意识到,逐渐发展为多数人意识到,进而成为普遍的、共同的社会需求的漫长历史过程,才从原始的风俗、习惯发展为调节人们行为的种种道德规范。

2.道德的含义

依据马克思主义伦理学关于道德起源的认识,从科学意义上说,道德是人类社会生活中所特有的,由一定社会的经济关系决定的,依靠人们的内心信念、社会舆论和传统习俗维系的,用以调整个人与个人、个人与社会、人与自然的利益关系,并以善恶标准进行评价的原则、规范、心理意识和行为活动的总和。对此定义,可以从以下几个方面理解:

(1)道德的本质：道德属于上层建筑，是由经济基础决定的。在阶级社会里，道德是阶级的道德，这是道德的一般本质；道德是调整利益关系的，这是道德的特殊本质。

(2)道德的评价标准：善与恶。道德评价是以善与恶为界限的。善行，即利于他人、社会的行为，是道德的行为，是高尚的；恶行，即危害他人与社会的行为，是不道德的行为，是卑劣的。

(3)道德的评价方式：道德依靠内心信念、社会舆论和传统习俗的非强制性力量维系，体现道德的自律性特征。

(4)道德功能：道德调整个人与个人、个人与社会的关系，使之协调一致、共同有序地生活；道德调整人与自然的关系，使人类与生存环境处于动态平衡。

(5)道德的内部结构：道德是道德意识现象、道德规范现象和道德行为现象三个方面所构成的有机整体。

(二)伦理与伦理学

1. 伦理的含义

在中国历史上，"伦"和"理"是分别使用的两个概念。在古汉语中，"伦"与"辈"同义，"伦，犹类也"，以"人伦""伦常""天伦"等概念出现，表现人的等级关系和处理这些关系的具体行为规范。将伦和理合为一个概念使用，最早见于秦汉之际成书的《礼记·乐记篇》，"乐者，通伦理者也"，把安排部署有秩序称为伦理。引申到人类，"伦"是指人与人的关系，"理"是道德规律和原则。因此，"伦理"，是指处理人与人关系的道理和道德理论与原则。在西方文化史上，伦理(ethics)一词源于古希腊文 ethos，其义为习俗、风尚、性格、思想方式。

伦理和道德两个概念在中国现代汉语中的词义基本相同；在西方文化史上，伦理和道德在原义上也相近。故人们常把它们作同义词使用。但在严格的科学论述中，两者应有所区别。"道德"是指道德现象，"伦理"是道德现象的理论概括。因此，人们把研究道德的哲学称之为伦理学。英文的"伦理"和"伦理学"都是同一词 ethics。

2. 伦理学

伦理学是一门古老的道德哲学。自古以来，中外历代思想家均从各自的时代要求和阶级利益出发，围绕着各种社会道德现象进行研究。

在西方，大约在公元前 4 世纪，古希腊的著名哲学家亚里士多德(Aristoteles，前384—前322)，在雅典学园讲授一门关于道德品性的学问时，他创造了一个新名词——"ethika"，即伦理学，来表示这门科学。后来，他的学生根据他的讲述整理成《尼可马克伦理学》等专著，对西方伦理学的发展一直有着极其重要的影响。自亚里士多德以后，伦理学便作为一门独立学科在西方各国日趋发展起来。

在我国，"伦理学"这一名称虽然是从国外翻译进来的，但是在公元前 5 世纪至公元前 2 世纪，就已经有了"人伦""道德"等概念和"伦类以为理"的说法，并先后出现了具有丰富伦理学思想的《论语》《墨子》《孟子》《荀子》等著作。秦汉之际又形成了"伦理"这一概念，产生了包含系统的道德理论、行为规范和德育方法的《孝经》《礼记》等著述。不过由于中国文化发展和科学分类的特点，伦理学的内容长期同哲学、政治、礼仪和修身教育结合在一起，直至近代才逐渐分化成为独立的学科。

伦理学，或称"道德学""道德哲学"，即专门研究道德的学问，是对社会道德生活在理论上的概括和总结。马克思主义伦理学是研究道德的形成、本质、作用及其发展规律的科学，特别是关于社会主义、共产主义道德的形成和发展规律及其作用的科学，是社会主义、共产主义道德的理论化和系统化。

二、职业道德、医学道德、医学伦理学

（一）职业道德、医学道德

1. 职业道德

道德作为一种普遍的社会现象，存在于社会生活的每个领域。人类社会的生活，除了婚姻家庭这种形式以外，还有着各种职业生活。职业生活是人类社会生活得以延续、发展的社会活动形式，一定社会、阶级的道德不仅要通过婚姻家庭表现出来，而且还要通过各种职业生活表现出来。从一定意义上说，各种职业生活要比婚姻家庭生活更直接更集中地反映着一定社会、阶级的道德要求和道德面貌，并形成一般社会道德存在的特殊样式和特殊发展方向，形成各种类型的职业道德或行业道德。

所谓职业道德，就是从事一定职业的人们在其特定的职业活动中所应遵循的、具有自身职业特征的道德原则和行为规范的总和。在阶级社会中，它是各个阶级的道德在职业生活中的特殊表现，反映着行为的道德调解的特殊方向，又带有具体职业或行业活动的特征。各种不同的职业，表现各种不同的社会行为。道德的复杂性和具体性不仅表现在不同阶级道德的类型上，而且也表现在各种职业道德或行业道德中。各种职业活动不但反映社会道德状况，而且影响个人道德行为发展的趋势。由于职业道德在范围、内容、形式上的特点，因而它能够使一般道德原则和规范在实际职业活动中充分发挥作用，对个人的思想和行为发生经常的、深刻的影响，成为一般道德原则和规范的重要补充。

职业道德随着社会的不断向前发展而发展，它在整个社会道德体系中越来越占有重要的地位，作用显得尤为突出。社会主义社会为职业道德的全面发展创造了最有利的条件。社会主义的职业道德有着鲜明的共性，即能够用无产阶级的共产主义道德原则和规范统一起来，并能够得到国家的提倡和法律的保护。同时，社会主义制度的建立，为新型的职业道德的形成和发挥作用开拓了广阔的道路。社会主义职业道德有别于它以前的任何职业道德，它是社会主义道德规范体系的重要组成部分，总是和广大劳动者的社会主义劳动态度密切联系的，是社会主义道德原则和规范的具体化和补充。

2. 医学道德

医学道德亦称"医业道德""医务道德"，简称为"医德"，是一般社会道德在医学实践活动中的特殊表现，是根据医疗卫生职业的特点，调整医务人员与患者之间、医务人员之间、医务人员与社会之间的关系的行为规范的总和。

（二）医学伦理学

1. 医学伦理学概念

医学伦理学就是从理论的高度对医学道德及其实践的发展进行系统的概括和总结的一门新兴学科。作为马克思主义伦理学和现代医学科学的组成部分的医学伦理学，是以马克思主义伦理学为指导，以现代医学科学及其实践为基础，系统研究医学道德，尤其是社会主义医学道德的形成、本质、规范、作用及其发展规律的科学，是医学道德的理论化和系统化。

医学伦理学具有三个显著的特征。

（1）实践性。医学伦理学是与医学实践密切相关的学科。医学伦理学的理论、规范来源

于实践，是对医学实践中的道德关系、道德意识、道德行为的概括和说明，是在长期的医疗活动中形成的、发展的，而来源于医学实践的道德原则、道德规范又对医学活动起着重大指导作用。医学实践既是医学伦理学的基础、动力，又是医学伦理学的目的和检验医学伦理学理论正确性的唯一标准。

（2）继承性。弘扬伦理道德是医学进步的基本条件和重要标志，是贯穿医学发展史的一条主线。"救死扶伤""为医者仁"等伦理道德原则为医学工作者自觉地继承、恪守，在医学事业的发展中不断发扬光大。

（3）时代性。医学道德伴随着医学发展和社会进步而不断发展。医学的发展，不仅表现为诊治疾病手段的进步，而且表现为医学道德的进步。与新的预防、诊断、治疗方法相对应的伦理原则的制定是医学道德进步的重要标志。任何时代的医学道德都与特定的社会背景相联系，都为解决该时代的具体问题而存在。在古代，为妇女堕胎被认为是违反道德的；在当代，为维护社会和妇女自身的利益开展的计划生育手术则是道德之举。医德原则、医德规范、医德评价、医德教育都是时代的产物，都不能脱离时代。反映社会对医学的需求、为医学的发展导向、为符合道德的医学行为辩护是医学伦理学的任务。

2. 医学伦理学与其他相关学科的关系

医学道德现象的普遍性，引起了许多有关学科的重视与关注，分别从各自的研究角度作了一定程度和范围的探讨，使得医学伦理学同医学科学、医学心理学、美学、法学、教育学等具体学科有着极其广泛而密切的联系。

（1）医学科学。医学伦理学是伦理学与医学相互渗透的产物。医学道德的内容与医学科学的内容、与医务工作者的医学活动的实践紧密相联，相互影响，相互渗透。医学科学越发展，医学道德的内容愈丰富、愈广泛。同时，随着医学伦理学研究的不断深入与发展，新的医学道德原则和规范必将更好地指导医务人员的医学实践，推动医学科学不断向前发展。

（2）医学心理学。医学心理学研究表明，某些人体疾病的发生、发展及转归，与患者的心理因素有关。医学心理学为医务人员提供患者在患病过程中的种种心理表现，为医学伦理学在研究医患关系的协调方面提供了科学的依据，它有助于医务人员把高尚的医德建立在医学心理学基础上，正确地掌握患者的心理状态，更好地为患者服务。医学心理学是医学伦理学研究的心理科学基础，医学伦理学是医学心理学在医疗实践中运用的道德导向和道德依据。

（3）美学。医学道德是善和美的高度统一，"美"是"善"的表现，"善"是"美"的内涵。善和美的内在联系，决定着医学伦理学和美学在研究内容上的联系。医学伦理学对于医学道德原则、规范的确立和医学道德行为的评价，离不开美学关于审美判断、审美观念的理解。对医务工作者在职业生活中行为的美和丑的判断，既是医学伦理学的内容，也是美学的研究课题。美学本身也是进行医德教育的一种工具，它可以帮助医务人员从美学角度去理解和满足患者对美的渴望。

（4）法学。在医务活动中，医德比法律发挥作用的范围要广泛得多。法律仅适用于严重丧失医德的违法领域，而医德则适用于医务活动中的一切领域；法律依靠政治权力强制推行，而医德则依靠自律、社会舆论、人们的信念和传统习俗以及教育的力量来维持。尽管医学伦理学与法学的研究对象不同，医德与法律在依靠力量上、作用的范围上有区别，但它们同属于调整人们行为的规范，是行为控制的重要手段，两者的关系极为密切，相互作用，互相补充。《中华人民共和国执业医师法》总则规定："医师应该具备良好的职业道德和医疗执业水平，发扬人道主义精神，履行防病治病、救死扶伤、保护人民健康的神圣职责。"可见，医务人员具有良好的职业道德不仅是一种伦理学要求，而且是一种法律规定。法律的执行，维护医德；医德保障法律的执行。

（5）教育学：教育学把对人进行道德教育的内容、过程、方法和结构纳入研究领域，这就与医学伦理学所要研究的一些问题联系起来。医学伦理学对道德教育的内容、过程、方法和结构的研究，无不渗透着教育学的研究成果。同时，医学伦理学研究医德的成果，又在一定程度上充实着教育学的内容。

总之，医学伦理学的发展离不开医学、心理学、美学、教育学等学科所提供的理论成果，而医学伦理学的研究成果又往往给予这些学科一定的甚至重要的影响。

第二节　医学伦理学的研究对象和内容

一、医学伦理学的研究对象

医学伦理学把医德现象作为研究对象。所谓医德现象，是人们在医务工作中的特殊道德关系即医德关系的具体体现。具体地说，医学伦理学的研究对象主要包括以下几个方面。

1. 医务人员与患者之间的关系（医—患关系）

这里说的"医务人员"包括医师、护士、医技科室人员、医院管理人员与后勤人员。他们与患者的关系是服务与被服务的关系。因此，要正确处理医患关系，首先要求医务人员把患者的利益摆在第一位，使自己的全部工作最大限度地满足患者身心健康的需要。但医患关系是双向的。因此，处理好医患关系，还需要患者及其亲属对医务人员的人格及其劳动给予尊重。

2. 医务人员之间的关系（医—医关系）

医—医关系包括医师与护士、医师与医师、护士与护士、医务人员与后勤或行政人员之间的关系。如何处理、协调医务人员之间的关系，是医学伦理学研究的重要方面。

3. 医务人员（包括医疗卫生部门）与社会之间的关系（医—社关系）

医务工作，其活动总是在一定的社会关系中进行的。因此，对许多问题的处理，不仅要考虑到某一个具体患者的利益，而且还必须顾及社会利益的得失。如计划生育、残废新生儿的处置等问题，如果不从整个社会利益着眼，就很难确定医务人员的道德原则，也很难对医务人员中的有关行为作出正确的道德评价。

4. 医务人员与医学科学发展之间的关系

医务工作者不仅要利用已有的医学知识为人类防病治病，而且要不断地进行医学科学研究，探索人体奥秘，探寻新的防病治病的理论、技术。因此，医务人员必须有高尚的科研道德修养，才能为医学科学的发展不断作出新贡献。另外，随着生物医学的发展和临床应用，在医学临床实践和医学科研实践中，又出现了许多伦理难题，如人体试验、生殖工程技术、基因的诊断与治疗等，都涉及到医务人员在何种情况下参与、是否合乎道德等一系列伦理问题。因此，医务人员与医学科学发展之间的关系，已成为生命伦理学的主要研究对象。

二、医学伦理学的研究内容

医学伦理学研究的内容十分丰富，概括起来，主要有以下四大部分。

1. 医学道德的基本理论

包括医学道德的历史发展及其发展变化的特点、规律；医学道德的本质、特点及其社会地位和作用；医学道德与医学科学的关系，以及它与政治、哲学、法律、宗教的关系等。

2. 医学道德的规范体系

包括医学道德的基本原则；医学道德的基本范畴，如权利、义务、情感、良心、审慎、保密、功利、荣誉等；医学道德的各种具体规范和不同医学领域的特殊的道德规范等。

3. 医学道德实践

包括医学道德的教育、评价和修养。

4. 生命伦理学

生命伦理学是当代医学伦理学内容的扩展和补充，它所要研究的是当代生命科学发展进程中迫切需要解决的课题。如计划生育与优生的伦理学问题，人体试验的伦理学问题，器官移植的伦理学问题，生殖工程的伦理学问题，医学遗传工程的伦理学问题，关于死亡的伦理学问题，环境保护和生态平衡的伦理学问题等。

从医学伦理学的研究对象和内容可以看出，它既是一般伦理学原理在医学领域里的具体运用，因而是伦理学的一个分支；同时，它又是医学与伦理学相结合的一门边缘学科，它涉及的内容，大大超过了医务人员的一般道德标准和道德要求。

第三节　学习和研究医学伦理学的意义和方法

一、学习和研究医学伦理学的意义

医学道德，作为一种特殊的社会意识，对社会存在具有其他社会意识难以起到的能动作用。医务人员在任何时期、环境下都应努力学习医学伦理学，加强医德修养，具有非常重要的意义。

（一）建设社会主义精神文明和构建社会主义和谐社会的需要

社会主义精神文明建设为物质文明建设提供强大的思想引导、精神动力和智力支持，它关系到社会主义现代化建设事业的成败。社会主义医德医风建设，是社会主义精神文明建设的重要组成部分。医疗卫生战线职业道德建设的好坏，对整个社会道德风尚有着重要影响。学习和研究医学伦理学，有助于医疗卫生单位的职业道德建设，而加强医学职业道德建设，改善医德医风，是医疗卫生单位精神文明建设的主要内容。学习和研究医学伦理学，提高医务人员的医德认识，增强医德观念，不断提高医德水准，既有利于医疗卫生单位的精神文明建设，又有利于促进整个社会的精神文明建设。

构建社会主义和谐社会关系到全面建设小康社会的全局，关系到国家的兴旺发达和长治久安。社会主义和谐社会应该是民主法治、公平正义、诚信友善、充满活力、安定有序、人与自然和谐相处的社会。这些都要求人们增强道德观念和法制观念。作为医务人员，则应从加强医德修养做起，身体力行，为构建社会主义和谐社会添砖加瓦。

（二）提高医疗质量的需要

通过学习和研究医学伦理学，可以使广大医务人员明确医德在医疗职业活动中的机制，从而加强医德修养，以救死扶伤、爱岗敬业、精益求精、忠于职守的良好医疗作风为患者服务，是防止医疗差错事故，提高医疗质量的重要保证。医务人员高尚的医德行为，美好的医德语言，是医治患者心灵创伤的"良药"，是心理治疗的必备条件。

（三）医学科学发展的需要

医学科学发展到今天的水平，同社会的道德面貌有着密切的联系，尤其是同医德的发展有着不可分割的联系。高尚的医学道德，能够促使医务工作者树立全心全意为患者谋幸福的思想，促使医务工作者忘我地献身于医疗卫生事业，献身于医学科学，从而推动医学的发展。高尚的医德，是医务工作者勇攀医学科学高峰，忠实履行社会义务的内在动力。

当今，随着医学模式的转变，高新技术在医疗卫生部门的广泛应用，医院的改革和社会主义市场经济的发展，又向医务工作者提出了许多道德方面的新课题。医学道德理论对这类问题的研究解决，无疑将会促进医学科学的发展。

（四）培养德才兼备的医学人才的需要

社会主义医学教育的目的在于培养和造就社会主义新型医学人才。在医学院校开设《医学伦理学》课，进行职业道德教育，是实现医学教育目标的重要环节。医学生在校期间，学习医学伦理学，懂得有关的医德规范和理论，从思想上重视医德修养，这对于以后走上工作岗位，更好地为患者服务，是一种必要的准备。这也是对医学生进行"德"的培养的一个重要方面。

二、学习医学伦理学的方法

（一）唯物辩证法的方法

运用唯物辩证法的方法去研究医德的时候，必须把医德同一定社会的经济关系、政治和法律制度及其他社会意识形态联系起来，深入研究医德赖以产生和发展的社会基础，探求医德发生、发展的根源和条件，只有这样，才能科学地说明医德的本质、作用和发展的规律性。必须避免历史唯心主义和形而上学地对医德的研究。只有对医德进行历史的、辩证的考察，才能批判地继承中外历代的传统医德，为建设社会主义医德服务。

（二）理论联系实际的方法

理论联系实际的方法，是马克思主义认识世界的科学方法，也是我们学习和研究医学伦理学的根本方法。

首先必须努力学习马克思主义、毛泽东思想和邓小平理论，尤其是马克思主义哲学和马克思主义伦理学的基本原理和基本观点。正确而全面地掌握马克思主义的基本理论，是正确地把握医学伦理学这门科学的前提；深刻领会马克思主义的基本理论，是联系实际的前提。

理论联系实际的一个重要方面，就是在正确的医德理论指导下进行医德实践，在医德实践中理解和掌握正确的医德理论，使理论和职业实践紧密结合起来。医德和医学伦理学既不能脱离职业实践而存在，也不能脱离职业实践而发展。医务工作者的医德境界，只能在医德实践中得到修养和升华，医德的社会价值只有通过医务工作者的职业实践才能实现。为此，我们既要努力学习和掌握医德的有关理论，又要以社会主义医德的基本原则和规范来指导自己的行动，把医德认识转化为医德行为，做到知与行的统一。

贯彻理论联系实际的原则,必须反对教条主义和经验主义。教条主义脱离实际,脱离现实生活,脱离医学科学及其实践的发展,把理论变成僵死的教条。经验主义轻视理论,拒绝学习理论,不愿接受理论的指导。这两者都是错误的。

(三)历史分析的方法

医学道德是一定历史时期、一定社会条件的产物,由一定社会经济关系决定的,并受当时社会政治、法律、宗教、文化的制约和影响。因此,学习和研究医学伦理学要坚持历史分析的方法,联系一定社会的经济关系、意识形态、政治和法律制度,深入研究医学道德的产生、发展和变化规律及其社会地位和作用,从而为我们现今加强医德建设提供科学依据。

(四)医德案例分析的方法

通过具体的正面和反面的医德案例分析,有利于我们提高医德认知,加强医德观念,增强遵循医德规范的自觉性。医德案例分析要把握以下几点:一是要把握案例的事实情况:何时,何地,何人,何事,何因;二是要把握涉及案例的关系人:关系人的知识技能水平,情感倾向和价值取向,行为目的、动机和效果;三是要把握医德评价:当事人行为和思想符合或违背哪些医德原则和规范,应从中学习什么或从中吸取什么教训。

第二章　传统医学道德

崇尚医疗职业道德，是自古以来中外医家的优良传统。吸取和弘扬传统医学道德的精华，有利于提高医务人员的职业道德素质。

第一节　我国古代优良传统医德

中医学具有数千年的悠久历史。我国古代医学家崇尚的医学道德遗产，是我国医学宝库的重要组成部分，也是中华民族灿烂文明史的重要篇章。今天，我们要在全面总结、分析、批判的基础上，继承和发扬祖国传统医德。

我国古代医家高尚的医德思想和医德实践，概括起来主要表现在以下六个方面。

一、不图钱财，清廉正直

古代医家认为，作为一个"救人""活命"的医师，必须廉洁淳良，作风正派。孙思邈在《大医精诚》中指出："医人不得恃己所长，专心经略财物，但作救苦之心。"历代不少医家在其医著中都谈到医师应把治病作为分内的事，不应多取报酬，不要病家赠礼；如遇穷困患者，不但不要报酬，而且要解囊相助。明代医学家李梴在《习医规格》中指出："治病既愈，亦医家分内事也。纵守清素，借以治生，亦不可过取重索，但当听其所酬。如病家赤贫，一毫不取，尤见其仁且廉也。"明代医学家陈实功在《医家五戒十要》中谈到："贫穷之家及游食僧道衙门差役人等，凡来看病，不可要他药钱，只当奉药。再遇贫难者，当量力微赠，方为仁术。不然有药而无伙食者，命亦难保也。"

我国古代不少医家就是这样严格要求自己的。许多医史典籍中都记载有古代医家不图钱财、扶贫济困的生动故事，有的至今仍广为流传。据《神仙传》载：三国时，江西有一名医，叫董奉。他医术高超，品德高尚，隐居庐山，专为贫苦百姓治病，不要酬金，只要求患者在治好病后栽杏树数株：重患者病愈后栽树五株，轻患者病愈后栽树一株。这样数年以后，共栽十万余株，董家周围杏树成林，郁郁葱葱。杏子成熟后，董奉又把它换成粮食，接济贫苦百姓。董奉这种博施济众、仁爱救人的生动事迹，被后世传为"杏林佳话"，至今读来仍令人感动。无怪人们常用刻有"杏林春暖"四字的匾额送给那些扶贫济困、医德高尚的医师。后世称医家治疗效果好为"杏林望重""誉满杏林"，即典出于此。明代医师张大经，对那些买不起药的患者，常拿自己的金钱给他们买药，被他救活的人不计其数。有人赠他两句诗云："但愿世间无疾病，不患架上药生尘。"这是张大经高尚医德的真实写照。

古代医德高尚的医家不仅自己不贪钱财，而且对徒弟也是这样严格要求的。据《李杲传》载：金代医学家李杲在收罗天益为徒时，首先问："汝来学觅钱医人乎？学传道医人乎？"意思是说，你是为了赚钱来学医呢，还是为了继承发扬医药学来投师呢？当罗天益回答"亦传道耳"后，他才欣然收下罗为真传弟子。

有的古代医家施药济贫，自己生活却很清贫。明代医师潘文源，为人"宽和仁厚"，"每日求诊视者，盈门塞巷"。他行医施药，"概不责酬，遇贫士且加惠予焉。以故悬壶三十余载，人人称神，而家无数亩之蓄，殁之日，里巷多流涕者"。可见人们对他是多么地敬重和怀念。

我国历代医家还强调作为一个医师必须作风正派，不能生邪淫之念，绝不能借行医之机调戏、奸污妇女。陈实功在《医家五戒十要》中规定："凡视妇女及孀妇尼僧人等，必候侍者在傍，然后入房诊视，倘旁无伴，不可自看。假有不便之患，更宜真诚窥睹。"就是娼妓来看病，"亦当正己视如良家子女，不可他意见戏，以取不正"，"以希邪淫之报"。在这方面，宋代名医何澄以自己的实际行动为医家树立了"作风正派"的榜样。据张杲《医说》中的"医不贪色"篇记载：宋宣和年间（1119—1125），有一读书人抱病多年，经多方求医无效，后来，其妻将何澄请到家中，引入密室，对何澄说："我的丈夫患病很久，家中物品典当得差不多了，现在再无钱请医买药，我愿将自己的肉体出卖给你，作为你为我丈夫治病的报酬。"何澄听后，严肃地说："娘子，你怎么说出这样的话来呢！你只管放心，我一定尽力为你丈夫医治疾病，你切莫说这些话来玷污你我的人格。"在何澄的精心治疗下，不久这位读书人的病就痊愈了。历代医家关于男女有别，尊重妇女的论述，虽然有些是出于封建礼俗，但他们表现出来的"医不贪色"的思想品德是值得称颂的。

二、不贪权势，忠于医业

在古代，医师的地位低微。在封建社会，医业被看作是"下九流"的行业。封建王朝将医师与算命、看风水的视为同一类人物，称做"医卜星相"。尽管如此，历代仍有不少医家为了治病救人、发展医药事业，宁肯自愿去当地位低微的民间医师，也不去当既有名有利，又有权有势的官僚政客。

我国历史上，不贪权势、弃官从医的医学家不乏其人。汉代的华佗就是一个为历代人民所赞颂的忠于医业的名医。华佗生活在东汉末年。当时朝政腐败，朝廷贪官污吏荒淫无度，加之战乱频繁，灾害累发，瘟疫蔓延，人民饿死、病死、战死的不计其数。华佗面对这种"白骨露于野，千里无鸡鸣"的惨状，年轻的时候就立志以医济世。华佗从小刻苦钻研学问，精通各种经书，后来拜名医为师，获得渊博的医学知识，精通内、外、妇、儿和针灸等科，尤以外科医术最精，堪称为祖国医学的外科鼻祖。因为华佗行医的目的十分明确，所以他鄙薄功名利禄。相传沛国（今江苏北部沛县一带）的国相陈珪曾推举他为"孝廉"，太尉黄琬也曾征聘他去做官，他都一一拒绝了。他一直坚持终年四处奔忙，为普通百姓治病。当时曹操得知华佗医术高超，便强要他当侍医。华佗不慕名利，借口妻子有病，告假回家。曹操因此大怒，竟下令将他逮捕杀害。

唐代名医孙思邈，自幼体弱多病，家里为了医治他的疾病，几乎用尽了家产。他从自己生病求医的亲身经历中，深感医药的重要，自小就立志要当一名苍生大医。当时科举盛行，名门士族都把参加科举作为升官发财的阶梯。孙思邈不为当时社会的这种风气所囿，毅然以行医作为自己的终身职业，不为官禄所诱。本来，孙思邈20余岁便精通诸子百家学说，深受朝廷赏识。隋文帝曾经聘请他去当国子博士（主管教育行政及教授弟子的官职），他托病推辞；后来，唐太宗召他入朝封"爵位"，唐高宗召他入朝拜为"谏议大夫"，他都一概推辞不受。他一生致力于医学事业，用精湛的医术为人民解除病痛，被人们尊称为"孙真人"。

古代医家这种不贪权势，不图名利，忠于医药事业的献身精神，赢得了历代人民的赞颂，被人们誉称为"医圣""豪杰"。正如宋人张杲引古人贾谊的话说的："'古之圣人，不居朝廷，必隐于医卜'，孰谓方技之中而无豪杰也哉？"

三、一视同仁，恪尽职守

古代医家认为"医乃仁术"，医师则为"仁者"。因此，作为医师，应恪尽职守，仁爱救人。

医师要做到恪尽职守，首先对患者要"先发大慈恻隐之心"，设身处地为患者着想。只有这样，才能体验到患者求医的心情，想患者之所想，急患者之所急。

要做到尽职尽责，就要不怕脏臭。孙思邈在《大医精诚》中说："其有患疮痍下痢，臭秽不可瞻视，人所恶见者，但发惭愧凄怜忧恤之意，不得起一念蒂芥之心，是吾之志也。"宋代法医学家宋慈在《洗冤集录》中也特别强调法医首要不怕脏臭，必须严肃认真，高度负责，对于死伤人命，必须亲自检验查看，绝不能厌恶尸气，如果"厌恶尸气，高坐远离"，势必会造成冤假错案。

要做到恪尽职守，就要在患者急需救治的时候，不畏艰苦，一心赴救。孙思邈指出，在患者求救之时，医师"亦不得瞻前顾后，自虑吉凶，护惜身命"，应该"勿避崄巇、昼夜寒暑、饥渴疲劳，一心赴救"。古代医家不辞劳苦，跋山涉水，远途出诊救治患者的生动事例很多。明末清初名医傅青主，为人正直，品德高尚，他经常为贫苦人家免费诊病、送药，深得病家拥戴，声誉遍及整个山西中部，慕名前来求医者络绎不绝，出诊的地区常达两、三百里之遥。一次，河南轵关一个叫杨思圣的文人得了重病，垂危时托友人殷岳前往太原请傅青主出诊。傅青主不顾六月酷暑，立即应请前往，在途中遇到大雨，仍不怕泥泞路滑，奋力前行，"疾驰水石中五昼夜"。古代医家这种不辞艰辛，一心赴救患者的精神，值得我们医务人员效仿。

诊治疾病专心致志、细心谨慎，这也是恪尽职守的表现之一。古医书《本草类方》中指出："夫用药如用刑，误即便隔死生……盖人命一死，不可复生，故须如此详谨，用药亦然。"强调医师治病如同判官一样，决定人的生和死，而人的生命一旦失去了就不可能复生，因此看病用药必须详细、谨慎。

古代医家强调，医师看病绝不能强不知以为知。清代医学家程钟龄在《医学心悟》中说："医家误，强识病，病不识时莫强识，谦恭退位让贤能。"指出医师看病失误，往往是由于不懂装懂。因此，医师遇到自己诊治不了的疾病时，不要敷衍应付，应主动让医术更好的人来诊治，以免延误病情。

对待患者一视同仁，这也是恪尽职守传统医德的一个重要方面。孙思邈在《大医精诚》中说："若有疾厄来求救者，不得问其贵贱贫富，长幼妍媸，怨亲善友，华夷愚智，普同一等。"明代医学家龚廷贤认为医师应该"博施济众""贫富虽殊，药施无二"。他在《医家病家通病》中写道："以余论之，医乃生死所寄，责任匪轻，岂可因其贫富而我为厚薄哉！"古代不少医家不问贵贱贫富，普同一等对待患者，为后世树立了榜样。明代名医钱同文，医术精深，"遇危笃疾，投剂立愈"，故每天求他看病的人很多。为此，他特作一规定："乞疗者以先后为序，不论富贵也。"他一直坚持以先来后到的先后顺序诊治患者，不给权贵富人以特殊照顾。若遇穷人买不起人参、附子之类的药物，他就用自己的钱买来暗暗掺入其中，不让患者知道。在封建社会里，富贵人家不仅有钱，而且有权有势，医师要做到不问贫富，一视同仁，就要冒被权贵打击迫害的风险。在阶级对立的社会里，古代良医能做到这一点，的确是难能可贵的。

四、博极医源，精勤不倦

我国历代著名的医学家，一贯认为医师要实现"仁爱救人"的济世愿望，就必须有高超的技术。为此，必须刻苦钻研，涉猎群书，博极医源，精勤不倦。孙思邈在《大医精诚》中深刻地指出："学者必须博极医源，精勤不倦，不得道听途说，而言医道已了，深自误哉！"古医书在《医学集成》中指出："医之为道，非精不能明其理，非博不能至其约。"《回春序录》中也明示："为医无才、无学、无识不可也，必平心以察之，虚心以应之，庶无其可也夫。"明代医学家徐春甫在《古今医统》中说，"医本活人，学之不精，反为夭折"，"医学贵精，不精则害人匪细"，指出医学是"活人"的学问，如果医术不精，反害人性命。因此，要成为良医，必须勤奋好学，掌握精湛的医术。

古代医学家虚心好学，钻研医术的生动事例很多。唐代孙思邈一生坚持深研医理，涉猎群书，吸取各家之长，直到"白首之年，未尝释卷"。他不耻下问，凡有"一事长于己者，不远千里，伏膺取决"。功夫不负有心人，孙思邈终于成为唐代精通各科的医学家、营养学家和药物学家，被后世尊称为"医圣""药王"。

据戴良《丹溪翁传》载：元代名医朱震亨（人称丹溪翁），早年习举子业，成为理学家。因感于亲属多人殁于药误，遂弃举子业，致力学医，30多岁才开始攻读《素问》，四十多岁游学各地，遍访名师，不耻下问。相传朱震亨为求见著名医学家罗知悌，竟恭候于门前达三月之久，终于感动了罗知悌，毫无保留地将全部医术传给了他。由于朱震亨如此刻苦学习，学古又不泥古，终于成为金元四大家之一，大器晚成。

清代温病学家叶桂（字天士），14岁丧父，后随其父的弟子学医。他只要听说哪位医师有专长，就立即前往求教，10年之内，先后参拜了17位名医。由于他广求良师，虚心好学，医术日益精进，为中医传染病学即温病学的发展作出了很大的贡献。叶氏强调学医必须专精，不然就会害人。他在80岁临终时还告诫儿子："医可为而不可为，必天资敏悟，读万卷书，而后可以济世。不然，鲜有不杀人者，是以药饵为刀刃也。"这段话，今日读来，仍发人深省，教意深刻。

五、不图虚名，严谨治学

古代医学家严谨治学的美德，不仅表现在医疗活动中，而且表现在医药研究、著书立说的工作中。在他们著作的序言中可以看到，他们著书立说的目的是为了将自己积累的知识和经验留给后世，济世救人。张仲景就是因为目睹东汉末年人民群众大量死于战乱和疫疫的惨状，"感往昔之沦丧，伤横夭之莫救"，才下决心编写《伤寒杂病论》的。

古代医学家认为，既然著书立说是为了给后世留下成功的临证经验和有效的方剂，因而必须要有严谨的科学态度。如明代医药学家李时珍，为了重修本草，进行了几十年的观察研究。他利用在朝廷太医院做医官的短暂时机，阅读了太医院大量珍贵的医药书籍，鉴识了许多国内外珍贵药材。他为了实地采集研究药材、收集民间验方，走遍了湖广、江西、江苏、安徽的许多地方，"远穷僻壤之产，险探仙麓之华"，踏遍青山寻草药，深入民间采秘方。他这样，从1552年至1578年，用了27年时间，阅读了一千多种著作，走了上万里路程，倾听了成千上万人的意见，集思广益，最后才写成了190余万字的医学巨著《本草纲目》。

清代名医王清任主张医师在著书时，必须亲治其症，屡验方法，在确认万无一失后方可写进书中。王清任一生治学严谨，从不"以无凭之谈，作欺人之事"。他为了搞清人体内横膈膜的确切位置和构造，曾多次到刑场和义冢去观察尸体，但仍未达到目的。为此，他放下已经写好的《医林改错》书稿没有出版，直到道光九年（1829）12 月的一天，他在北京安定门一姓恒的家里出诊，偶然访得南京布政司恒敬公，说他曾领兵镇守新疆哈蜜、喀什噶尔，"所见诛戮逆尸最多，于膈膜一事，知之甚悉"。王清任喜出望外，"即拜叩而问之"。恒敬公得知他为膈膜一事留心 40 年，很受感动，于是向他"细细说明形状"。直到这时，他方基本弄清横膈膜的构造。又过了一年多，《医林改错》才得以出版。王清任为了弄清横膈膜的构造、部位和形状，将已写好的书稿搁置 30 多年，这种严谨的治学态度令人敬佩！

六、敬重同道，谦和谨慎

古代医学家提倡同行之间要谦和谨慎，互相尊重，互相学习。认为这是医师必须具有的道德品质。孙思邈认为，一个医师如果自吹自擂，诋毁同行，那是最缺德的行为。他指出："炫耀声名，訾毁诸医，自矜己德，偶然治瘥一病，则昂头戴面，而有自诩之貌，谓天下无双，此医人之膏肓也。"明代陈实功也指出："凡乡井同道之士，不可生轻侮傲慢之心，切要谦和谨慎，年尊者恭敬之，有学者师事之，骄傲者逊让之，不及者荐拔之。如此自无谤怨，信和为贵也。"

古代医家谦虚谨慎，互相尊重的生动事例很多。据《史记·扁鹊仓公列传》载：扁鹊救活"尸蹶"的虢太子后，名声远扬，人们夸赞他有起死回生的神术。但扁鹊并不沾沾自喜，而是谦虚地说："我并没有起死回生的能力，只不过是把能够生还的人救活过来而已。"

古代医家主张，不同学派之间，在学术上可以各抒己见，但彼此间应互相尊重，取长补短。据《金史本传》载：金代名医张元素，主张医师不要拘泥于古方。他的学生李杲在其影响下创立"补土派"，成为金元四大家之一。

第二节 我国古代传统医德的批判继承

一、我国古代传统医德的局限性

医学道德不是一种独立的道德类型，而是一定社会、一定阶级的道德在医疗职业活动中的反映和体现。恩格斯指出："一切以往的道德论，归根到底都是当时的社会经济状况的产物……所以道德始终是阶级的道德。"（《马克思恩格斯选集》第 3 卷，第 134 页）通观我国传统医德的发展过程及其内容，不难看出，在阶级社会里，传统医德始终受到一定社会生产关系和阶级关系的制约，反映一定的时代特征和一定阶级的要求，具有很大局限性。这主要表现在以下三个方面。

（1）传统医德受封建伦理观的影响和制约，存在着封建社会的思想印记。如前所述，我国的传统医德主要是在漫长的封建社会形成和发展起来的，因而必然受到封建伦理道德观念的影响和制约。尤其是汉代以后起主导作用的儒家哲学思想和道德观念对医德的影响更深。"医儒同道"是我国古代医学的一个重要的特点。古代医家也一贯强调要"先知儒理，然后方知医理"。古代许多医家都是先读《四书》《五经》，进而攻读《内经》《本草》的。孙思邈在《大医习业》中指出，医师"又须涉猎群书，何者？若不读五经，不知有仁义之道；不读三史，不知有古今之事；不读诸子百家，则不能默而识之；不读内经，则不知有慈悲喜舍之德；不读庄老，不能任真体运（不能听其自然，适应自然变化规律），则吉凶拘忌，触涂而生"。孙思邈在这里强调医师要"涉猎群书"，懂得文、史、哲等各方面的知识，以利钻研医学，这无疑是对的；但把熟读"五经"等书作为医师知"仁义之道"的根本条件，这使儒家思想深刻地影响着医师的医德修养，使古代传统医德不免渗透着儒家的消极哲学思想和伦理观念。如儒家宣扬的"三从四德""三纲五常""男尊女卑""不孝有三，无后为大"等道德观念，在传统的医德思想、医德规范中都有明显的反映。《礼记·曲礼下》就有"君有疾饮药，臣先尝之；亲有疾饮药，子先尝之"的规定，指出臣若不先尝君饮之药，将以弑（杀害）君之罪论处。这就是封建"忠君"伦理观念的反映。在儒家宣扬的"仁""义""忠""孝"等道德观念的影响下，长期以来，认为"身体发肤，受之父母，不敢毁伤"，把解剖尸体看作是不仁、不义、不忠、不孝的大逆不道的行为。谁要解剖人的尸体，就是犯了"戮尸"之罪，不但要受到封建道德舆论的谴责，而且要受到封建法律的制裁。据《南史·顾觊之传》记载：一个妇女因遵丈夫遗嘱，解剖了丈夫的尸体，结果以"伤夫五脏不道"的罪名被"凌迟"处死。其子在旁未能劝阻，也以"不孝"之罪而同处以极刑。本来，早在《内经》里就有关于人体结构的记述，可是在汉代以后，由于儒家这种封建伦理思想的影响，解剖尸体一直被认为是非法的行为。直到19世纪20年代，清代医学家王清任在解剖义冢和刑场的尸体时，还要受到指责和非难。这严重地影响了中医学的发展和医德的进步。值得指出的是，关于尸体解剖的旧的传统观念，至今仍在人们的头脑中作祟，这也是我国供解剖的尸体来源困难、患者死亡后病理解剖率低的一个主要原因。

（2）传统医德是建立在唯心历史观的基础上的，夹杂着封建迷信思想的成分。在古代医家的一些关于医德的论述中，常可见到"敬重鬼神""禁止杀生"等规定。孙思邈虽然在发展我国传统医德方面作出过很大的贡献，但他的医德思想仍夹杂着不少封建迷信观念。他在《大医习业》中强调，医师"须妙解阴阳禄命、诸家相法及灼龟五兆、周易六壬"，认为只有熟读算命、看相一类的迷信书籍，熟悉占卜的方法，才能成为"大医"。他的医德论述中，也夹杂着某些佛教、道教的戒律。如他在《千金翼方》二十九卷《禁经》中谈到"凡欲学禁，先持知五戒十善八忌四归"，其中"八忌"中有"忌见死尸""忌见斩血""忌见产乳""忌见抱小儿"等内容。显然，这些禁忌限制了医师正当的医务活动，直接影响医疗效果，阻碍医学的发展。若"忌见斩血"，外科就不能开展；若"忌见产乳""忌见抱小儿"，就会使妇产科、儿科的患者无法就诊。很明显，这些封建迷信观念，是与医学科学格格不入的。孙思邈倡导的医德也是受佛教道教因果报应思想所支配的。他在《大医精诚》中说："老君曰：人行阳德，人自治之；人行阴德，鬼神报之；人行阳恶，人自治之；人行阴恶，鬼神害之。寻此二途，阴阳报施，岂诬也哉！"他在《千金翼方》卷12十二也陈述了这种观念。他认为："人为阳善，人自报之；人为阴善，鬼神报之；人为阳恶，人自治之；人为阴恶，鬼神治之。故天不欺人，示之以影；地不欺人，示之以响。人生天地气中，动作喘息皆应于天，为善为恶，天皆鉴之。"这就是说，行善是为了得到善报，不行恶是为了避免恶报。这说明，孙思邈是本着"施恩于人""慈悲为怀"的观念来倡导医德的，其目的是为了自己得到善报。由此可见，古代医家主张同情关心患者，"仁爱救人"，但其动机和出发点与我们今天提倡的"全心全意为人民服务"是有本质区别的。

（3）传统医德受小生产意识影响。不少医家把医疗技术作为个人专利而不愿将"真经"传授给他人。尤其是祖传秘方，更是秘而不宣，从而使得中医学教育在很长的时期里处于"祖传家授"的方式中，严重地制约了医学知识的传播和发展。

二、我国古代传统医德的继承性

我们肯定古代传统医德的时代性、阶级性，并不意味着否认它的继承性和连续性。本章第一节所概述的古代医家的那些嘉言懿行，是我们应该继承和发扬的道德遗产。

连续性和继承性是古代医德的一个重要特征。医疗职业的特殊性，使医德的连续性和继承性具有特有的客观基础。这是因为：第一，医疗活动中人际关系的轴心是医师和患者的关系，这在一定程度上决定着医师的行为准则。尽管在阶级社会里，医师和患者的关系渗入了阶级关系的内容，但围绕着医师和患者的特定关系，医师总是要形成一些比较稳定的医疗职业心理和职业习惯。这些最基本的医疗职业道德必然要随着医疗职业世代相袭而流传下来。第二，古代医家大多长期在普通黎民百姓中行医，生活在劳动人民之中，他们中有的就是生活在社会最低层的劳动者。由于这些医家对劳动人民悲惨的处境和困苦生活有广泛深入的了解，因而，他们所倡导的医学伦理思想大多来源于劳动人民的道德观念，在一定程度上反映了劳动人民的利益和要求。第三，医学道德与一般道德相比，与科学技术有更密切、更直接的联系。医德不仅是社会经济关系的反映，而且直接依附于医学科学上。没有一定的医学科学水平就谈不上有好的医学道德。医疗实践效果的好坏与医术的高低、医德的好坏都紧密相关。医德与医术是一对孪生姐妹，医学科学的连续性影响和制约着医学道德的连续性。第四，即使在儒家道德观念影响下形成的医德也并不都是糟粕。例如，古代医家把医学称为"仁术"，提倡医师要"仁爱救人"，这是朴素的医学人道主义和孔子的"仁爱"的道德观念相融合的产物。孔子把"仁"解释为"爱人"，认为人是万物中最可宝贵的。他说："未能事人，焉能事鬼？"（《论语·先进》）指出人同鬼神相比，首先应关心的是人。《黄帝内经》首先从理论上进一步接受了孔子"爱人"这一伦理思想，指出"天覆地载，万物悉备，莫贵于人"。历代医家基于"人命至重，贵于千金"（孙思邈《大医精诚》）的医德观念，一直把"仁爱救人"作为医者的行为准则。尽管孔子所提倡的"仁"还含有其特定的阶级内容，但是，由于医师工作的对象是患者，对患者是不应问其阶级属性的。因此，医师对一切患者施"仁术"，是医德高尚的表现。

当然，我们继承古代优良的传统医德，并不等于毫无批判地对传统医德兼收并蓄。正如毛泽东同志说过的："清理古代文化的发展过程，剔除其封建性的糟粕，吸收其民主性的精华，是发展民族新文化提高民族自信心的必要条件；但决不能无批判地兼收并蓄。"（《毛泽东选集》合订本，第668页）我国古代的传统医德总是精华和糟粕交织在一起的；单就精华而言，对我们也只是外在的营养物。我们要用辩证唯物主义和历史唯物主义的观点，对祖国的传统医德进行分析，剔除其封建的、落后的部分，继承其对人民有价值的、积极的部分，并以共产主义思想作指导，加以改造、提高，使之成为社会主义医德的有机组成部分。

第三节　国外传统医德史料概述

国外医学道德的形成和发展同样有着悠久的历史，有关史料极为丰富。这里仅就一些重要的、具有代表性的医德文献资料作简要叙述，以窥一斑。

一、古希腊医德

被称为医学之父的古希腊名医希波克拉底（Hippocrates，前460—前377），是西方最早论述医德的医学家，在其文集中，表现出了伟大的医学美德，特别是其中的《希波克拉底誓言》《操行论》《箴言》《论艺术》《论法规》等医德文献，重点阐述了他的高尚的医德思想。他在《希波克拉底誓言》中提出：医术的唯一目的是解除和减轻患者的痛苦，是为病家谋利益。并制定了医师行为的原则："不得将危害药品给予他人"；"尤不给妇人施堕胎术"；"检点吾身，不做各种害人及恶劣行为，尤不做诱奸之事"；"为病人保守秘密"。在论述师徒及同道的关系时强调："凡授我艺者，敬之如父母；作为终身同业伴侣，彼有急需我接济之，视彼儿女，犹我兄弟，如欲授业当免费并无条件传授之。"他对医师个人的品德也提出了要求：客观、体谅、谦逊、端庄、关心、知识丰富、厌恶邪恶、敢于破除迷信。希氏的医德思想，2000多年来，对于整个世界医德的建立和发展，具有深远的影响。

二、古罗马医德

公元前2世纪，古罗马人占领了古希腊后，古欧洲医学中心转移到罗马。著名医师盖仑（Galen，130—200）继承了希波克拉底的体液学说，发展了机体的解剖结构和器官生理概念，创立了医学和生物学知识体系。盖仑不仅对医学的发展作出了贡献，而且在推动古罗马医德发展方面也有不少建树。他说："我研究医学抛弃了娱乐，不求身外之物。"他曾愤怒地指责当时罗马一些医师把目标放在用医疗技术换取金钱上，他说："作为医师，不可能一方面赚钱，一方面从事伟大的艺术——医学。"他主张医师应该爱人类，不应该爱金钱、地位、荣誉，要立志献身医学。这些医德思想对西方医德的发展起了一定的作用。

三、古印度医德

印度是世界文明古国之一，其医学发展很早，古代医德思想也很丰富。古印度医家关于医德的论述最早可见于公元前5世纪。名医、印度外科鼻祖妙闻的医学著作《妙闻集》（Susruta Samhita）中，他指出："医师治病不为己，亦不为任何利欲，纯为谋人类幸福，所以医业高于一切。"《妙闻集》的医德思想可归纳为：①医师应有四德：正确的知识、广博的经验、聪明的知觉及对患者的同情；②医师要以一切力量为患者服务，甚至不惜牺牲自己的生命；③医师要有好的仪表、习惯和作风；④医师要全面掌握医学知识和技术；⑤在外科治疗中，医师要和助手密切配合等。公元1世纪，印度名医阇罗迦在其医学著作《阇罗迦集》（Caraka Samhita）中进一步提出了一系列的医德准则，要求一个医师在开始接受行医培养的时候，就应学习这些准则。他在《起始誓言》（Oath of Initiation）中提出："在白天和夜晚，无论你给谁看病，你应全身心地为病人的利益而努力，不应为自己的生活或生命的缘故而舍弃或伤害你的病人。你不应通奸，甚至不应有此种想法。不应妄想别人的财产。""你的行为和言语应全部为了病人的利益。"古印度的医德思想，表现了医学人道主义精神，对后来印度及阿拉伯地区的医德发展产生了很大的影响。

四、古阿拉伯医德

古阿拉伯医德形成于公元6—13世纪。它继承和发展了古希腊以来的医学和医德传统。

其间，阿拉伯名医迈蒙尼提斯（Maimonides，1135—1208）是当时倡导医德的杰出代表。他所著的《迈蒙尼提斯祷文》是医德史上堪与《希波克拉底誓言》媲美的重要医德文献。祷文中提出了一系列医德规范："启我爱医术，复爱世间人"；"无分爱与憎，不问富与贫"；"凡诸疾病者，一视如同仁"。

五、欧洲文艺复兴后的医德

历史进入 14—15 世纪，在欧洲爆发了资产阶级文艺复兴运动。先进的思想家们提出了人道主义的思想，开始了"人道"与"神道"的激烈斗争。人道主义关怀人、尊重人的思想冲破了中世纪封建宗教统治的黑暗，为医学科学和医学道德的发展起了巨大的作用。从 17 世纪中叶以后，资本主义生产方式开始形成，医学最终从宗教的魔掌下解放出来，并且日益发展成为一种社会化的事业，从而把医师和患者的关系扩大为一种系统性的社会关系。这也促进了医德的巨大发展，医德文献更为丰富。如 1771 年，英国医师帕茨瓦尔（Thomas Percival）为曼彻斯特医院起草的《医院及医务人员行动原则》（后修改为《医学伦理学》，并于 1803 年正式出版），规定了医务人员对患者的职责、医务人员之间的责任、医务界对公众的责任和公众对医务界的义务及医院的管理等许多内容。最著名的是德国柏林大学教授胡佛兰德（Hufeland，1762—1836）提出的《医德十二篇》，系统而又深刻地论述了医务人员应遵循的医德准则。这是对希波克拉底誓言的再发展，使医德规范更加条理化。他从 12 个方面对医师提出了道德要求，指出："不要追求名誉和个人利益，而要用忘我的工作来救活别人，救死扶伤，治病救人，不应怀有别的个人目的"；"在病人面前，该考虑的仅仅是他的病情，而不是病人的地位和钱财"；"即使病人膏肓而无药救治时，你还应该维持他的生命，解除当时的痛苦来尽你的义务"。

诸如以上国外重要的医德文献，值得我们深入挖掘和借鉴。当然，国外历代医学家的医德思想，同我国古代的传统医德一样，具有时代的局限性（如受宗教神学思想影响很深）。因此，我们对国外医德遗产，也不能兼收并蓄，而应当批判地吸收。

第三章 科技进步、社会发展与医德建设

随着现代医学科学的发展、医学模式的转变、高科技在医学中的应用，以及社会主义市场经济的建立，医学伦理学面临一系列新的伦理问题，需要作出科学的回答。科技的进步，社会的发展，对医务人员的职业道德提出了更高的要求。

第一节 医学模式转变与医学道德

本节着重就医学模式转变的意义、对医学道德的影响及其对医务人员的道德要求作简要阐述。

一、医学模式的概念

医学模式是在医学实践的基础上产生的。从理论上讲，医学产生以后医学模式也随之产生。不过，在20世纪70年代以前，从来没有人从医学模式的角度观察、分析医学。医学模式的概念是美国身心医学家恩格尔（G. L. Engel）于1977年首先提出来的。他在美国著名的《科学》杂志上发表了题为《需要一个新的医学模式——生物医学面临的挑战》一文。从此，医学模式作为一个重要的问题引起了世界医学界的重视。

医学模式（medical model）是指在一定时期内人们对人体健康和疾病认识的基本观点、概念框架、思维方式和医疗卫生实践的行为规范的总和。它包含着以医学发展指导思想为核心的医学观，也包含着医学观指导下形成的医学科学知识体系和医疗卫生保健实践活动。一定时期的医学模式反映该时期医学总的特征和水平，并形成相应的医学教育模式。

医学模式与医学发展紧密相连。医学经历了原始医学、经验医学、近代医学和现代医学的不同发展阶段。每个阶段都有相应的医学模式，反映每个阶段医学的发展状况和水平。

二、医学模式的历史演变

在医学发展的历史长河中，医学模式大体出现以下几种。

1. 巫医模式

亦称神灵主义医学模式。大约从原始社会末期到奴隶社会初期，由于人们的知识极端贫乏，只能把健康和疾病都归咎为神灵的作用，将人生病看成是天谴神罚，恶魔作怪；治病主要靠祭祀祈祷、符咒驱邪等巫祝活动。那时期，虽然有些人利用人们从实践中积累的有限的医药知识治病，但巫医在医疗活动中占主要地位。有的人则集医术与巫术于一身。因此，这时期的医学模式总的来看是唯心的、非科学的。但在它的外衣掩护下，古代许多宝贵的医药知识得以流传下来。同样，至今在一些落后的地区和人群中，仍有一些巫婆神汉用巫祝迷信"治病"，可见其影响之深。

2. 整体医学模式

又称自然哲学医学模式。随着社会生产力的发展，人类对自然的认识能力不断提高。公

元前数百年间，世界上一些文明古国自然科学相继诞生。西方的古希腊，东方的中国、古埃及、古印度等国，先后诞生了自然哲学。当时，自然科学和哲学是结合在一起的，自然科学家往往又是哲学家。那时，医学家从理论和方法上依赖于哲学，甚至干脆用哲学规律和语言去解释医学，形成朴素的、辩证的整体医学观。最有代表性的是我国中医的"阴阳五行学说"和古希腊的"四体液学说"。

我国战国时期形成的阴阳五行学说认为，世界万物存在阴阳两个方面。阴阳相互对立推动事物发生发展。自然界由金、木、水、火、土五种物质构成，它们之间相互依存、相互制约，而且是处在阴阳相互消长、相互转化及五行相生相克的变化之中。当时的医学界用这种阴阳五行学说来解释生命现象和疾病发生发展变化规律，认为疾病是人体内部阴阳失去平衡的结果；治疗疾病的过程就是使阴阳达到协调平衡的过程；人的健康状态就是阴阳平衡状态。阴阳五行学说，体现了朴素的唯物论和辩证法，因而它作为中医理论之一流传至今。

古希腊西医之父希波克拉底根据"四元素"的思想提出"四体液"学说。认为人体是由土、火、水和空气四种元素组成。食物经人体温热而形成四体液，即血液、黏液、黄胆汁、黑胆汁。体液在体内比例合适，身体就健康，否则就生病。四体液学说尽管还很肤浅，但它摆脱了神学思想的羁绊，用生物学的观点来解释人的生理和病理状态，这对于使医学走上科学的轨道具有极重要的意义。

3. 僧侣医学模式

公元5—15世纪是欧洲最黑暗的时期。这时期宗教神学统治一切，教会成为欧洲最大的政治力量，宣扬神创论，扼杀一切科学思想。此时期，医学沦入僧侣之手，从而形成中世纪时期的僧侣医学模式。当时的生命观就是上帝、神创造了生命，人的生命受上帝、神的支配。所以僧侣医师只会用祈祷、行按手礼、涂"圣油"等方式"治病"。中世纪战争频发，烈性传染病如天花、鼠疫流行猖獗，而当时的僧侣医学却无能为力。在这一唯心的医学模式下，医学在将近一千年的漫长岁月中发展极为缓慢，医学行为甚至倒退。

4. 生物医学模式（biomedical model）

又称实验医学模式。15世纪后半叶，西欧封建社会开始向资本主义过渡，人们的思想也开始从宗教神学的禁锢中解放出来，近代自然科学进入新的发展时期。这时的医学引进了物理学、化学等自然科学的研究成果和实验方法，从而也得到了迅猛的发展，相继建立了解剖学、生理学、病理学、微生物学等医学基础学科。尤其在显微镜的广泛应用之后，发现了细胞的显微结构和一系列致病的微生物。人们把人体分为系统、器官、组织、细胞以至生物大分子而对其结构和功能进行研究，促进了对人体的健康和疾病认识上的飞跃，从而新创了生物医学（biomedicine）这一术语，并形成了生物医学模式。生物医学模式的基本点是：从生物科学认识疾病和健康，通过医学科学实验来探索人体的生命奥秘，用机体的器官、组织、细胞及生物大分子的改变来解释疾病；认为每一种疾病都可以在器官、组织、细胞或生物大分子上找到形态结构的变化和（或）生化、代谢的变化，都可以找到生物的和（或）理化方面的原因；都应可以找到相应的治疗手段。生物医学模式是欧洲文艺复兴以来，特别是近百余年来医学发展的标志。可以说，没有生物医学的巨大发展，就没有现代医学。生物医学模式不论过去、现在和将来，在医学发展中均起着主要的作用。

三、生物医学模式向生物－心理－社会医学模式转变的必然性

（一）生物医学模式的缺陷

尽管生物医学模式在医学发展中起着主要的作用，但它不是理想的完美样式。因为它不能解释全部医学现象，当我们用这一概念去解释许多心因性、功能性疾病及某些精神疾病时，则陷入了困境。正如恩格尔1977年在《科学》杂志上尖锐地指出的那样，生物医学模式存在缺陷，不能适应现代医学的发展。医学实践暴露了生物医学模式的缺陷：重疾病，轻健康；重个体，轻群体；重局部（器官、组织、细胞、生物大分子的变化），轻整体（忽视人的整体）；重生物因素，轻社会、心理因素。

（二）疾病谱、死因谱和病因的变化，揭示了心理、社会因素对疾病的发生有着密切关系

随着社会的发展，医学科学的进步，疾病谱和死因谱发生了明显的变化。现今，寄生虫病、多种急慢性传染病、内分泌疾病、营养缺乏病等病种，已不是造成人类死因的主要病种。例如，在1949年前，传染病占我国死因第一位，现今已下降到第十位。而现今占据死因前四位的是脑血管病、心脏疾病、恶性肿瘤和意外死亡，分别占死亡总数的26.04%、21.67%、20.14%和9.36%。国外资料也与此近似。大量研究结果表明，上述这些疾病，除了与理化和生物因素有关外，心理紧张、吸烟、酗酒甚至吸毒等不良行为习惯也起着相当大的影响作用。至于交通伤害事故、自杀等的广泛发生，更明显地与心理、社会因素有关。当今，环境污染，生态平衡的破坏，生活节奏的加快，社会竞争带来的心理压力等，都不同程度地影响着人类的身心健康，环境污染甚至严重危及人类的生存。

社会因素除间接通过生物因素致病外，大量的是直接危害人类健康，如战争所造成的创伤和死亡，社会动乱导致疫病的暴发和流行等。至于自杀、谋杀、车祸等更是社会因素直接危及生命的例证。

总之，心理因素、社会因素对人体的健康和疾病有不可忽视的影响。因此，现在医疗保健事业的科学基础，不能再停留在生物医学方面，不能只注意人体形态、功能、生理、生化的改变。要促进人民的健康，必须以新的高度、更广阔的视野来认识健康和疾病。于是，20世纪50年代以来，生物医学模式开始了向生物－心理－社会医学模式（bio-psycho-socio-medical model，以下简称"新医学模式"）转变。

医学模式的转变促进了医学的进步与发展。新医学模式把局部和整体、内因和外因、机体和环境、生理和心理、生物和社会等因素统一起来，把生物、心理、社会三因素作为一个三维坐标系，对人体的健康和疾病等概念融入了新的解释和探讨，从而放大了原有生物医学模式命题的范围和层次，为医学研究提供了更广泛的范围和更艰巨的任务，从而不断地发展、丰富医学理论体系，并因此而改进和推动了医学实践，使医学科学不断向更高的水平发展。

四、医学模式转变与医学道德进步

医学模式的转变使医务人员的视野由单纯注意患者的疾病，扩展到既注意人生的病，又注意生病的人。新医学模式不仅重视人的生物生存状态，而且更重视人的社会生存状态，把人看作是具有生物属性和社会属性的人；不仅重视人的生物属性，而且更加重视人的社会属性；强调人的权利、人格和尊严，在更高的层次上实现对人的尊重。新医学模式要求医务人员更加关注处于社会关系中的、作为一个整体的患者的人文方面。这就必然促使医务人员医

德观念发生相应的变化，从而促进医学道德的进步。新医学模式促使医学道德的发展具体表现在以下五个方面。

（一）促使医德基本原则的发展

生物医学模式的医德基本原则，即医学人道主义只从生物学的角度来制定平等对待患者等治疗疾病的道德准则，并以此道德准则去规范医务人员。生物－心理－社会医学模式的医德原则，强调患者的生物、心理、社会统一性，要求医务人员不仅从生物学意义上去考虑患者的疾病和平等对待患者，而且还要从心理与社会的意义上去考虑患者的疾病的病因、治疗和平等对待患者，不仅要为人民的身体健康服务，而且要为人民的心理健康服务。

（二）促使医德基本范畴的深化

随着医学模式的发展，医疗卫生工作范围更广，程度更深，医德关系和医德行为将会极大地发展，必然促使医德基本范畴不断扩充和深化。例如义务，随着医学模式的转变，医务人员的义务已由对单个患者的尽心尽力，发展到对患者尽义务与对社会尽义务的统一；再如情感，医务人员良好的道德情感，可以外化为一种热情的服务态度，这对患者是一种良好的精神心理刺激，能有效地增强治疗效果，促使患者尽快康复。因此，医务人员良好的道德情感不仅仅是良好医德素质的基本要求，也是对患者进行心理治疗的需要。随着医学模式的发展，情感的内涵也进一步深化。

（三）促使医德评价标准更趋完善

医德评价标准是从医疗卫生工作实践中根据医德基本原则抽象出来的客观标准。生物医学模式下的医德评价只能以生物机体的康复与否作为医德评价的唯一标准。只要能挽救患者的生命，即使严重损伤其感情，或使其处于极为不利的社会地位也可以被认为是善举。新医学模式的医德评价标准要求医务人员具有合乎医德的医疗目的和手段、人道主义的动机和效果；不仅要考虑患者身体的康复，还要考虑患者心理社会状况的完满，考虑整个人类的健康和社会的进步。合乎医德的行为，不仅包括为患者生物机体的康复而作出的努力，还应包括为患者良好心理和社会适应能力的恢复，为人类的长远利益，为社会的进步而作出的努力。

（四）促使医德基础理论更加完备

传统医德理论以义务论为基础和核心。随着医学科学的发展和医学模式的转变，传统义务论暴露出了一定的局限性，于是产生了功利论、公益论、价值论等理论。医务人员深化了医德理论认识，明确了自己不仅要承担对临床患者的义务，还要承担对其子孙后代的道德义务；在维护患者个人利益的同时，要注意维护社会的整体利益，做到对患者负责与对社会负责的统一。

（五）促进医务人员职业道德素质和综合素质的提高

新医学模式促使医务人员以更新的医德理论和医德观念指导自己的医德实践，以更完善的医德规范和更高的评价标准去规范和评价自己的医德行为，从而进一步促进医务人员医德水准的不断提高。

另外，医学模式的转变，使医疗卫生工作成为社会化的服务性工作。它要求医务人员进一步完善自己的知识结构，提高自己的综合素质。医务人员不仅要成为一名医术精湛的医学家，而且要成为出色的社会活动家、善于对患者及其家属进行心理调适的心理学家和善于做思想工作的行家。

第二节　高科技在医学中的应用与医学道德

高科技应用于医学实践是当代医学发展的一大特征。计算机技术、新材料、激光、同位素等大量高新技术的应用，使临床医学诊断、治疗疾病的水平不断提高，使医学的道德本质得到了越来越充分的体现。本节着重阐述高科技在医学中应用的正负效应及对医师的职业道德要求和原则。

一、高科技在医学中应用的正、负效应

科学技术是一柄双刃剑，人们既可以利用它造福人类，也可以利用它贻害人类。任何时代的科学技术都是人类认识和实践发展到一定阶段的产物。人类可以在现有知识的基础上创建各种造福于人类的科学技术，但却不能将这些科学技术的全部效应和复杂联系在事先予以穷尽。因此，人类不可能发明、发现没有任何消极后果或负效应的绝对"完美"的科学技术，也无法预言科学技术的发展将产生什么样的结果。医学实践中的高科技应用也不例外。CT、磁共振、γ刀等高新技术设备，能不能在临床诊疗工作中发挥最佳效应，关键在于医师如何使用，更在于社会如何把握、控制和有效地利用这些技术设备。现代医学高新技术同样也是一柄双刃剑。正如居里所言："科学本身无所谓道德和不道德，只有利用科技成果的人才有道德和不道德之分。"爱因斯坦也曾说过："科学技术是一种强有力的工具，怎样用它，究竟给人类带来幸福还是灾难，完全取决于人类自己。"因此，医务人员应在辩证地认识高科技在医学中应用的正、负效应的基础上，使自己的行为更符合医德要求。

（一）高科技在医学中应用的正效应

（1）高科技医疗仪器设备，为诊断疾病提供可靠的信息资料。如各种放射、造影、磁共振等，为诊断疾病提供清晰可靠的影像资料，从而提高了医务人员对疑难病的诊断水平。

（2）高科技在医学中应用为保障人类的身心健康提供了先进的技术和设备，将大大促进医疗质量的提高。

（3）高科技为预防保健提供了先进的仪器设备和高效预防保健药品，使人类的健康水平不断得以提高。不言而喻，正在兴起和即将兴起和发展的生命科学技术（如基因工程、生殖工程）和纳米技术等在医学中的应用，必将对及早发现、正确诊断、缩短诊疗时间、更有效地预防和治疗疾病，提高生命质量，起到不可估量的作用。

（二）高科技在医学中应用的负效应

（1）高科技在诊疗中的应用，在一定程度上阻隔了医患之间的直接情感交流，医患关系"物化"趋势增强。现代临床诊疗工作，在很多情况下是高新医用诊疗仪器设备完成的。医患间直接接触的时间比以往相对减少了。未来诊疗工作是医师与电脑的结合，诊疗工作的自动化、电子化的程度会越来越高，医患关系"物化"趋势越来越突出，从而淡化了医患之间的情感交流，导致出现高科技、低情感现象。

（2）高科技在诊疗中的应用，背离医学目的情况时有发生，从而导致道德失范现象。如有的医务人员为了追求"经济效益"，不顾患者病情的客观需要，过多地使用CT、磁共振等检查手段，或滥用昂贵药物，给患者增加不必要的经济负担。

（3）如果对高新技术运用不当，会造成卫生资源的浪费。如有的医院一味追求"高、新、

尖"，不顾诊疗工作的实际需要，盲目重复引进高科技仪器设备，以致长期闲置不用，造成卫生资源的巨大浪费。

(4)不利于医务人员基本诊疗技能的不断提高。常用高科技诊疗仪器设备，使医务人员形成单纯依赖高技术的思维定式，而忽视临床实践、观察和思维，甚至荒疏基本的诊疗操作技能。这不利于医务人员临床思维能力、综合分析判断能力及常规诊疗能力的训练和提高。

二、高科技在医学中应用的道德要求和伦理原则

为了在诊疗工作中充分发挥高科技的作用，应制定有关伦理、法律规范，用以规范医务人员运用高科技的行为，着力增强医学高科技的正效应，减少负效应。

(一)运用高科技诊疗手段对医务人员的职业道德要求

医学科技的进步，高新技术和仪器设备的运用，对医务人员的职业道德提出了更高的要求。具体来说，要做到以下几点。

(1)刻苦钻研，精益求精，努力提高专业技术水平。熟悉高科技诊疗仪器设备的基本原理和性能，掌握正确的操作方法，充分发挥仪器设备的效能。

(2)选择使用高科技，要本着节约、适用的原则，不可滥用，不以医谋私，不浪费卫生资源，不无端增加患者的经济负担。

(3)对患者高度负责，精心操作，谨防事故。坚持医学高科技为患者的身心健康服务，避免患者受到不应有的躯体的、心理的、社会的损害。

(二)医学高科技运用的伦理原则

1. 医学目的原则

医学目的原则即一切从患者的实际情况出发，根据诊断治疗的需要，做到有计划、有自由地选择。凡是病情需要的诊疗手段，即使费用昂贵，或者给患者带来某些痛苦或损害，也应对患者晓之以理，说服其实施必需的诊疗手段。而那些出于追求"经济效益"或为满足患者不正当、不合理要求的、与诊疗无关的手段是有悖于医学目的原则的，应坚决杜绝。

2. 生命价值原则

在医学高新技术使用过程中，要尊重生命的价值，有价值的生命才是有意义的生命。医务人员在使用高新技术的时候，不要盲目地对无生命价值意义的患者使用高技术，要注意把患者的生物学价值和社会学价值统一起来。坚持既对患者个人负责，又对社会负责，从患者实际出发，处理好患者个体与社会的关系。

3. 最优化原则

最优化原则即以相对最小的代价获得相对最佳效果的原则。具体来说，要尽力做到以下三点。

(1)适应证最佳：严格控制适应证，不得随意扩大适用范围、随意开列检查项目，让患者去做无意义或意义不人的检查。

(2)手段最佳：医学高新技术的使用必须遵循由常规到高新的顺序，凡是用常规手段检查治疗能达到同样效果的则不用高新手段，能用单项高新技术的，就不用多项技术。

(3)疗效最佳：与普通的医学技术相比，医学高新技术的使用应是效果最佳的，损伤相对最少的，耗费相对较少的。在治疗时，应尽力将伤害减少到最低限度，以确保患者安全；还应考虑资源的耗费，以减少患者、家属及社会的经济负担。

第三节　市场经济条件下的医疗实践与医德建设

在社会主义市场经济条件下，促使医务人员改变在计划经济时代形成的医疗活动行为模式，从而带来了一些伦理问题。在市场经济条件下，如何加强医德建设，是医学伦理学研究的重要课题。把握社会主义市场经济的特征及其对医疗活动的正负效应，对加强医德建设是十分必要的。

一、社会主义市场经济的特征

社会主义市场经济体制，是在社会主义国家宏观调控下，使市场在资源配置中发挥基础性作用的经济体制。建立社会主义市场经济体制，就是使经济活动遵循价值规律的要求，通过价格杠杆和竞争机制的功能，给企、事业单位以压力和动力，实现优胜劣汰。社会主义市场经济具有市场经济的共同特征。

1. 自主性特征

所有企业都具有进行商品生产经营所应拥有的全部权利，从而能够自主地面向市场，自主地开展生产经营活动。

2. 平等性特征

所有商品生产者和经营者的地位是平等的；劳动产品的交换是等价的，所以市场经济是一个天生的平等派。

3. 求利性特征

追求利润最大化，是市场经济活动的根本原则。一旦有适当利润，资本就胆大起来。如果有10%的利润，它就会到处被使用。

4. 竞争性特征

在价值规律的作用下，商品生产者和经营者必然在商品价格、品种、质量、花色等方面展开激烈的竞争。正是这种竞争，推动了市场经济的发展。

5. 开放性特征

在自然经济中，生产使用价值是为了满足自己的需要。在市场经济中，是为了获取利润。为了实现利润就必须进行等价交换，这使市场经济成为一种开放的经济。

6. 可控性特征

对市场经济进行宏观调控，这是现代市场经济的显著特点。医疗活动是社会再生产运动的一个环节。从劳动经济学角度看，它担负着社会劳动力的生产与再生产和维护的使命，必须受到市场经济规律和机制的制约。

二、市场经济对医疗实践的正、负效应

不管是营利性的医院还是非营利性的医院，在市场经济条件下，其医疗活动也必然要按市场经济规律办事，受市场经济的影响和制约。从市场经济的特征可以看出，市场经济对医疗实践活动和医德的影响具有双重性。

（一）市场经济对医疗实践的正效应

社会主义市场经济对医疗实践具有促进作用，主要表现在以下几个方面。

1. 强化了医疗机构自我发展的动力机制

在市场经济条件下,医疗机构成为法人,产权关系清晰,权利义务明确,医疗机构发展的动力机制得到了强化,自我发展、自我积累的积极性增强。同时,市场经济的发展,极大地提高了社会生产力,改善了人民群众物质文化生活,人们对医疗保健的需求也随着提高,这些都为医疗机构的发展提供了依据。

2. 调动了医务人员的积极性

社会主义市场经济所具有的共性,使医务人员对个人合法利益的关注得到实现,有利于医务人员树立效率观念、质量意识等市场经济所需要的思想观念。同时,社会主义市场经济的特殊性,如以公有制和按劳分配为主体、共产党和人民政府的领导等,决定了医务人员必须全心全意为人民服务,反对以医谋私的行业不正之风。

3. 推动了医疗卫生事业的发展

市场经济的自主性、竞争性等特征,有利于推动医疗卫生事业的发展。首先,推动了医疗卫生事业的外延式发展。如允许多种所有制形式医疗机构的存在和发展,打破了只有公有制的单一形式,出现许多个体、民营医疗机构。其次,推动了医疗卫生事业的内涵式发展,特别是在医疗市场较为发达的情况下,医疗卫生机构只有提高服务质量、扩大服务项目,才能在竞争中求得发展。

(二)市场经济对医疗实践的负效应

市场经济对医疗实践的负效应主要表现在以下几方面。

(1)市场经济的求利性,可诱发某些医务人员"一切向钱看"的思想,重利轻义、见利忘义,将医疗权利、医疗技术当作牟取私利的手段,而忘记救死扶伤的神圣职责,有损于医务人员"白衣天使"的形象。

(2)市场经济的竞争性,可诱发一些医疗卫生单位或个人不讲道德,采取一些不正当的甚至违法的竞争手段。如运用过于吹嘘甚至虚假的医药广告;弄虚作假,采取欺骗手段使本单位上档次、上水平;刻意"包装"骗取荣誉,以提高"知名度"等。

(3)市场经济的等价交换原则,有可能导致医疗卫生服务的商品化。应当肯定,在市场经济条件下,在非特殊情况下,医务人员的劳动应获取报酬,患者就医应付医药治疗费。从这个意义上讲,医疗卫生服务具有商品性。但是,医疗卫生服务又不等同于其他待价而沽的商品,它的"救死扶伤"的人道主义本质使其具有公益性、福利性。因此,不能将医疗卫生服务完全商品化。市场经济的等价交换原则渗透到医患关系和医际关系中,有可能引发一系列有悖道德规范和法律规范的行为发生,这不利于医德建设,将造成医德水准下降。

三、社会主义市场经济条件下加强医德建设的必要性

(一)加强医德建设是社会主义市场经济的必然要求

社会主义市场经济是道德经济。人们的社会活动,除了需要由法律来维系外,还需要由道德来规范。不同的经济形态,需要不同的道德观念和道德行为,同时也为该种道德观念、行为的产生提供客观基础。社会主义市场经济所要求的道德可以从三个方面来考察。首先,从市场经济的共性来看,它需要建立公正原则,这一道德原则包括公正与平等的统一,公平与效率的统一及权利与义务的统一等。它需要建立互利原则,这一道德原则要求在市场上要实现自我利益,就应考虑他人的利益,否则在竞争中将最终被赶出市场。此外,社会主义市

场经济还需要拼搏创新、勤奋节俭、诚实守信、慈爱互助、自尊自爱、遵纪守法等道德规范。其次，从社会主义市场经济的特性来看，它需要与社会主义公有制和按劳分配相适应的道德。社会主义公有制决定了全体人民的根本利益是一致的，当个人利益与集体的或国家的利益发生矛盾时，应该把集体的和国家的利益摆在第一位。因此，全心全意为人民服务是社会主义道德的核心，集体主义是社会主义道德的基本原则。社会主义市场经济所要求的道德观念和行为，应有利于社会主义市场经济的健康发展。就医疗活动而言，医德建设的重要性就在于扩大社会主义市场经济对医疗活动的正效应，同时克服和抑制市场经济对医疗活动的负效应。

　　(二)加强医德建设才能实现医疗活动的道德本质

　　医疗活动从伦理学角度看，是救死扶伤的人道主义行为。医疗活动的人道主义本质，不是抽象的，它要通过医务人员诊断、治疗、护理等具体的医疗活动行为表现出来。然而，医务人员的医疗行为是否能表现出人道主义的医疗活动的本质，关键在于医务人员是否具有高尚的医德作风。如果医务人员在医疗活动中，对患者漠不关心，甚至吃拿卡要，这种缺乏医德的行为，必然扭曲医疗活动的道德本质。

　　1. 医德建设为医疗卫生体制改革奠定了基础

　　我国原有的医疗卫生体制是在计划经济条件下形成并与之相适应的，特别是公费医疗和劳保医疗这两部分，完全是福利分配性质的。为适应社会主义市场经济体制的需要，原有的医疗卫生体制必然要进行改革。这种改革从分配角度看，就是原有利益格局的重新调整。改革本身是一种探索过程，由于利益的驱动，改革必然会引起医疗机构与其他社会关系的利益调整。加强道德建设是解决医疗单位的内部矛盾、医疗卫生机构与患者及其他单位矛盾的重要途径，为推进医疗卫生体制改革奠定基础。

　　2. 医德建设为医疗卫生事业的发展和改革引导方向

　　社会主义医德建设要以马列主义、毛泽东思想、中国特色社会主义理论为指导，以社会主义医德基本原则和规范为基本要求。社会主义道德建设的上述本质规定，就能促使医疗机构通过加强医德建设，保证医疗卫生事业的发展和遵循改革的正确方向。

　　3. 医德建设为医疗卫生事业的发展和改革提供动力

　　医务人员的思想政治觉悟、道德水平和素质状况，直接关系到医疗服务质量和医疗事业的发展。因此，全面提高医务人员包括思想道德素质在内的整体素质，就为医疗事业的发展和改革提供了强大的精神动力。

第四章　医疗人际关系中的道德

医疗人际关系是医学伦理学研究的重要内容之一。建立和谐的医疗人际关系，对提高医疗服务质量，树立医院的良好形象至关重要。

第一节　医疗人际关系的含义和特点

医疗人际关系是一个具有丰富内涵和广泛外延的概念。弄清医疗人际关系的含义和特点，有助于建立和谐的医疗人际关系。

一、医疗人际关系的含义

人际关系是人与人之间在社会交往中形成的一种心理倾向及相应的行为。人际关系实际上是人与人在社会交往中所表现的思想和行为的社会互动过程，是人们情感交往的心理关系。医疗人际关系是诸类人际关系中的一类，它是以医疗职业为基础、道德为核心，并在医疗卫生实践中产生和发展的一类人际关系，即医疗卫生活动中人们相互之间的交往关系，如医务人员与患者之间的"医患关系"；医师与护士之间的"医护关系"，医师与医技人员之间的"医技关系"，医务人员与管理人员之间的"医管关系"（这三者统称为"医际关系"）；医疗卫生部门与社会之间的"医社关系"等。这些人际关系纵横交错，形成一个特殊的医疗卫生保健活动关系网络。本章主要阐述医患关系和医护关系。

二、医疗人际关系的特点

医疗卫生工作的性质、任务和特点，规定了医疗人际关系的特点。

1. 协调性

随着医学科学技术的发展，现代医院专业分工越来越细，分科也越来越细。医院成了高度专业化、专门化的医疗技术组织系统。为了完成医疗任务，医院各个专业科室和医技科室的各类专业人员必须密切配合，协调一致。同时还需要后勤供应部门的密切协作，及时提供后勤保障。建立合作协调型的医际关系，是临床诊疗工作的内在要求。没有各种人员相互合作，密切配合，医院就不可能完成各项诊疗任务。医院任何医务人员如果离开他人的协作配合，都无法履行其职责。

2. 复杂性

医院拥有众多科室，各专业医务人员和不同患者构成了一个特殊的社会群体，人际关系呈现出多样性、复杂性的特点。其表现有二：其一，从形式上看，除了在诊疗过程中形成的医患关系和医际关系外，还有医务人员、医疗卫生单位与社会之间的医社关系。医院诊治患者，具有广泛的社会性，医院通过患者和医疗工作与社会发生密切联系。医疗市场的出现，要求医院必须加强与周围社区的联系，与新闻媒体的联系，与药品、器材、水电等物资供应部门的联系，从而构成复杂的医社关系。其二，从内容上看，医疗人际关系既有工作关系，又有利益关系；既有思想行为的互动关系，又有情感心理的互动关系。

3. 伦理性

良好的医疗人际关系，特别是良好的医患关系和医际关系，是提高医疗质量的前提条件。建立和谐、融洽、良好的医疗人际关系，是医学伦理学的基本任务。从医际方面看，医务人员之间的相互团结、尊重，相互支持、配合，相互谦和、礼让，既是最基本的道德要求，又是共同圆满完成繁重的医疗任务的内在要求。从医患关系方面看，医务人员积极热忱的服务态度和严谨认真的医疗作风，不仅是防止医疗差错事故，保证医疗质量所必需的，而且是增强患者的安全感、信赖感，消除焦虑、担心、恐惧等不良心理，使之达到良好心理状态的"良药"。反之，如果医务人员对患者态度冷漠、生硬，工作马虎、粗疏，缺乏医德修养，不仅建立不起融洽的医患关系，而且会使患者的身心治疗达不到预期的效果，甚至可能造成医疗差错或事故。

第二节 医患关系

医患关系是医疗卫生保健活动中最重要、最基本的人际关系。"医患关系"的含义有广义和狭义之分。广义的"医患关系"是指医务人员（包括医师、护士、医技科室人员以及卫生行政管理人员、后勤人员）与患者的关系。狭义的"医患关系"是指医护人员与患者的关系。医患关系作为医学伦理学的一个专门术语，通常指的是医疗过程中，医师、护士与患者及其家属相互之间特定的医患关系。

一、医患关系的历史演变

自从原始社会末期和奴隶社会前期，出现专门从事医疗活动的医师以后，医师与患者的关系就一直作为一种特殊的关系存在于世。几千年来，虽然医患双方"施医"和"就医"的基本关系始终未变，即医师给患者治疗疾病，帮助他们恢复健康；患者接受医师治疗，争取早日康复。但是，由于社会发展阶段的不同和医学发展水平的不同，不同时期、不同社会的医患关系又有很多的差别。

（一）古代至中世纪前医患关系的特点

1. 医患关系的平等性

在中国漫长的封建时代，除了御医、太医、侍医与服务对象（皇亲国戚和达官贵人）之间的关系是仆主关系外，其他民间医师一般是以个体劳动者身份从事医疗活动的。他们大多出身于平民，对穷苦百姓饱受病痛之苦有切身的体验。他们只是以行医作为谋生手段，与患者不存在剥削与被剥削的关系，也不存在主仆关系，相互是平等的。

2. 医患关系的直接性

中世纪以前，医学长期处于经验医学阶段，医疗器械简陋，因此，医师从了解病情、作出诊断到实施治疗，都是自己直接进行的。医患之间直接交往，没有第三者（包括器械设备）作为中介。如中医的"望、闻、问、切"的诊断方法，以及施行针灸、按摩等治疗手段，都是以医师直接接触患者为前提的。

3. 医患关系的稳定性

由于医学不发达，分科不细(或没有分科)，患者把自己的健康与生命完全寄托于接诊的某一医师，而接诊的医师往往是单独承担起对患者诊疗的全部责任。这种医患之间的"单线"联系具有相对稳定性。除非医师主动"让贤"，患者一般都由一个医师诊治，直至痊愈或死亡。

4.医患关系的主动性

这一方面是由于古代医家受到"与人为善""仁爱救人"的伦理思想的影响，把同情和关心患者作为自己的道德责任。古希腊有句名言："爱别人便爱(医疗)技术。"中国也有句名言："医乃仁术。"这些都是这种伦理观的反映。另一方面，由于当时一些医家在朴素的唯物辩证法的影响下，把人与社会及环境看成一个整体，比较重视人的心理和社会因素对疾病的影响，因而比较重视"六淫"和"七情"。古希腊名医希波克拉底指出："对于医师来说，了解患有某病的人，比了解某人患有什么样的疾病要重要得多。"上述伦理观和医学观，促使医师主动接近、关心和了解患者。这样，在建立密切的医患关系中，不仅患者是主动的，医者也是主动的。

(二)近代以来医患关系变化的趋势

自从中世纪末叶欧洲文艺复兴以后，整个自然科学从中世纪的宗教、经院哲学的束缚下解放出来，建立在近代科学基础上的实验医学诞生了。近代和现代医学的迅猛发展，使医患关系也发生了很大的变化。这主要表现在：

1.医患关系物化的趋势

在近代和现代医学中，大量的物理、化学诊疗仪器的出现，为医师作出正确诊断提供了客观的检测资料，大大地改变了以前那种单纯依靠医师直接对患者"望、闻、问、切"诊断疾病的状况。由于在医患关系中出现了大批医疗仪器设备及其他中介，使医患双方相互交往、进行思想交流的情况大大减少，而利用仪器设备的程度越来越高，这样，医患关系在一定程度上被物化了。

2.医患关系分解的趋势

一方面，由于分科越来越细，医务人员分工也越来越专科化。一个医师只对某一种疾病负责，或只对诊疗工作中的某一个环节负责，患者的健康和生命，不是依赖某一个医师，而是依赖于众多的医师、护士、检验员、药剂员等各类医务人员。另一方面，在医院里，一个医师同时要负责十几个甚至几十个患者的治疗，医师关心的不是一个或几个患者，而是十几个、几十个患者。这样，以往那种医患单一的稳定联系被分解为十几、几十甚至上百个线头，使医患双方的情感联系相对地变得淡薄了。

3.患者与疾病分离的趋势

现代医学在孤立研究某种疾病及其致病因素、探求某种疾病的病原体时，常常把某种疾病的致病因素从患者的整体中分离出来。这样，在医师(或医学科研工作者)看来，在他的试管里、显微镜下以及各种现代检测设备的影像里，就只有器官、组织、细胞、分子、量子等形态性质的东西和人体的生物学变量了。作为整体的人的形象变得淡薄甚至暂时消失了。这种疾病与患者分离的现象，正如美国学者萨斯(T. S. Szas)和荷伦德(M. H. Hollander)所说的"医师关心的是'事'，例如：'解剖结构、损害、细菌'等等"。

4.自然的人与社会的人分割的趋势

以近代生物科学为基础的近代医学，只是从生物学的观点，从人的自然属性去研究人体及其疾病，使用的方法又是还原的方法，这势必把人的社会属性排除在外，忽视影响人的健康和疾病的心理、社会因素；在治疗中，往往只注意躯体疾病的治疗，而忽视精神、心理治疗。这也是医患之间思想交流减少的原因之一。

不过，事物总是在曲折的发展变化中前进的。随着生物医学模式逐渐转变为生物－心理－社会医学模式，随着医学职业道德建设的加强，生物医学模式引起的医患关系的弊端一定能得到克服，新型医患关系一定能建立起来。

二、医患关系的基本模式

1976年，美国学者萨斯和荷伦德在题为《医师－病人关系的基本模式》的文章中，认为医患关系有三种基本模式。

1. 主动－被动型

这是古老而又普遍的医患关系模式。萨斯和荷伦德认为，这种模式"在心理学上，它不是一种相互作用，因为它建立于一个人对另一个人的作用之上，其条件和方式使得那个被作用的人不能主动地起作用或被认为是无生气的"。这种模式的医患关系，"医师是主动的，而患者是被动的"。患者完全听从医师的安排和处置，不会提出任何异议。这种医患关系的特征是"医师决定一切"。这种医患关系模式之所以古老而又普遍，其原因有二：一是传统观念形成的。患者求医，生死相托，自然而然地把自己置于依赖医师的被动地位；而医师则在一定意义上掌握着患者的生死命运，自然而然地以主导者自居。自古以来，人们认为这种医患关系模式是理所当然、无可非议的。二是由患者疾病严重程度所规定。主动－被动型医患关系，常见于谵妄或处于昏迷中的患者、休克的患者、全麻的患者、急腹症患者、严重损伤的患者，以及某些精神病患者、痴呆患者、婴幼儿等，他们没有或已失去了表达意见和主动性的任何可能，只能完全听从医务人员的任何处置。例如对精神病患者施行各种物理疗法即是如此。显然因这一种原因而形成的主动－被动型医患关系是必然的，也是必要的。但是，传统观念形成的这种医患关系模式，不能发挥患者的主观能动作用，排除了患者对医务人员行为的监督作用，这无疑会影响医疗质量的提高，甚至出现一些本来可以避免的差错事故。

2. 指导－合作型

这种模式的医患关系，医师是主动的，有一定的权威性，其意见受到患者的尊重；同时，患者也有一定的主动性，他可以提出疑问，寻求解释。但是，患者这种"主动"是以配合医师、执行医师的意志为前提的。这种医患关系的特征是"患者主动接受医师的指导"。这种模式的患者，病情没有前一种那样严重，一般神志清醒，有感觉，能表达自己的意志，能提供病史。但这种模式的患者的疾病仍较重笃，有疼痛、忧虑和其他令人苦恼的症状，求医心切，因此能忠实地接受医师的指导，执行医师的意志，愿意和乐于"合作"。指导－合作型医患关系，是医学实践的基础。因为在临床工作中，许多诊断、治疗措施的实施，没有患者的很好合作是难以进行的。这种模式，有利于提高医疗质量，有利于避免或纠正某些医疗差错事故，有利于建立融洽的医患关系。但是，这种模式也有缺陷。因为医师和患者二者中，更有权力的是医师。他充当指导者，期望患者听从他的安排；而患者则把医师看作权威指导，对医师的安排处置一般不提意见。这不利于充分发挥患者的主观能动作用。不过，要克服这一缺陷并不难，只要医师不滥用权力，态度和蔼，平等地对待患者，使患者产生信赖感，患者的主观能动作用是可以发挥出来的。

3.共同参与型

这种模式的医患关系，医师和患者都具有大体同等的主动性和权力，相互依存，共同参与医疗的决定和实施。在这种模式中，医患的作用是双向的。

这种医患关系的特征是"医师帮助患者自己治疗"。患者在治疗中，不只是合作，更不是被动地接受医师的安排，而是主动"参与"。医师尊重患者的意见，因为在医疗过程中，患者的意见有很高的参考价值。这种模式的患者多为慢性病患者(如患糖尿病、慢性心脏病、肺结核、支气管哮喘等病的患者)。这些患者不仅神志清醒，而且对所患疾病的诊断和治疗都有所了解。"久病成良医"，慢性病患者往往能根据自己长期治病的体验和感知，为下一步治疗提供建议和线索。这些患者一般不需住院，主要是在医师指导下，自己去实施治疗方案。由于慢性病的防治常常要牵涉到生活习惯、生活方式、人际关系的改变和调整，患者参与决定适宜的防治措施便变得十分必要。这种模式的医患双方，在疾病的诊疗过程中，其积极性起着同等重要的作用。

这种模式的医患关系，既适合于慢性病患者，也适合于病情较重但神志清醒的患者。如果医师在临床工作中与更多的患者建立共同参与型的医患关系，则必然会大大提高诊疗效果。

当然，这一模式也不是完美无缺的。例如，有的患者"参与"诊疗时，有可能提出一些不切实际的要求，甚至颠倒医患关系，干扰医师正常的业务工作，使医师难以履行自己的职责；慢性病、自理的患者，往往不遵医嘱服药，或停止服药；急性病、神志清醒的患者求治心切，往往乱投药石，乱用"验方"。这就提醒医师，患者"参与"诊疗，绝不等于医师的责任减轻了。医师应加强对患者的指导和随访，不能放任自流。

三、医患关系是法律关系

医患之间的关系实际上也是一种法律关系，即契约关系和信托关系。

1.医患关系是契约关系

"契约"亦称"合同"，是当事人双方(或数方)共同协议所订立的有关权利义务的法定文书，是相互约束的法律证据。门诊患者挂号就诊，住院患者办了住院手续，医患双方就形成了医疗活动的权利与义务的约定，从而形成了契约关系。在医疗活动中，医务人员与患者的行为既受法律的保护，又受法律的约束，在法律范围内行使各自的权利与义务。医患的这种契约关系具有以下特点：

(1)在契约中，医患当事人的法律地位是平等的，都是平等的主体，都具有独立的人格，没有高低、主从之分，不存在命令者与被命令者，管理者与被管理者。医师既不是患者的"家长""领导"，也不是患者的"仆人"。因此，医患相互间应平等相待，双方都应尊重对方的人格和权利。医务人员在诊治过程中，既要尊重患者的权利，更应尊重患者的人格；同样，患者应尊重医务人员的人格和职业自主权，尊重他们的劳动。

(2)医患在契约关系中的权利和义务是对等、公平的。对等，即医患双方都享有相应的权利，同时也承担相应的义务。医患间任何一方均不得无偿地占有另一方的利益，侵犯他人的权益。公平，即医患的权利和义务要公开合理，大体平衡，维护和平衡医患间当事人的合法权益。

(3)医师在诊治疾病过程中所采取的方案和措施，在患者及其亲属"知情同意"后，即成为医患间的一种诊治契约。医患任何一方不得凌驾于另一方之上，不得把自己的意志强加给另一方。医师更不得以强迫命令、胁迫等手段让患者签订诊治契约。

(4)医患建立的契约应遵循诚实守信原则。在诊疗过程中，医务人员和患者都应履行各自的义务与承诺，真实地反映诊治效果，提供必要的信息和条件。

(5)医患建立的契约应遵守法律、法规，遵守社会公德和医学伦理原则。首先，医患之间的任何约定、协议和口头承诺都不能有悖于法律、法规和社会公德；其次，医患双方都应自觉地履行合法的医患契约，单方不得随意更改、违背契约，如需要对契约进行修改、补充或解除，医患双方必须协商解决。

2.医患关系是信托关系

患者求医，"健康所系，性命相托"，把自己的健康和生命交付给医务人员。从这个意义上讲，医患关系是犹如民商法律中的信托关系。"信托"中的"信"，在这里是指医患之间的相互信任。其中，医师取信于患者是主要的。信任是医患关系的基石。患者对医师信赖感的强弱，直接关系到医疗工作能否正常开展和诊疗效果的好坏。如果患者对医师不信任，就谈不上真诚的医患关系，医师也就难以从患者那里获得确切的诊疗信息，就会影响正确诊断的确立和治疗措施的落实。为了使患者对医师能够以诚相待，如实地提供与诊疗疾病有关的各种生理、心理、社会的病因和病情信息，认真执行各项医嘱，医师首先须取得患者的高度信任。为此，医师必须加强学识修养，不断提高医术水平；加强医德修养，不断提高医德水平。只有这样，才能赢得患者的高度信任，才能建立真诚的、和谐的医患关系。"信托"中的"托"，在这里有患者"依托"医师之意。在医疗活动中，由于患者是"求医"者，加之医学知识匮乏，他们在就医时往往处于弱势地位。而医师掌握诊疗技术，接受患者的"请求"，往往处于主导地位，在诊疗工作中拥有较多的权力。因此，医师必须增强法律意识，自觉接受患者和社会的监督，正确行使自己的权力，千万不可滥用职权；必须增强责任感，忠实履行自己的职责，尽量使患者的托付、期望得以实现。

四、医患关系的其他方面

在医疗工作中，医务人员不只是与患者交往，而且还必然要与其亲属交往，因而医患关系的"患"方还应包括患者家属。同时，患者是社会的人，给患者个体治病，关系到社会群体的利益。医务人员实施医疗行为时不仅要考虑患者个体的利益，还应顾及社会群体的利益。另外，医患关系中的"医"方，不只是医务人员，还应包括医疗卫生管理人员。因此，医患关系出现了第三、第四方。

(一)医务人员与患者家属的关系

患者家属(包括监护人)介入医患关系，使医患关系形成了医务人员、患者、家属(监护人)三者互动式关系。因此，在医疗活动中，医务人员应充分认识到处理好与患者家属的关系的重要性。患者患病，直接引起家属情感、心理的变化，与家属的利益紧密相关。医务人员要了解家属的心理需要，把患者的利益与家属的利益统一起来思考。医务人员与患者家属的关系中面临许多伦理、法律问题，概括起来主要有以下诸方面。

(1)患者家属出于对患者的亲情关系，对患者极为关心、体贴和爱护，因而他们特别在意医务人员对患者是否关心、体贴、尊重，对医务人员提出种种期望和要求。

(2)患者家属出于对患者病情的关心、担心，要求医务人员对病情进行详细解释，并及时提供病情变化信息，并告知预后。

（3）患者家属出于经济的考虑，在诊治过程中向医务人员提出不惜一切代价治疗或控制使用治疗经费的要求。

（4）患者家属因情感或经费的缘故，面对救治无望的患者，向医务人员提出停止治疗甚至给予患者安乐死的要求。

（5）如何对待、处理"红包"现象的问题。

（6）在尸体（病理）解剖、尸体供器官移植等方面，如何与家属协商并使之在情感上接受的问题。

（7）患者家属因患者治疗未达到他们所期望的效果而向医方提出质疑、责难的问题，或因医疗差错事故向医方索赔甚至诉诸法律的问题。

面对这些伦理、法律问题，医务人员只有认真对待，依据伦理、法律的规范妥善处理，才能建立、维持良好的医患（家属）关系。

（二）医疗卫生资源管理者与分配者的关系

卫生资源是医疗卫生活动的物质基础。卫生资源是有限的，如果分配不当，就会导致有些患者由于得不到卫生资源不能救治，而有些患者却在救治中浪费大量的卫生资源。因此，如何分配医疗卫生资源，是一个伦理性很强的问题。现在国内外一致认为，公益论和公正论是卫生资源宏观和微观分配的伦理基础。

医疗卫生资源管理者与分配者在卫生资源宏观分配中应遵循的伦理原则是：①初级卫生保健原则；②照顾卫生服务不足的人群的原则；③实施国际援助的原则；④重视预防的原则；⑤对后代负责的原则。

医疗卫生资源管理者与分配者在卫生资源微观分配中应遵循的伦理原则是：①坚持人人享有平等医疗权的原则；②坚持在按照医学标准的前提下，结合依据社会价值标准分配的原则。即首先要根据病情的轻重缓急、适应证、禁忌证、成功的可能性、预期的寿命等医学标准，然后再依据患者对社会的贡献、未来对社会可能的贡献、家庭角色地位作用、科研价值、社会应付能力（如经济承受力）等社会价值原则进行分配。

第三节　医护关系

治疗和护理是医疗工作不可缺少的两个重要组成部分。自从有了人类，有了疾病，有了医疗活动，就有护理工作。自古以来，医家都很注重对患者的护理。不过，在很长的历史时期里，护理工作从属医疗，或者在医师指导下，由患者亲属进行护理；或者医护合一，医师对患者既进行治疗，又进行护理，因此，不存在医护关系问题。

随着护理知识的积累，到19世纪中叶，护理知识已发展成为护理科学。1860年，近代护理学的创始人，英国的南丁格尔（Florence Nightingale, 1820—1910）在伦敦创办了世界上第一所护士学校，标志着护理学已从临床医学中分离出来，成为一门独立的学科。我国也于1884年在苏州教会办起了第一个护训班；1888年，福州创办了第一所护士学校。随后，北京、长沙、武汉也先后办起了护士学校。从此，一批从事护理工作的专业队伍逐渐形成、壮大。这样，医师、护士间的人际关系就成了医疗人际关系中的组成部分。不过百余年来，由于护理学科起步比临床医学晚，加之旧的伦理观念影响，人们把护理工作看成医疗工作的附属品，护士从属于医师，机械地执行医嘱，医师的优越地位使其在医护关系中起主导作用。显然，这种主从型的医护关系模式是不利于医疗护理工作的。

一、医护关系的基本模式

根据现代护理工作在临床工作中的地位和作用，有人认为医护关系的基本模式应为"并列－互补"型。我们认为这一提法比较科学。

"并列"，即并排平列，无主次、从属之分的意思。医疗和护理是两个并列的要素，贯穿于治疗疾病的整个过程，在诊治疾病中发挥同等重要的作用，临床医学中两者缺一不可。尽管有的患者对护理工作的重要性不太了解，但他们对医护人员的"角色期望"是等同的。医学心理学家认为，患者有五种心理需要：需要被认识、被尊重；需要被接纳，有所属；需要提供信息和了解；需要良性刺激和新鲜感；需要安全感和早日康复。这五种需要实际上是患者对医师和护士共同的角色期望。只有医师和护士协同工作，才能满足患者这些心理需要。

"互补"，即医护之间交流信息，互相协作，互为补充。从一定意义上说，医疗过程就是医护工作互补的过程。医师和护士虽然工作的对象、目的相同，但工作的侧重面和使用的技术手段不尽相同。医师主要的责任是作出正确的诊断和采取恰当的治疗手段；护士的主要责任是能动地执行医嘱，搞好躯体、心理护理。所谓能动地执行医嘱，有两层含义：一是向患者解释医嘱的内容，取得患者的理解和合作；二是如果发现医嘱有误，不是盲目执行，而是主动地向医师提出意见和建议，协助医师修改、调整不恰当的医嘱。

二、"并列－互补"型医护关系模式的功能

"并列－互补"型医护关系模式，是建立融洽的医护关系，协调医护工作，共同完成医疗任务的基本条件。这种模式的功能主要有三：其一是保证医疗过程的完整性。医疗过程是医护间不断交流信息的过程，即治疗信息的传递和反馈的不断循环的过程。在信息交流中，任何一个环节的信息阻塞，都会影响整个医疗过程的顺利进行。"并列－互补"型的医护关系是保证医疗过程完整性的基本条件。其二是适应医疗过程的多样性。由于疾病的类型不同，患者的心理、社会状况不同，治疗手段和救治的急缓程度也必然不同。这就要求医师和护士在医疗过程中不断调整关系，以适应治疗过程的多样性。例如在抢救危重患者时，必须主动配合，行动准确、迅速；在对有思想顾虑的患者进行解释、安慰，进行心理治疗和护理时，必须口径一致，配合默契。总之，医护关系是动态的，需要根据不同场合、不同情况进行调适。调适要求进行信息交流，只有在信息交流中才能搞好协作，只有在协作中才能发现互补点，各以其特定的专业知识和技能"互补"，共同完成统一的医疗任务。其三是保持医疗过程的"非偏性"。社会要求医师、护士在医疗服务中做到"非偏性"（即对患者一视同仁，不受患者职务、地位等的影响而出现偏差）。由于医师和护士各自的业务水平和医德修养水准的不同，在工作中都可能出现"角色偏差"。处于"并列－互补"型医护关系的每一方，都可以对角色偏差作出判断，并加以纠正。平等并列的医护之间可以互相监督，互相制约，开展批评与自我批评。这样，使医师护士不出现或减少出现角色偏差，即使出现角色偏差，也能及时得到纠正。

社会主义社会为建立"并列－互补"型的医护关系提供了优越的社会条件。医护人员应互相尊重、团结协作、互相帮助，为建立良好的医护关系，为改善服务态度、提高医疗水平而

努力。

三、医师与护士相互间的角色期望

1. 医师对护士的角色期望

（1）了解被治疗者的情况（包括精神、心理状态）。

（2）理解医嘱的意图及意义，正确执行医嘱。

（3）向患者解释医嘱，取得患者的合作。

（4）反馈医嘱执行情况（患者是否出现不良反应，治疗效果的优劣等）。

（5）及时对诊断、治疗提出意见和建议。

（6）具备一定的医学基础知识、厚实的护理知识和熟练的护理操作技术及相关的人文学科知识。

2. 护士对医师的角色期望

（1）充分了解患者的情况（包括精神、心理状态）。

（2）医嘱简明，内容准确，便于执行；如果患者不合作，医师应帮助做工作。

（3）能虚心听取护士的正确意见，必要时修改医嘱。

（4）具备扎实的医学专业知识和一定的医学心理学、医学社会学、医学伦理学等人文学科知识，能为躯体护理和心理护理提出意见和建议。

（5）遵守护士工作时间，支持护士的工作，维护护士的尊严。

第五章　医学伦理学的原则和范畴

医学伦理学原则分基本原则和具体原则。基本原则是调整医务人员与患者之间、医务人员相互之间、医务人员与社会之间关系应遵循的根本指导原则，是评价医务人员个人行为和思想道德的最高标准和准绳，是医德规范体系的总纲和精髓。具体原则和范畴是基本原则的展开和具体化。

第一节　社会主义医德的基本原则

医德的基本原则是建立在一定的经济基础之上，并在一定的社会道德原则的制约下形成和发展的。在我国现阶段社会主义制度下，医德基本原则是在社会主义道德原则的制约下确立起来的，它是广大医务人员医德实践的总结和概括。

确定社会主义医德基本原则必须满足以下条件：一是要以社会主义道德为指导，体现社会主义时代对医德的要求；二是要体现社会主义医疗卫生事业为人民服务的根本宗旨；三是要体现人道主义传统；四是要体现最大多数群众的身心健康利益；五是要有助于指导解决医疗活动中的各种道德关系。根据以上条件，医学伦理学界经多次研讨，将社会主义医德基本原则概括为"救死扶伤，防病治病，实行社会主义医学人道主义，全心全意为人民身心健康服务"。对此表述可作如下理解。

一、救死扶伤，防病治病

救死扶伤，防病治病，是医学的根本任务，是医务人员的神圣职责，也是医务人员为人民健康服务的途径和手段。救死扶伤，防病治病，是医务人员医疗实践和医德行为的基本出发点。医务人员在救治患者的过程中，必须把患者的生死安危放在首位，特别是对危急患者，必须竭尽全力及时进行抢救，任何见死不救或互相推诿、拒患者于门外的行为都是与社会主义医德基本原则相悖的。另外，随着社会的进步和现代医学科学的发展，医疗卫生工作已由单纯的临床治疗扩大到社会预防、社会保健等方面，因而医疗工作者的社会责任、道德修养更为人们所重视。医务人员在医疗实践中，不仅要重视对个体患者的临床治疗，而且还要重视群体的社会预防和社会保健，考虑整个社会的利益，实行防治结合。一方面提高医疗质量，减少病死率，提高治愈率，缩短病程，使患者尽快恢复健康；另一方面，在搞好临床治疗的同时，努力做好社会预防，保护生态平衡，防止环境污染，尽力减少和消除致病物质和致病因素对人体的危害。

二、实行社会主义医学人道主义

社会主义所倡导的医学人道主义，是传统医学人道主义发展的高级历史形态，是在共产主义道德的指导下形成的，它体现了广大人民群众的根本利益。

社会主义医学人道主义，是伴随着无产阶级革命事业和医疗卫生事业的发展而发展的，是对传统医学人道主义的继承和发展。社会主义医学人道主义，重视人的生命价值，尊重人的人格，维护人的权利，提倡"一切革命队伍的人都要互相关心，互相爱护，互相帮助"，把救死扶伤，防病治病，奉为神圣的义务和最高职责。全心全意为人民的身心健康服务，是社会主义医务人员工作的出发点和归宿。

医学人道主义作为一种传统医德观念，在历史上早就出现了。孙思邈之所以将他的医著命名为《千金方》，是以为"人命致重，贵于千金，一方济之，德逾于此，故以为名也"。因此，他在《大医精诚》中强调："凡大医治病，必当安神定志，无欲无求，先发大慈恻隐之心，誓愿普救含灵之苦。"这反映了他对人的生命价值的重视。西医界的广大医家也一直倡导对患者要"平等""博爱"。不过，由于历代医家无法摆脱历史的束缚和阶级的局限性，他们难以对所有患者实行真正意义的医学人道主义。社会主义医学人道主义继承了传统医学人道主义的精华，并使之得到了丰富和发展，具有了新的意义。社会主义医学人道主义是建立在社会主义时代人与人之间的真正平等的同志式的关系之上的，是对人的尊严和价值的真正承认。社会主义人道主义又是建立在集体主义原则的基础上的，是"我为人人，人人为我"的互帮互爱精神的体现。社会主义医学人道主义是更新更高水准的医学人道主义。

三、全心全意为人民身心健康服务

"为人民服务"是党的根本宗旨，也是医学道德的根本宗旨。"全心全意为人民身心健康服务"是医务人员"为人民服务"在职业生活中的具体化，这也是广大医务人员的医德理想和目标，是社会主义医德的核心内容，这是区别于以往任何社会医德的最先进的医德原则。"全心全意为人民身心健康服务"要求医务人员不是为少数人或某阶层的人服务，而是要为广大人民群众服务；不仅要为人民群众的身体健康服务，而且要为人民群众的心理健康服务，以达到身心的统一；是要"全心全意"地服务，而不是三心二意、半心半意地服务，要发扬白求恩同志"毫不利己，专门利人"的精神。要做到"全心全意"，就要在服务态度上做到尽职尽责，敢担风险，迎难而上，一切从人民的利益出发，视人民的健康利益高于一切；在服务技能上要精益求精，不断提高，真正能起到起死回生、治病救人的作用。

第二节　医学伦理学的具体原则与应用

医学伦理学的具体原则是基本原则的体现，主要有不伤害、有利、尊重、公正四个原则。

一、不伤害

【含义】不伤害，就是医务人员在采取诊疗措施时，尽可能避免对患者造成生理、心理等方面的伤害，更不能人为地制造伤害。必须指出，"不伤害"不等于"无损伤"。在诊疗过程中，要做到完全对患者无损伤是很困难的。有些诊疗方法，虽对患者的康复有利，但同时又不可避免地带来一些损伤，如药物的毒性作用的不良反应，手术的创伤等。因此，在这里我们把"伤害"界定为"造成本可以避免的损伤"。一般地说，凡是医疗上必需的且属于医疗适应证范围的诊治手段，符合不伤害原则；反之，如果诊治手段对患者弊大于利或者禁忌的，却要勉强实施，则违背不伤害原则。

医疗伤害分为道德性伤害和技术性伤害两类。道德性伤害是由于医务人员缺乏医德而造成的。如不负责任，马虎、粗疏，态度冷漠，出言不逊，恶语伤人，行为不端，动作粗野等，都会不同程度地对患者造成心理、精神乃至人格的伤害。技术性伤害是指用药不当或手术操作不慎，对患者造成身体、心理的伤害，包括一切本可以避免，但由于医务人员违反操作规程或诊疗制度所致的责任事故和因技术问题而造成的技术过失事故。

【临床应用】

1. 不应发生有意的伤害和造成不必要的经济损失

无伤害原则的前提是珍惜人的生命，尊重人的生命价值。医务人员在医疗活动中应特别珍惜患者的生命，绝不能因人为的原因而造成患者身心伤害。在医疗实践中应针对各种不同的具体情况，作出不同的诊疗决定，尽量以最小的损伤去获得最佳效果。决不能为达到某种个人目的，随意使用诊疗手段，人为地增加患者的痛苦。例如，在人体试验中，首先要维护受试者的利益，权衡利弊，选择对受试者损伤最小、获利最大的实验方案。其次，要让受试者知情同意，确保其心理不受伤害。在实验中必须要有缜密的安全措施，防止有损受试者身心健康的意外事件发生。有些人体试验，如果对利弊难以预测，不能确保受试者安全，那么这种试验即使对发展医学科学有利，也要暂缓或禁止实施。又如，在现代临床诊疗工作中，辅助检查的高新技术和手段日益增多，使用的诊疗仪器设备日益精良，这无疑大大提高了诊疗水平，但同时也使医疗费用更加昂贵。因此，医师应严格按照不伤害原则，根据病情的需要，结合患者的生理、心理、社会（经济）的承受能力，选择最必要、最适宜、最经济的辅助检查方式。新开展的检查手段在没有把握的情况下，要慎重使用，更不可滥用。

2. 尽力使不可避免的损伤和经济负担减少到最低限度

众所周知，临床诊疗工作的某些检查手段、手术治疗和临床用药，往往不可避免地要给患者带来某些损伤或毒副作用。医师要尽力使这些损伤和毒副作用减少到最低限度，更要防止本可避免的伤害发生。例如，手术治疗，必然要对人体造成一定的损伤和痛苦。因此，医师在实施手术治疗手段时，要依照不伤害原则，权衡手术的利弊、近期和远期效果，考虑手术的损伤程度和并发症，对手术方案进行全面分析比较，选择对患者受益最大、痛苦和损伤最小、治疗费用最少的最佳方案。又如，药物治疗，可能有一定的毒副作用。因此，医师在临床用药时，必须坚持药物的治疗效果远远大于毒副作用的原则，最好选用无毒副作用的药物。如果不合理用药，非但不能治疗疾病，反而会危害患者的健康，导致药源性疾病，这是医德所不容的。医师在用药时，不可滥用药物，要根据患者的体质和病情，灵活选用药物；要遵循用药的顺位原则（首选、次选、再选），在疗效相当的药物中首选廉价药物，以减轻患者的负担，节约卫生资源。总之，医务人员应尽自己的能力，对待诊疗工作应因人、因病、因地、因时而异；根据具体情况对患者可能出现的损伤作出科学的预测，采取防范措施，使损伤减少到最低限度。

二、有利

【含义】所谓有利有两层含义：一是维护患者的利益，努力使患者多受益。这里所说的利益就是患者的身体利益和经济利益，即尽量做到疗效佳、康复快、费用少。二是坚持公益论的原则，即在处理利益关系时，坚持个体利益和群体利益兼顾，以群体利益为重；局部利益与整体利益兼顾，以整体利益为重；当前利益与长远利益兼顾，以长远利益为重。

在医疗实践中，治疗方法不当，损害患者利益或者公共利益的现象时有所闻，这就违背了有利原则。在临床工作中，有利与不伤害是密不可分的。医务人员在行使自己的职业自主权和特殊干涉权时，要把有利和不伤害统一起来。

【临床应用】

1. 从维护患者利益出发，尽量使患者受益

医务人员在医疗实践中，一切诊疗措施必须以医学科学为依据，根据疾病的性质、病程变化状况，恰如其分地选择治疗手段，既不大病小治、有病不治，也不小病大治、无病胡治，以免造成对机体的无谓伤害，浪费医药经费和医药资源。对于各种诊疗方案的选择和实施，必须全面考虑给患者带来的利益和损害，对利害得失作全面权衡，选择对患者受益最大、损伤最小、效果最佳的方案。凡是得明显小于失的诊疗方案应禁止使用；得失不明的诊疗方案应谨慎使用。

2. 正确处理利益关系，把患者利益放在首位，做到个人利益与社会利益的统一

在医疗实践中，当医患间的利益发生矛盾冲突时（如医务人员个人健康利益乃至生命安危与冒险抢救伤病员的矛盾等），救死扶伤的医疗职责要求医务人员必须把患者的健康和生命安危放在首位。要想患者所想，急患者所急，痛患者所痛，做患者所需。在平时，当治病救人的工作需要医务人员牺牲个人休息、学习时间和家庭生活时（如抚育子女、照料父母等），医务人员应以患者利益为重，暂时牺牲个人利益。患者利益第一，这是医务人员首先要树立的道德观念。无论是革命战争年代还是社会主义建设年代，医疗卫生战线的无数先烈和先进模范人物，为救治伤病员不惜牺牲自身的一切利益，甚至宝贵的生命。广大医务人员应努力学习和发扬这种奉献精神。另外，在医疗实践中，还往往会出现患者利益与社会利益间的矛盾（如救治患者与耗费大量医疗费用和医药资源的矛盾等）。在这种情况下，如果是危重患者，则要把救治患者的生命放在第一位。不过，应坚持生命神圣论与生命质量论、生命价值论的统一。如果为维持不可逆转的"植物人"的"植物性"生命而花费大量医药资源则是不可取的。我们应把有限的医疗经费和医药资源用于众多正常人的防病和其他患者的治病上，这才符合公益论原则。在通常情况下，患者个人利益也要服从集体的、社会的整体利益。医务人员在处理患者个人利益与社会利益的关系时也应坚持这一原则，做到个人利益与社会利益的统一。

三、尊重

【含义】相互尊重是人际交往中的一项最基本的道德原则。狭义的尊重原则是指维护人的尊严，礼貌待人，不损害他人人格。广义的尊重原则还包括维护和尊重每个人的权利。尊重患者人格，维护患者的权利，是医学伦理学的重要原则之一。医患之间的相互尊重，是建立融洽、良好医患关系的必要条件。医务人员只有尊重患者的人格和权利，才能赢得他们的信赖和尊重，才能建立真诚的、密切配合的医患关系。医务人员对待患者态度和蔼，语言亲切，热情礼貌，患者就感到自己受到尊重。这种愉悦、满足的心理，对建立和谐医患关系，促进患者早日康复是十分重要的。反之，如果医务人员对患者态度冷漠，语言生硬，甚至恶语伤人，患者必会产生人格被侮辱、被蔑视的感觉。他们的自尊心受到伤害后，就会产生痛苦、气愤和抵触等情绪，就难以建立融洽的医患关系。有些医疗纠纷就是因医务人员无视患者的人格和权利，伤害了患者的自尊心而造成的。

【临床应用】

1. 尊重患者及其家属的人格、自主权或决定

卫生部颁布的《医务人员医德规范及实施办法》明确规定医务人员要"尊重病人的人格与权利"。这是医学伦理学的一个重要原则。人是有意识、有思想、有目的、有欲望的人。每个人都有自身的价值和人格尊严,都有自尊心。这些都应受到医务人员的尊重。即使是有意识缺陷的人,他们的人格也必须受到尊重。自主权,是指拥有自己决定的权利。每个有健全思维能力的人都有权决定自身的行为。在医疗活动中,患者的自主权是指患者有独立的、不受他人干预的、自愿的决定权。自主原则从根本上反映了患者的选择权利,尊重患者的自主权,是维系医师与患者之间医患关系必须遵循的原则。因为患者是各种诊疗措施的接受者,最终要承受一切诊疗的结果,直接关系到他们的健康和生命安危,所以他们需要慎重考虑,作出抉择。患者作为一个有自主意识和行为能力的人,他们完全有权了解整个诊疗过程和各种诊疗手段、措施,权衡利弊,在认真思考后作出选择。在医疗活动中尊重患者的自主权,也是对患者人格尊严的尊重。

2. 治疗要得到患者的知情同意

让患者知情同意,是以尊重患者人格为基点的尊重原则的具体体现。在诊疗过程中,患者有获得关于疾病的病因、病情、病程、危害程度、治疗措施和预后等情况的权利。医务人员要为患者提供作出选择所必要的足够的与疾病有关的信息,让他们在充分知情的前提下,在没有他人的干预或暗示、诱迫下,权衡利弊,对医务人员拟采用的诊疗方案作出同意或拒绝的决定。有些诊疗方案必须在患者或其亲属签字的情况下,才能实施。医务人员未征得患者或其亲属同意,不得把自己的诊疗决定强加于患者。临床上有的医务人员不是详细地向患者及其亲属说明采取的诊疗措施的必要性和可能产生的不良结果,而只是作一些简单的解释,使他们在不完全知情的情况下表示同意,这是不符合尊重原则的。至于有的医务人员在向患者及其亲属说明情况时,有意缩小可能发生的危险性,扩大治疗的效果性,而诱使患者同意,这更为医德所不容。坚持知情同意原则,有利于体现对患者人格尊严的尊重,有利于建立平等和谐的医患关系,有利于减少乃至避免医疗纠纷。

3. 保守患者的秘密和隐私

这里所说的患者的秘密是指医务人员在采取病史、体格检查和诊疗过程中所获得的有关患者家庭生活、个人隐私、生理特征、不名誉疾病(如性病、精神病、艾滋病、生理缺陷)、不良诊断(如恶性肿瘤)和预后等。患者为了治病,不得不将上述个人隐私和医疗秘密让医务人员知道。为患者保密,是医学伦理学的一个基本范畴,也是医学道德的优良传统。古代《希波克拉底誓言》就特别指出:"凡我所见所闻,无论有无业务关系,我认为应守秘密者,我愿保守秘密。"世界医学会1949年采纳的《医学伦理学日内瓦协议法》明确规定:"凡是信托于我的秘密我均予以尊重。"医务人员有义务为患者保守秘密,患者也有权要求医务人员为其保密。

四、公正

【含义】公正,即公平正直,合情合理,没有偏私。古希腊哲学家亚里士多德把公正划分为狭义与广义两种。广义的公正是依据全体成员的利益,使行为符合社会公认的道德标准。狭义的公正主要是调节个人之间的利益关系。亚里士多德提出公正的形式原则,即相同的人

同样对待，不同的人不同对待。在医疗实践中，形式上的公正原则系指将有关类似个案以同样的准则加以处理，将不同的个案以不同的准则加以处理。我们应把需要原则和形式的公正原则结合起来，即同等需要的人，在满足其需要时应同等对待；对不同需要的人则不同对待。在我国，早在春秋战国时期，就已将公正原则写进社会道德法典之中。公正对个人而言，要求他了解每一个与之有利益关系的人的权益，了解集体和社会的利益，并由此体会到自己对他人、对集体、对社会应尽的义务，不能为了满足自己的需求和欲望而侵占他人、集体、社会的利益。公正对社会而言，则要求社会成为个人发展的真正实体，维护个人的正当权益。在这个前提下，社会有权要求每一个社会成员履行其为促进社会发展而应尽的义务；同时，社会也履行保障个人各种合法权益的义务。公正原则，对于医务人员来说，就是在处理患者之间的利益关系时，在处理患者与社会之间的利益关系时，做到公平正直，合情合理。

【临床应用】

从现代医学伦理观分析，公正包括两方面的内容：一是平等对待患者；二是合理分配医药资源，做到公平、合理、公道。

1. 对待患者一视同仁

"普同一等"，这是中外历代医家倡导的医德原则。唐代孙思邈在《大医精诚》中指出："若有疾厄来求救者，不得问其贵贱贫富，长幼妍媸，怨亲善友，华夷愚智，普同一等，皆如至亲之想。"《希波克拉底誓言》也强调"无论至于何处，遇男遇女，贵人及奴婢，我之唯一目的，为病家谋幸福"。《医学伦理学日内瓦协议法》规定："在我的职责和我的病人之间不允许把宗教、国籍、种族、政党和社会党派的考虑掺进去。"我们应继承和发扬这一医学人道主义传统，对待患者，不问贵贱贫富，不分亲疏恩怨，做到一视同仁，平等对待。为此要做到：① 对患者的人格尊严要同等地予以尊重，要以同样热忱的服务态度对待他们每一个人，绝不能厚此薄彼；② 要以同样认真负责的医疗作风平等地对待每个患者，任何患者的正当愿望和合理要求，包括住院、转诊、会诊等应予以尊重和满足；③ 要使每个公民享受公正的基本的医疗保健权利，力求做到人人享有基本的医疗保健。

2. 公平合理分配卫生资源

公正原则也是卫生资源分配中调节各种利益关系的准则。

卫生资源是指提供医疗卫生保健所需的人力、物力、财力。公正分配卫生资源主要指两个方面。

(1) 宏观分配方面的公正：这是指国家在全部资金或资源中按合理比例分配给医疗卫生保健事业，以及在医疗卫生保健事业内部合理地分配到各个地区和各个部门。目前，我国卫生保健费用投资尚未达到发展中国家的要求，离发达国家的水平更远。因此，为了达到卫生资源宏观分配的公正，必须随着现代化建设的发展逐步增加卫生保健费用的投入。对现有的有限的卫生保健费用，必须做到公正的分配，如城乡之间、预防与治疗之间、基础医学与临床医学之间、高精尖技术与普及性技术之间等，都应尽力做到合理分配，既要兼顾各方面的发展，又要考虑社会大众的急需。具体说要做到"四个优先"：即优先解决"老、少、边、穷"地区的卫生保健问题；优先解决农村初级卫生保健问题；优先发展普通适用技术；优先发展预防保健医学。

(2) 微观方面的公正：这是指医务人员、医院和其他机构决定哪些人可以获得及获得多少卫生资源，尤其涉及稀有资源。卫生资源的微观分配公正，要做到两点：一是在患者个体和社会群体之间，既要考虑患者个体的利益，更要考虑社会群体的利益和子孙后代的利益。二是在患者之间，谁先谁后，谁多谁少，首先要根据医学标准，如患者的年龄、成功的可能性及预期的寿命等；其次要参照社会价值标准，如患者过去对社会的贡献，将来可能对社会的贡献，以及科研价值等。

第三节　医学伦理学的基本范畴

范畴是科学理论体系的基本概念，是人们在实践基础上对客观事物的普遍反映和概括。医学伦理学范畴，是医学道德实践的总结和概括，是反映医疗活动中的最基本、最普遍的道德现象的基本概念。医德范畴受医德基本原则的制约，是基本原则的具体化。医德范畴有如医德现象之网的网上纽结，有如医德实践的路标，是指导医务人员践行医德规范的最基本医德观念。医学伦理学的基本范畴主要有权利、义务、情感、良心、审慎、保密、荣誉等。

一、权利与义务

（一）权利

权利是法学和伦理学的重要范畴，通常有两方面的含义。一是指法律上的权利，即公民或法人依法行使的权利和享受的权益；二是伦理学讲的权利。从医学伦理学的角度讲，权利的问题主要包括两个方面：一方面是指患者对医疗卫生事业享受的权利，医务人员应该如何看待这种权利；另一方面是指在医疗服务过程中医务人员的权利是什么。

1. 患者的权利

（1）人人享有基本的医疗权：患者的权利是指作为一个患者"角色"应该得以行使的权利和应享受的利益。我国宪法明确规定："中华人民共和国公民在年老、疾病或丧失劳动能力的情况下，有从国家和社会获得物质帮助的权利。国家发展为公民享受这些权利所需要的社会保险、社会救济和医疗卫生事业。"医务人员应尊重患者的基本的医疗权利。当一个人的生命因疾病的侵害而受到威胁时，患者有权寻求和获得医疗照顾，任何人，特别是医务人员不能拒绝患者的医疗要求。我们应通过多种形式的办医渠道和医疗卫生体制改革，为广大人民群众提供就医的机会和条件，使"人人享有医疗保健"的目标逐步得以实现。

（2）享有自主权或自我决定权：患者的自主权是指患者根据自己的病情和实际情况，有独立地、不受他人干涉地作出是否同意医务人员的各种诊疗方案的实施并决定行动的权利，并有自主选择医院和医师的权利。在医疗实践中，尊重患者的自主权或自我决定权，有利于诊治工作的开展，有利于建立指导合作型和共同参与型的医患关系。随着民主与法制的不断发展完善，人们的权利意识必然会逐步加强，患者在诊治过程中，越来越认识到自身应有的权利。医务人员应尊重患者的这种权利。在通常情况下，不管诊治手段给患者带来多大益处，是否采用，应由患者自我决定，医务人员不能强制患者接受诊治手段，只能给以解释和说明。当然，在特殊情况下（如为了及时抢救患者生命），医师可行使干涉权，采取患者暂时不理解的抢救措施。但事后应及时向患者及其亲属作出说明和解释，以获得他们的理解和配合。

（3）享有知情同意权：通常情况下，患者要求了解自己病情的严重程度、治疗措施和疾病预后的情况，这是患者的权利。作为医务人员在不影响治疗效果和不引起患者心理刺激的前提下，应以患者能听懂的语言告知患者实情，以利患者配合医务人员的治疗。使患者获得实情是尊重患者自主权利的一个方面。所谓知情同意的权利是指因病情需要实施复杂、危险的医疗处理时，作试验性治疗时，作人体试验的受试对象时，不管是否为了患者的利益，医务人员都必须在先详细说明的情况下，鼓励患者及其亲属提出他们所想问的任何问题，并清楚地、诚实地回答他们。待患者或其亲属签署书面同意书后方能实行这种医疗处理或试验。这种权利，称为知情同意权。如未取得患者知情同意即实行复杂、危险的医疗处理或人体试验，尽管医务人员的动机是好的，仍要负道德和法律责任。

(4)享有保密和隐私权：患者对自己生理的、心理的及其他与疾病相关的个人秘密和隐私有保密的权利。他们在诊治过程中，有权要求医务人员为之保密。医务人员在诊疗护理过程中，为了工作的需要知晓患者的有关秘密和隐私，绝不能向他人泄露和张扬，也不能把有关的医疗文书(病历等)随意转给与诊治患者疾病无直接关系的其他医务人员。否则，不仅要受到道德的谴责；情节恶劣者，还要负法律责任。《中华人民共和国执业医师法》明文规定，泄露患者隐私，轻者给予警告，情节严重者，要依法追究责任。

(5)享有监督权：患者在求医过程中，由健康主体变为医疗客体，医务人员成为掌握患者生死命运的医疗主体。为了防止医务人员滥用权力，患者具有监督权。凡医务人员拒绝抢救患者的生命或有妨碍患者医疗权利实现的错误做法时，患者有权向上级有关部门反映情况，并通过社会舆论提出批评或谴责，要求医疗单位或医务人员改正自己的错误，解决有关问题。医务人员和医疗卫生单位，不可将患者这种监督和要求不加分析地一概加以否定；不能在出现医疗差错事故之后，推卸责任、掩盖问题，蒙骗患者及其亲属；更不能因患者行使监督权利，对医务人员的不道德行为提出批评意见时，利用医疗权利打击报复。如果这样，那是社会主义医德所不允许的。

2. 医师的权利

从医师权利的角度看，在医疗工作中，法律赋予医师的权利，主要体现在以下几方面：

(1)有进行医学检验诊查，对疾病作出诊断的权利：医师有依据诊断、体格检查出具医学证明的权利(如疾病诊断证明和病假证明等)。这是取得医师资格的医务人员所拥有的特殊的权利。当然，由于这是医师才拥有的"特权"，所以医师在诊病时必须慎之又慎，要运用医学专业知识，对与疾病有关的生物、心理、社会等各种因素进行综合分析，求得正确诊断，尽力避免误诊、漏诊。

(2)有在医疗工作中的自主权：在医疗过程中，医务人员在给患者作治疗时的权利完全是自主的。对于一个来诊的患者采用何种方法治疗，是门诊治疗或留观治疗，还是收住院；是药物治疗还是手术治疗，以及选择哪种药物治疗效果最好等问题，都是医务人员根据医学科学和病情的诊疗原则进行的。这些属于医务人员权力范围内的事情，应由医师决定。其他非医务人员不得干预医师的这种自主权力。当然，如前所述，医师对患者实施诊疗措施前，应详细向患者及其亲属解释说明，使之理解、支持，在征得患者或亲属同意后方可实施。如果由于患者缺乏医学知识或其他原因拒绝正确而又必需的救治手段时，医师一方面要耐心做说服解释工作，另一方面为了患者的利益，应行使自主权，及时果断地实施救治方案。自主权，还包括拒绝权，医务人员有权拒绝违背医学科学的意见和不合理的要求，坚持实事求是，按医学的科学规律办事。

（3）有依法进行检查监督权：医务人员除了担负医院的医疗工作外，还担负社会预防保健工作，这方面的任务涉及很多卫生法规。医务人员（包括临床医师和卫生防疫医师）要依据这些法规行使有关卫生保健的检查、监督权。要秉公执法，不徇私情，与一切违法乱纪、损害人民健康的行为作斗争。

（4）在执业活动中，有人格尊严、人身安全不受侵犯的权利：在医疗实践中，医务人员无故受到辱骂甚至殴打的事件时有发生，这是法律所不容的。医务人员应拿起法律的武器，保护自身的人身安全。政府有关部门应加强执法力度，维护医务人员的人身安全，确保医疗卫生工作正常进行。当然，医务人员要正确行使自己的权利，遵纪守法。

（二）义务

在伦理学中，义务同职责、责任、使命有同等的意义。一般说来，义务是指个人对他人、对社会应尽的责任。作为一个社会中的人，在一定的社会关系中生活，为了维护生存条件，社会就向人们提出客观要求，并规定为社会尽义务。所谓道德义务，是指人们在一定的内心信念和道德责任感的支配下，自觉履行对社会对他人应尽的责任。医德义务则是社会道德义务在医学实践中的具体体现，是从医务人员与服务对象的关系中，从医学与社会的关系中产生出来的，是医务人员对服务对象、对社会应尽的责任。

1. 医务人员的义务

我国《执业医师法》规定执业医师有五项义务，即：①遵守法律、法规，遵守技术操作规范；②树立敬业精神，遵守职业道德，履行医师职责；③关心、爱护、尊重患者，保护患者隐私；④努力钻研业务，更新知识，提高专业技术水平；⑤宣传卫生保健知识，对患者进行健康教育。

从医学伦理学的角度看，医务人员的道德义务主要有：

（1）救死扶伤、防病治病是医务人员最基本的医德义务。

《东京宣言》第四条说："医师的基本任务是减轻他的病人的痛苦，并不得有任何个人的、集体的或政治的动机反对这一崇高的目的。"这就是说，一个人一旦选择了医师这门职业，就在事实上和道德上承担了为患者解除疾病痛苦、防病治病、为患者健康服务的义务。这也是最起码、最基本的道德要求。任何政治的、社会的等非医疗的理由都不能限制和中断医务人员为患者治疗服务。那种见死不救，置生命于不顾的行为都是有悖于医德义务的。

（2）全心全意为患者服务是医务人员基本的医德义务。我们国家是社会主义国家，社会主义的性质决定了医务人员必须全心全意为患者身心健康服务，必须满腔热情、竭尽全力解除患者身心痛苦，把患者的健康需要摆在首位。这种服务是无条件的，是全心全意的。能否做到这一点，是衡量医务人员医德义务的一个重要标准。

在医疗卫生工作中，医务人员不能把医疗技术当成筹码，把患者及其亲属是否送礼作为服务条件。那种见利忘义的思想，丧失了医务人员应有的品德，是医德所不容的。

2. 患者的义务

（1）如实提供病情和有关信息：一个意识清醒和具有理智的患者，应如实提供真实病情和有关信息，包括与疾病相关的个人隐私及治疗后的真实体验和感知（同时可提出保密要求），以利医务人员作出正确诊断和给予有效治疗。如果患者有意对医务人员隐瞒真实病情，不如实反映治疗后的感知，甚至编造病情，拒绝提供与疾病有关的信息和隐私，不仅会直接妨碍诊疗工作的正常进行，而且也是一种不道德行为。

（2）积极配合医师治疗：患者有知情同意的权利，同时也有在医师指导下对治疗作出负责的决定并与医师配合认真执行诊治决定的义务。患者应自觉遵守医嘱，主动接受各种必要的治疗，积极配合医务人员进行科学的处理。如果患者在治疗过程中，未经医务人员允许，擅自中止治疗，不按医嘱规定服药或随便浪费药品，这是对自己、对社会不负责任的不道德之举。

（3）避免将疾病传播他人：一个人患病不单纯是个人的事，它往往与社会其他成员的健康有着密切的关联。如通过水平传播的传染病和通过垂直传播的遗传病等。对此，患者应认识到，主动接受治疗，防止疾病的传播和蔓延，是自己应尽的义务。对隔离治疗措施要能理解，并积极配合进行。

（4）尊重医务人员和他们的劳动：医务人员担负着救死扶伤的重任，为患者的治疗和康复付出了辛勤的劳动，理应受到患者和社会的尊重。对医务人员人格和劳动的尊重是患者的义务。然而，在临床医疗活动中，有的患者为谋求某种私利或利益，提出不合理的要求，当遭到医务人员拒绝时，就对医务人员提出种种非难，甚至谩骂、诽谤、殴打，这是道德和法律所不容的。

（5）支持医学科学的发展：医务人员对疾病的预防、治疗及疾病的发生、发展进行科学研究，需要患者的密切配合，如新医药技术、设备的临床人体试验，需要患者作受试对象；对未能明确诊断而死亡的患者进行病理解剖，需要家属的支持；医学教育中医学生的教学见习和临床实习，需要患者的信任、理解和支持。这些工作都是发展医学科学的需要，是造福人类的事业，患者有义务支持配合。

二、情感与良心

（一）情感

情感是指人们对客观事物是否符合自己的需要而产生的某种态度和内心体验，是内心世界的自然流露和对外在事物所持态度的反映。

道德情感是根据道德行为准则和规范评价别人或自己言行所产生的心理反映。

医德情感则是根据医德行为准则和规范评价医务人员或自己言行所产生的心理反映。医德情感是和医德义务紧密联系在一起的；医德情感是只有建立在对患者生命和健康高度负责的基础上，才能产生的一种崇高的、典型的道德情感。

在医疗工作中，医务人员对患者的情感起着不可忽视的作用。如果医务人员关心体贴患者，使之在精神上得到一种安慰，能增强他对战胜疾病的信心，这对促进病体康复有着良好的作用。反之，如果医务人员对患者毫无感情，冷落、厌烦患者，使之得不到安慰和温暖，造成患者思想苦闷，对治疗疾病缺乏信心，就会影响病体的康复，甚至会出现意想不到的后果。所以，医务人员的情感应建立在患者健康需要的基础上。医德情感具有以下几个特点：

1. 具有医学职业的特殊性

通常当某种物质或某件事物能够满足人们的物质和精神需要时，就能唤起人们的某种情感。然而，医务人员面对的患者，有的在流血，有的在呻吟，有的生命垂危，患者痛苦的表情既不能使人产生美的感受，也不能为医务人员带来什么利益，甚至对一般的人来说可能会产生恐惧、厌恶感。所以，医德情感的这种特殊性，要求医务人员一见到患者，一听到患者的呼唤，一种扶难济危、救死扶伤的情感便油然而生，能急患者之所急，痛患者之所痛，帮患者之所需。这种热爱患者、热爱生命的特殊的职业情感，正是医德高尚的具体体现。

2. 体现了医疗卫生工作的纯洁性

医疗卫生工作是神圣的职业，它直接关系到人的生命安危。医务人员所接触的患者当中，有的昏迷不醒，有的精神异常，而且大部分患者是处于一种依赖、被动的地位。医务人员则是由于工作性质的原因，决定了他们处于主动地位。医务人员与患者接触的形式多种多样，更多的时间又是单独地工作，如果缺乏高度的自觉性和纯洁性，那么就会发生一些道德问题。例如，对患者的打击报复、某些不正常的人际关系或政治因素的渗透、男女之间非道德范围内情感的产生等，都是有可能的。这就对医务人员道德情感的纯洁性提出了更高的要求。

3. 具有医学科学的理智性

医德情感是建立在医学科学基础上的具有理智性的情感。理智性的情感要求医务人员不分国籍、宗教、种族、政党等因素，只要是患者，一律实行人道主义的救治。医德情感的理智性还体现在医务人员必须有冷静的头脑，当某种治疗确实需要但又可能会给患者带来暂时性痛苦、遭到患者拒绝时，医务人员必须按科学治疗原则，理智性地坚持治疗，而不能迁就患者的要求，更不能让患者或其亲属的情感左右自己的行动。此外，对那些无理取闹，超出医疗卫生政策，有悖医德医风的不正当的医疗要求，医务人员不能以感情代替政策，而要有清醒的头脑和正确判断道德是非的能力。

(二) 良心

良心是指人们在履行对他人、对社会履行义务的过程中形成的道德责任感和自我评价能力。

医德良心是指医务人员在对患者和对社会的关系上，对自己职业行为负有道德责任感和自我评价能力，是一定的医德观念、情感、意志和信念在个人意识中的统一。

马克思主义伦理学认为，良心作为一种道德范畴，是个人对他人和社会义务感的强烈表现；作为一种自我评价能力，它是一定社会和阶级的道德原则、规范在个人意识中形成的稳定的信念和意识。因此，良心与义务、情感是密切联系的。如果说义务是一种客观的、外在的使命、职责和责任，那么良心就是一种内在的、自觉意识到并隐藏在内心深处的使命、职责和责任。因此，良心的特点就在于它的自觉性，是内心的道德活动，不是外部强加的。

医德良心是医务人员必须具备的道德品质。医务人员在医疗活动中的行为既受社会条件、环境的制约，又受个人良心的支配。所以，医德良心在医疗活动中起着以下几方面的作用：

1. 医疗行为前的选择作用

在医务人员的行为决策前，医德良心会促使他根据自己的道德义务，对不符合医德原则的行为动机进行抑制或否定，从而避免医疗失误和防止医疗差错事故的发生。一个具有高尚医德良心的医务人员，总是能使自己在履行道德义务时，产生一种强烈的责任感，即使在没有任何监督、谁也无法了解其医疗行为的情况下，也能自觉地承担对患者、对社会应尽的义务和应负的责任。

2. 医疗过程中的监督作用

医务人员在医疗过程中以"良心发现"的形式，对符合医德要求的思想、欲念、情感能给予肯定和鼓励，而对那些不符合医德要求的思想、欲念、情感则给予抑制和克服，从而主动调节自己的行为方向，自觉地保持高尚品格和良好的道德修养。

3.医疗行为后的评价作用

这种自我评价的结果，是以个人的道德满足或不满足的感受形式表现出来的。良心上的满足，能给人带来安宁和欣慰，良心上的谴责则给人带来不安和痛苦，以至于通过"凭良心"等形式自觉地纠正自己不符合医德的行为，主动地反省自己在道德上的缺陷和不足，达到自觉执行医德责任的境界。

三、审慎与保密

(一)审慎

所谓审慎，就是周密谨慎的意思。医学道德的审慎就是指医务人员在医疗行为前的周密思考，正确诊断疾病；在医疗行为过程中详尽周密地、谨慎地去治疗患者。审慎的医疗作风是历代医家在职业传统中形成的较为稳定的职业心理和习惯。李时珍在《本草纲目》中，把"用药"比喻成"用刑"。可见审慎在医疗活动中的意义是不言而喻的，它不仅关系着人的健康，而且涉及到人的生命。医务人员必须充分认识到医疗工作的重要性和遵守审慎道德要求的必要性。

审慎的医疗作风，表现在医务人员的"言"和"行"两个方面。医务人员的语言及其动作表情是其德才学识的外在表现。"言"的审慎在治病中起着重要的作用。正如希波克拉底说的"医师有两样东西能治病，一是药物，二是语言"。中肯的语气、和蔼的语调、温暖的语言，能使患者对医务人员产生一种信任感，并增强治病的信心。所以"言"的审慎要求医务人员在与患者交谈时应选用礼貌性语言、安慰性语言和鼓励性语言，切忌用恶语刺激患者心理，影响患者情绪。否则语言运用不当，则可严重伤害患者的身心健康。"行"的审慎是指医务人员在为患者进行诊断、治疗以及其他医疗处理的过程中，必须将患者的某些复杂因素和各种变化情况进行全面的、综合性的分析，选择最优的治疗方案，实施周密细致的操作，争取最好的治疗效果。临床工作中有时很小一点失误或差错，都可能带来严重后果，如投错药、打错针、输错血等都可导致病情突变，危及生命。可以说，一切医疗差错事故的发生都是与医务人员严谨细致不够有直接关系。所以，审慎作为医疗工作中的道德要求和医务人员的一种美德，必须在实践中不断培养、巩固和提高。

(二)保密

保守患者的秘密包括三个方面：一是为患者保守个人的秘密，包括个人隐私、生理缺陷和不名誉疾病等。如果医务人员随意泄露患者的这些秘密或作笑料进行张扬，不仅违背医德，而且是一种侵权行为，为法律所不容。二是对患者保守危重病情和预后(如恶性肿瘤等)的秘密。有的重症患者，在求医前，对自己所患危重疾病毫无感知，更无任何心理准备。如果医务人员在患者毫无思想、心理准备的情况下，将不良诊断告知，势必会给患者造成严重的心理创伤，使患者承受身心伤害的双重折磨和痛苦，这是违背医德原则的。必须指出，这种保密为的是避免患者不致遭受突如其来的心理伤害。如果患者对危重病情早有猜疑，有一定的思想准备，有较强的心理承受能力，则应适时地采用恰当的方式告知患者。这也是对患者知情权的尊重。三是保守与国家利益密切相关的医疗工作秘密和医学科研工作秘密。

四、荣誉

荣誉是指人们履行了社会义务之后，所得到的社会褒奖与肯定。医德中的荣誉，则是指医务人员在履行对社会、对患者的义务之后，得到社会和患者的褒奖。

荣誉包括两方面含义，一是指客观评价，即医务人员在履行义务后，其结果对社会创造多大价值而得到社会的承认；二是指主观意向，即个人对自己行为的社会价值的自我意识，也就是良心中所包含的知耻和自尊的意向。两方面是相互联系、相互影响的，且社会公认的荣誉才是荣誉的客观基础，没有得到社会承认的荣誉不可能是真正的荣誉。

荣誉范畴是历史的、具体的。不同的时代，不同的社会、阶级，甚至不同的行业都有不同的荣辱观。封建地主阶级把高贵的门第、显赫的权势看成是他们的荣誉和尊严。资产阶级把金钱视为衡量荣誉的唯一标准。无产阶级和广大劳动群众则把出色的劳动，忠心履行对国家、集体、他人的义务看成是最大的荣誉。社会主义医德荣誉则是把全心全意为人民身心健康服务、发展社会主义医学科学事业看成是医务人员的最大荣誉。

荣誉作为医德范畴有着重要的作用。首先，荣誉对医务人员的道德行为起着社会评价作用。这种作用通过社会舆论的力量，促进医务人员对自己的行为后果与影响加以重视，并希望得到社会的褒奖。同时，荣誉对调动医务人员的积极性起着激励作用。争取荣誉是人们的共同愿望，是一个人崇上、积极进取的表现，也是追求道德理想的一个方面。正是这种积极进取的精神，激励着医务人员为医疗卫生事业作出更大贡献。

明确了荣誉的意义和作用，还必须正确处理有关荣誉的关系。

1. 个人荣誉和集体荣誉的关系

个人荣誉同集体荣誉休戚相关。一方面，集体荣誉是个人荣誉的基础和保证。任何个人的成就都离不开集体，离开了集体的荣誉，就不可能有个人的荣誉。雷锋同志说，"荣誉从集体中来"，这话有相当深刻的哲理。每一个有道德觉悟的人，应当把个人荣誉归于人民和集体，并把个人的荣誉看成是人民和集体对自己的鼓励和更高的要求。另一方面，个人荣誉是集体荣誉的组成部分。医疗卫生事业离不开个人的贡献，离不开个人积极性和创造性的发挥。关心个人荣誉也就是关心社会对自己医疗成果的评价。如果不关心社会评价，往往就会对自己的工作不关心，这样势必影响整个医疗工作，损坏集体荣誉。所以，医务人员要正确处理个人荣誉与集体荣誉的关系，不能把荣誉当作达到获取某种物质、权利等的手段。只有正确理解了荣誉的真正含义，才能把工作干得更好。

2. 荣誉与个人主义虚荣心的区别

个人主义虚荣心往往表现为虚伪、浮夸和高傲自大。荣誉感，首先体现在集体荣誉感，把个人荣誉融入集体、国家的荣誉之中。有了这种荣誉观的人，只要为集体、国家争得了荣誉，即使自己在工作中作出的成绩和贡献未能获得应有的奖赏和荣誉，甚至被别人误解，也毫无怨言，甘当无名英雄。这种人，一旦得到荣誉，他首先把功劳归于集体、国家，把荣誉当作前进的动力，绝不居功自傲，停滞不前。荣誉感是广大医务人员的精神动力。

第六章 医德规范及医务人员美德

医德规范是医德规范体系的重要组成部分，是医德基本原则的补充和具体化，是医务人员(包括医生、护士、医技科室人员等)的具体行为准则，是培养医务人员道德意识和道德行为的具体标准。医务人员美德是医务人员遵循医德原则和规范的具体体现。

第一节 医德规范的含义及分类

一、医德规范的含义

规范一般是指约定俗成的，或者明文规定的标准与准则。人类为了确保社会生活的秩序，使人类的生产活动得以顺利进行，于是在长期的实践中逐渐提炼确立了一系列规范，如政治规范、经济规范、技术规范、语言规范、法律规范及道德规范等。这些规范都是人们应该遵守的，有些规范如法律规范不仅应该遵守，而且是必须遵守的，谁违背了法律规范，谁就犯了法，谁就要受到法律的制裁。道德规范作为规范的一种，它是一定社会或阶级根据其道德原则，要求人们在处理个人与个人、个人与社会关系时应该普遍遵循的具体行为准则。道德规范是人们的道德关系和道德实践活动的概括与总结，是社会群体在共同社会生活中，经过长期的实践活动逐渐形成并以社会的道德传统、风俗习惯的形式固定下来的道德要求。简言之，道德规范是调整人们的道德关系，选择和评价道德行为的准则。

医德规范从属于一般的道德规范，它是对医务人员的道德关系和道德实践活动的概括与总结，是调整医务人员的道德关系，选择和评价医务人员道德行为的准则，是调节医疗卫生工作中医务人员与患者之间，医务人员之间，医疗卫生工作与社会集体之间关系的行为规范的总和。明确并遵守医德规范是医务人员的从医前提，医务人员承担着救死扶伤的社会道义责任，在职业活动中，只有加强医德规范的训练和教育，不断提高道德水平，才能严格履行职责，完成"白衣天使"的使命。因此，研究医德规范具有重要意义。

二、医德规范的分类

医德规范大致可以分为医德的基本规范和医德的特殊规范两大类。医德基本规范反映了医务人员在各种医学实践活动中医德关系和医德行为的共同特点，是所有医务人员必须而且应该共同遵循的行为准则。医德基本规范包括：医务人员在医护实践活动中对服务对象的医德规范；医务人员在执行共同的医学活动中体现出来的相互之间关系的医德规范；医务人员、医疗卫生单位对社会的医德规范。医德的特殊规范是医学各部门从事不同工作的医务人员各自应遵循的特殊的行为准则，是对个别的、某方面的或某一岗位的从事不同工作的医务人员的特殊要求。平常所说的医德规范指的是医德的基本规范，而医德的特殊规范名目繁多，不胜枚举。诸如医生规范(再往下分还有内科医生规范、妇产科医生规范、精神病科医生规范、麻醉科医生规范等)、护士规范(不同科室又有各自的特殊规范)、医技科室规范、药剂科室规范、卫生管理干部规范、卫生行业后勤科室规范等。护理人员的特殊道德规范本书下一章将作专门阐述。

值得注意的是,不要把医德规范与医药卫生工作中的规章制度及技术操作规程混为一谈。它们之间既有内在联系又有相互区别。医德规范是制定医药卫生工作规章制度及技术操作规程的思想基础,是调整医药卫生工作中人与人之间关系的行为准则;规章制度及技术操作规程则是医德规范的具体表现,是治病救人和医药卫生部门管理工作的具体要求。另外,它们涉及的范围、层次及受约束的方式不同,医德规范涉及思想、行为两方面,是高层次的,主要通过社会舆论和职业信念的作用促使人们自觉遵循并受其制约,是自觉约束。规章制度与操作规程则主要针对行为方面,是较低层次的;它作为一种强制性的规则,所有医务人员都必须遵守,不得违反,否则,要受到纪律处分以至法律惩戒,是强制性约束。

第二节　医务人员基本医德规范

医德规范作为医务人员(包括医生、护士、医技科室人员等)的基本行为准则,在不同历史时期各有其特点。根据卫生部 1988 年制定的《医务人员医德规范及实施办法》的 7 条医德规范,结合医务人员工作实际,可将各类医务人员都应遵循的基本医德规范的内容归纳为如下几点。

一、关心体贴,热忱服务

作为一名医务人员最基本的要求就是对患者富于同情心,时时处处事事为患者着想,关心体贴患者,把患者真正当作亲人。唐代著名医学家孙思邈在《大医精诚》里写道:"凡大医治病,必当安神定志,无欲无求,先发大慈恻隐之心,誓愿普救含灵之苦。若有病厄来求救者……皆如至亲之想。"他认为一个素养高的医师应当全神贯注在事业上,竭诚尽智,不图私利,处处同情患者,决心解救患者的痛苦,凡属患者前来求治,就要把所有的患者都当作自己的至亲好友来看待。白求恩大夫也说过:"你必须把每一个患者看作是你的兄弟、父辈。因为,他们比兄弟、父母还要亲切些——他们是你的同志。"只有一切为了患者,心里时刻装着患者的疾苦,才能在医疗护理实践中仔细观察患者,抓住对疾病诊治有价值的线索,及时发现危及患者生命的信号,更有效地为患者服务。

关心患者,热情服务,就不能嫌脏怕臭,对那些脏臭不堪或患有强烈传染病、一般人不愿接近的患者,医务人员则要给予高度的同情和关心。例如,晚期癌症患者,患有性病的患者,褥疮患者,中风偏瘫、大小便失禁的患者等,往往身上有恶臭,气味难闻,而作为医务人员就不能嫌脏怕臭而不敢接近,甚至拒绝治疗。

关心患者,热情服务,是医德规范的一个重要内容,是行医者必不可少的条件。马克思曾经说过:"一种美好的心情,比十剂良药更能解除生理上的疲惫和痛楚。"处医下药,都要考虑到患者的利益,顾及到患者的痛苦。对患者,尤其是危重患者应减少一切不必要的检查,体查动作也要轻柔,以减轻患者的经济负担和身体痛苦。这样做可以得到患者的良好的配合,有利于诊断、治疗和护理的顺利进行。否则,就不是同情患者,爱护患者,更谈不上服务热忱。特别是在市场经济日益发展的今天,医务人员更要摒弃那种"一切向钱看"、置患者的生死于不顾、"爱病不爱患者"的错误思想和行为。

二、语言亲切，仪表端庄

语言是人们在日常交往中进行思想交流的一种工具，是沟通人们心灵、协调人与人之间关系、美化社会风尚、有利社会进步的交际手段。医务人员在医疗活动中，语言亲切更是医患关系中至关重要的，是患者最需要的。俗话说："良言一句三冬暖，恶语伤人六月寒。"美好的语言，亲切得体。安慰鼓励的语言，能使患者温暖愉快，乐观自信，能起到药物治疗起不到的作用。它可以调动患者与疾病作斗争的积极性，增强他们战胜疾病的信心。反之，粗鲁轻浮、出言不逊的话语，或是直露无遮，恶性刺激的话语，会使患者悲观消沉，反感愤怒，从而影响疗效，造成医源性心身疾患，有时甚至危及生命。医务人员还应注意说话的时间和场合，任何情况下都不要使患者失去信心。

仪表包括人的仪容、姿态，举止和风度，反映人们的精神状态，表现人们的外部形象，是文明行为的重要方面，更是医务人员外在美的重要因素之一。整洁文雅的仪表，乐观端庄的气质，文明礼貌的行为，讲究医疗活动中的行为美，是医务人员必须遵循的。医务人员的一举一动对患者都有直接影响，美好的行为常使患者产生对医务人员的信赖感和崇敬心理，使之能配合医务人员进行治疗。因此医务人员要讲究个人卫生，整洁朴实；还要精神饱满，情绪乐观，镇定稳重，端庄大方，这本身就是一种安慰的力量；还要讲文明讲礼貌，用美好的行为温暖患者的心，鼓励他们与疾病作斗争。

不讲卫生，不修边幅，盛装浓抹，敞襟散发都不符合一个医务人员的身份。举止轻浮、乱开玩笑、动作粗野、喜怒无常等，这些都不应是一个合格的医务工作者所为。这些不良刺激会使患者加深疑虑和不安全感，影响治疗的效果，这和医德的要求是不相符合的，应坚持予以摒弃。

医务人员所服务的对象是患者，他们的生理、心理诸方面都发生了一系列的变化，他们都希望迅速康复，希望得到精神治疗和护理。优秀的医务人员历来受到患者及其亲属的信任和尊敬。如果患者遇到的是一个语言粗俗、行为不端的医务人员，必然会产生不信任感和不安全感甚至恐惧感。因此，要求医务人员在医学实践中应该做到语言亲切，谈吐文雅，态度和蔼，仪表端庄，举止有度。

三、严谨认真，尽职尽责

疾病过程是一个极其复杂的、千变万化的动态过程，要完全准确地描述其现状与变化是非常困难的。但为了有利于患者的康复，力求准确地得出诊断却是一个医德高尚的医生应该努力做到的。特别是对一些"绝症"的诊断，更应在全面检查，慎重判断的基础上得出。否则一旦误诊，将给患者造成极大的不良的精神刺激，甚至使一个好端端的健康人，因为不良的精神刺激而使身体受到摧残，健康日益恶化。临床实践证明，有不少被误诊为"绝症"的患者，由于精神紧张，造成机体功能紊乱，求医行为异常，最终导致早夭。而他(她)们并不死于疾病，而是被"吓死"(精神崩溃，功能紊乱)，"饿死"(茶饭不思，缺乏营养)，"毒死"(乱投医药，误食毒物)。因此，不负责任的草率诊断决不是一个医德高尚者所为。

严谨认真，就是要慎重诊断，合理治疗，精心护理。对患者任何治疗与护理方案的选择与实施，应在有利患者健康恢复这一前提下，选择既有最大成效又最少有不良反应的方案，做到稳、准、好、快。这既是临床治疗护理的一般原则，又是医德要求的具体体现。为此，一要做到认真仔细，小心谨慎。诊治护理患者时，要有"如临深渊，如履薄冰"的心态，千万不可马虎粗疏。二要严守一切诊疗护理操作规程和有关的规章制度，千万不可违规操作，以免酿成医疗差错事故。

尽职尽责，就是医务人员要竭尽所能、全心全意地为患者服务，争取最佳诊疗护理效果。为此，一要忠于职守，不畏艰辛。医疗护理工作是十分辛苦的服务性工作，为了救治患者，常常吃不上饭，睡不好觉，没有吃苦耐劳的精神是难以搞好医护工作的。二要敢于负责，敢担风险。医疗护理工作是"生命所系"的高风险工作，因此，医护工作既要小心谨慎，不盲目冒险，又要在救治患者的关键时刻，敢于负责，竭尽全力救治，千万不可怕担风险，相互推诿，贻误病情。三是要尽量满足患者的合理要求和愿望。患者及亲属提出的要求，只要合乎情理，并且诊疗护理条件允许，医务人员就要尽量满足他们的要求。

四、作风正派，正直廉洁

国家和人民赋予医务人员以医疗职业的权利，如处方权，病情证明权，决定患者入院、出院权以及各种诊断治疗权等。医务人员应正确行使自己的职权，做到作风正派，正直廉洁，不谋私利，不贪钱财。

在社会主义条件下，人民是国家的主人，医务人员是人民公仆和勤务员，应该勤勤恳恳、全心全意地为人民的身心健康服务。为此，应养成坚持原则、公正无私的工作作风。要敢于抵制社会上的不正之风对医疗卫生战线的影响；要坚决防止和纠正本行业的不正之风，不利用医疗权利去拉关系走后门。

医务人员应有一切为了患者的思想，切实履行救死扶伤的职责。要处处为患者着想，事事让患者放心，要出以公心，不计名利。决不以医谋私。有极少数医务人员以疾病诊断证明、病假证明书作营私舞弊的工具，乘患者之危，进行各种违法乱纪的活动，这是社会主义道德规范和法律所不容的。应当受到良心的责备和社会舆论的谴责。对个别营私舞弊、违法乱纪行为严重者，应受到法律的制裁。

尊重妇女，不贪女色，也是作风正派的一个重要方面。我国古代医家，把"医不贪色"作为行医者的一条重要的道德规范。今天，作为社会主义的医务人员，更应注意这一点。绝不能借治病之机调戏妇女，行为不轨。

五、刻苦钻研，医术求精

医学不仅是科学而且又是技术，因此具备丰富的医学知识和精湛的诊疗护理技术是医务人员履行救死扶伤职责的最基本条件。

孙思邈说："学者必须博极医源，精勤不倦，不得道听途说，而言医道已了，深自误哉！"他认为，医术是至精至微的事，不能用至粗至浅的态度对待。"世有愚者，读方三年，便谓天下无病可治；及治病三年，乃知天下无方可用。"今天的医护工作者不能陷入这种愚蠢可笑的境地。

医务人员应该热爱自己的职业，勤奋学习全面掌握治病救人的本领，不断攀登医学科技高峰。知识是无穷尽的，作为一名有志献身于人民健康事业的医药卫生工作者，要活到老、学到老，不断进取，刻苦钻研医学科学，对技术精益求精。

要在实践中学。医学和护理学是实践性很强的科学。其新发现、新发明、新技术，都是从实践中产生的，其科学理论也只有经过实践的检验才能证明正确与否。医务人员要在为人民服务的医疗护理实践中不断探索，广学博闻，努力做好科学研究。要理论联系实际，做到求新发展，努力赶超世界先进水平。

要向书本学。为了掌握过硬的本领去解除患者的疾苦，医务人员掌握知识和技术应做到广博精深，融会贯通。不但要学习现代医学，也要学习祖国医学的宝贵遗产，不但要学习医学和护理学知识，也要适应生物－心理－社会医学模式的需要，广泛学习其他相关的自然科学和医学人文科学知识。否则，即使打着生物医学的火把，走遍人体每一个器官及至每一个细胞的行宫，也无法完全认识疾病发生和发展的规律。

六、平等待人，方便患者

在社会主义社会，医务人员与患者之间的关系，是完全平等的同志式的关系；患者亦无贵贱之分。人的社会地位、经济状态总有不同，生理状态、容貌、仪表也会各有差异。医务人员的行为和情绪不应该受患者的这些差异的影响，而应一视同仁，热心对待，精心治疗。有些医务人员"看客下菜"，以衣貌取人，对有地位、有"来头"、有"关系"的患者笑脸相迎，体贴入微；对于平民百姓、"土里土气"的患者，则冷若冰霜，敷衍了事；对有某种生理缺陷的患者，则厌烦、讥笑，这都是违背医德原则的。

医疗卫生事业从某种意义上讲，是劳动力的维护业。我们的服务对象是人民群众，是有病的人。因此，我们在强调一视同仁地对待患者的同时，还要注意以下几点。

（一）着眼于患者，一切从方便患者出发

医院要解决"看病难"的问题。有的医疗卫生机构设置和布局不尽合理，就诊环节多，制度手续烦琐，费人费时费力，群众称之为"三长一短"，即挂号、候诊、取药时间长，排长队，而诊治时间短等情况。这种状况与社会的要求相差甚远。按照医德规范的要求，应尽力方便群众，节省患者的时间和精力，把患者从众多的窗口、冗长的队伍中解放出来。

（二）替患者"打算盘"，节省费用

救死扶伤是医务人员的天职，但不能理解为只要出于抢救患者的动机，就可以不顾是否需要和可能，过多地无效地耗费钱财和医药资源。医务人员应尽量让患者少花钱治好病。这既节省患者费用，又节约了国家的医药资源，是利家利国的好事。

（三）制定便民措施，听取患者意见

比如，设导诊员、设咨询服务台，给患者寻医问药提供方便；设立意见箱，收集患者的反映（表扬、批评、建议等），聘请院外监督员，定期听取病友对医务人员服务态度的意见，接受监督等。

七、尊重同事，团结协作

"尊重同事，团结协作"是医德规范的基本要求，是集体主义精神在医德中的体现。医学作为研究人体复杂生命活动的科学，已经成为一个庞大的知识体系，分科众多。一项医疗任务或医学科学研究任务的完成，往往需要不同科室的多个医务人员来完成。另外，现在任何一门科学的发展都越来越多地依靠其他学科的成就。医学也不例外，需要多学科的协作和配合。现代科学技术成果广泛应用于医学和护理学，成为现代医学和护理学蓬勃发展的重要因素。随着新的知识的增多，每个人都不可能对各门学科门门精通。因此，要为医学和护理学科的发展作出贡献，协作和配合是极其重要的，个人的医护技术、科研能力总是有限的，必须发扬集体主义精神，把自己置于集体之中，依靠集体的力量，充分发挥自己的才干，才能取得成就。

为了维护医务人员之间的团结协作，医务人员必须自觉地尊重不同的学派和学术观点，尊重同事，尊重上级，爱护下级，互相学习，互相支持，维护科室、单位乃至整个医务界的声誉。医务人员不得带贬意地谈论他人的资历地位，或闲谈别人的是非，诋毁他人而炫耀自己，特别是不得在患者面前贬低别人抬高自己。对同事在医疗护理和科研工作中出现的问题，要认真帮助总结分析，使当事者从中吸取教训，自己也要引以为戒。不允许漠不关心，或冷嘲热讽，甚至幸灾乐祸、落井下石；更不能在患者及其亲属中搬弄是非。

在医院里，处理好医师与护士的关系至关重要。因为护理工作质量的好坏，医护关系的融洽与否，直接影响医疗质量。医师要尊重护士的劳动和合理的意见和建议，支持护士的工作，维护护士的社会地位。护士也应尊重医师，如实反映病情，及时准确地执行医嘱，主动配合医师实施治疗方案。

八、遵守公德，美化医境

社会公德和公民道德是每一个社会公民必须遵循的行为准则。这是构建社会主义和谐社会的需要。医务人员如果连社会公德都不能很好遵守，何言医德高尚？因此，要求医务人员从遵守、维护社会公德出发，在医疗活动过程中努力维护社会和他人的利益，尽力造福于人民。搞好环境保护是医务人员和医院的本职工作之一，这既是遵纪守法又是维护社会公德。

医务人员在社会家庭生活中，都要遵守社会公共道德，例如，讲究卫生，尊老爱幼，遵守公共秩序，爱护公共财物，团结友爱，助人为乐等。医务人员还应在讲究公共卫生等方面成为人们的表率。

美化医境，就是要为患者提供优美、整洁、安静的医疗环境，讲究医疗活动中的环境美。治病的环境对患者的情绪和心理影响很大。舒适、安静、整洁、优雅的环境，有利于患者健康的恢复。因此要搞好环境卫生，绿化、美化、净化病室内外环境，给患者以舒适感和安全感。同时，这样也有利于防止交叉感染。要保持病区肃静，消除噪音，让患者在安静、舒适的环境中得到充分的休息，睡得安宁。另外，病区环境适宜的色彩，布置适当的花卉盆景，以及播放和谐轻松的音乐，对患者可以产生心理治疗的效应，有利于促进患者身体的康复。

第三节　医务人员美德

自觉地遵守医德原则、范畴和规范的医务人员，必将成为一个具有完美品德的人。医务人员的美德主要体现在克己、利人、同情、正直几个方面。

一、克己

克己，即克服自己的私欲，约束自己之意。自古以来，中华民族就倡导克己的美德。孔子曰："克己复礼为仁。"每个道德主体都有自身的利益。在现代医学条件下，医务人员不仅是自我利益的载体，而且是国家利益、社会利益和集体利益的代表，同时，还是服务对象（患者和社会人群)生命和健康利益的代表。因此，医务人员在医疗活动中，必须具备正确处理这些利益关系的美德——克己，即坚持社会主义医德功利原则。社会主义医德功利原则在承认和维护医务人员正当利益的前提下，要求医务人员做到：

1.维护患者的健康和社会利益是最大功利

医务人员通过辛勤劳动防病治病，将患者的利益和安危摆在首位，在维护人民身心健康的同时，为社会作出了贡献，取得了很大的社会效益。这就是医务人员所追求的最大的功利，是最高尚医德的体现。作为医务人员必须懂得：一个人的利益必须以社会、集体和患者的利益为前提；无视社会、集体和患者的利益，一味追求个人的功名、地位和享受，则是不道德的，是不符合社会主义功利原则的。

2.个人利益必须服从社会、集体利益

个人利益与社会、集体利益是一致的，但有时也存在矛盾和冲突，当矛盾冲突发生时，就需要牺牲个人利益，维护社会和集体利益。比如说当治病救人的工作需要我们牺牲个人休息、学习甚至家庭生活的时候，我们就要以患者利益为重，暂时牺牲个人利益。坚持集体利益至上的原则，个人利益必须服从集体利益。集体利益是个人利益的保证，只有在集体利益得到实现的前提下，才能有个人利益的实现。只有集体的、社会的利益增长了，个人的利益才能随之升高。所以说，集体利益和个人利益是相辅相成、相得益彰的。

当然，我们在提倡克己美德时，不应否认医务人员正当的、合理的利益。医务人员也有个人、家庭、生活方面的需求，也有物质的和精神方面的种种需求。作为医务人员自身，应尽量做到克己为人；作为国家、集体、患者，则应尊重他们的劳动，维护他们个人正当的、合理的利益，使他们从付出的辛勤劳动中得到合理的报酬，从社会的肯定中得到精神上的慰藉。

二、利人

利人，即有利于他人。中国传统医德称医术为"仁术"，所谓"仁"，就是爱人、利他的精神。医务人员就是"仁者"，"仁者爱人""仁爱救人"，这是医务人员应具有的美德。这种美德主要体现在：

1.医务人员应认识到自身从事的职业是崇高的职业，有强烈的事业心和责任感

深感"健康所系，性命相托"的责任重大而又神圣，从而像医学生誓词所表达的："决心竭尽全力除人类之病痛，助健康之完美，维护医术的圣洁和荣誉，救死扶伤，不辞艰苦，执著追求，为祖国医药卫生事业的发展和人类身心健康奋斗终生。"

2.医务人员应认识到自身从事的职业是利人的职业，有"仁爱救人"的慈善之心

把医疗卫生事业看作是福利性公益性事业，培养自己的"仁心"和奉献精神，从而在救治患者中不计个人得失，更不会乘人之危，向患者索取钱物。在一切诊疗工作中，都能做到一丝不苟，认真负责，言行缜密，有利于患者的利益和社会的公益。

3.医务人员对待患者处处关怀体贴

"普同一等，皆如至亲之想"，千方百计为患者减轻痛苦，治愈疾病，促进健康。

4.医务人员应充分认识自身工作的艰辛及其繁重性和风险性

"人命至重，贵于千金"，人死不可复生。因此，救治患者时，要能做到像《大医精诚》所要求的那样："勿避崄巇、昼夜寒暑、饥渴疲劳，一心赴救。"救治患者时，敢担风险，只要有百分之一的希望，就要作百分之百的努力。

三、同情

同情是情感、良心范畴的体现。医务人员之所以具有克己利人的美德，一方面来自于他们的道德责任感和义务感，另一方面来自于他们对患者的同情心。医学面对的是需要救助的社会人群，他们特别需要社会尤其是医务人员的同情体贴。作为一名真正称职的医务人员，对患者的同情恻隐之心是其美德的自然流露。医务人员同情之心是启动自我牺牲精神的原动力，是医德良心萌生的土壤，是克己利人的心理驱动力。

同情就是体验患者的痛苦、忧虑，想患者所想，急患者所急，痛患者所痛。要推己及人，易地以观之地对待患者。清代名医费伯雄要求医者扪心自问："我若有疾，望医之相救者何如？我之父、母、妻、子有疾，望医之相救者何如？易地以观之，则利心自淡矣。利心淡，则良心现，斯谓心生。"医务人员这样设身处地地为患者着想，同情恻隐之心油然而生，就会产生千方百计为患者解除病痛的激情，就会为维护患者的利益而忘我地工作。

四、正直

正直，即公正刚直。正直是医务人员应具有的美德。医术是"救人""活命"的技术，医疗卫生职业是"救人""活命"的崇高职业。医务人员应无限热爱本职工作，把自己的毕生精力贡献于崇高的医药卫生事业。

医务人员在医疗工作中必须有正直的品德，杜绝名利，不图钱财，不沽名钓誉，不欺骗患者，不嫉妒同道。要以科学的态度对待诊疗工作和患者，爱憎分明，原则坚定，不受各种利益的诱惑，不屈服权势，敢于抵制不正之风。总之，要做到"富贵不能淫，贫贱不能移，威武不能屈"，忠诚于医疗卫生保健事业。

第七章　护理工作中的特殊道德要求

护理人员除应遵守本书第五章、第六章所述的医学道德的基本原则和基本规范外，还要根据护理工作的具体内容、特点和不同的服务对象，遵守相应的特殊道德要求。

第一节　护理工作与护理道德的特点

虽然医生与护士都是共同为人民的防病治病和身心健康服务，但由于护理工作运用的专业知识、技能及服务模式与医生不同，具有其自身的特性，因而与之相适应的护理道德也具有其特性。

一、护理的广泛性与护理道德的协调性

护理工作具有内容广泛、具体多样的特点，表现在：护理对象是各式各样的患者和各种不同的疾病、病情；护理内容有基础护理、专科护理、躯体护理、心理护理、整体护理和自我护理等。护理工作的这些特点，不仅要求护士因人、因病采取不同的护理方式和内容，而且要求护士与患者、患者亲属以及其他医务人员密切配合、协调一致，以便更好地为患者服务。在协调以上诸种关系中，护士的道德水平起着重要作用。因此，道德的协调性是护理道德的一个重要特点。

二、护理的整体性与护理道德的主动性

身心医学的研究表明，生物、心理、社会诸因素对人的健康和疾病的发生、发展和转归都有直接或间接的作用。所以，现代护理已向整体化发展，即心理护理与躯体护理相互配合、临床护理向社会保健护理扩大，体现了以"患者"为中心和护理的社会化。要实现上述整体化护理的要求，护士必须发挥自己的主动性，具有高度的责任感和事业心。因此，道德的主动性也是护理道德的特点。

三、护理的严格性与护理道德的进取性

护理工作是一项科学技术工作，具有很强的科学性。为此，护士必须严格地遵守各项规章制度和操作规程，并且在观察病情、查对和执行医嘱、进行各种技术操作、预防各种并发症等护理工作时，要做到及时、准确、安全和有效。护理工作的这种严格性，加之医学技术的发展，知识的不断更新以及医学模式的转变，要求护士必须具有热爱本职、刻苦钻研、精益求精等进取性的道德品质。因此，道德的进取性是护理道德的另一重要特点。

四、护理的艺术性与护理道德的求美性

南丁格尔指出："人是各种各样的，由于社会职业、地位、民族、信仰、生活、习惯、文化

程度不同，所得的疾病和病情不同，要使千差万别的人都得到治疗或健康所需要的最佳身心状态，本身就是一门精细的艺术。"她还说："护理工作是精细艺术中最精细者，其中一个重要原因就是护士必须具有一颗同情的心和一双愿意工作的手。"因此，护理工作不单是一门技术，而且蕴涵着丰富的道德内容，即是技术与道德的统一。这是一种求美的道德境界。所以，在护理工作中，不但要求护士像艺术家对艺术的精工细雕那样去做好护理工作，而且还要以深厚的感情和美好的言行对待患者，即以护理的艺术性和道德的求美性使患者处于一个接受治疗所需要的最佳生理和心理状态，努力促进其尽早康复。因此，道德的求美性也是护理道德的特点。

第二节　基础护理的特点及道德要求

由于基础护理是各专科护理的基础，直接关系到临床护理的质量。基础护理执行情况，与护理人员的道德修养和道德行为密切相关。基础护理的特点规定着基础护理的道德要求。

一、基础护理的特点

（一）时序性

基础护理都是每天例行的工作，而且在时间上都有具体的规定。例如晨、晚间护理，体温、呼吸、脉搏的测量，发药，注射，输液，进餐，午休，就寝等都是如此。从全病房的工作来看，也有一定的顺序。比如卫生员的清扫要在晨间护理以前，而医生查房与各种无菌操作要安排在晨间护理之后。这样既可使病房的工作有条不紊，又可保证患者的安全，避免发生感染。

（二）信息性

护士在进行基础护理工作时接触患者，可以了解患者的自觉症状，得知他觉症状，并可获取某些体征。这些信息有的是治疗与护理措施的反馈，有的则是病情发生新变化的征兆，对于指导下一步的工作，无疑有重要的意义。

（三）值勤性

由于基础护理工作按时、按日、按周地周而复始运作，决定着基础护理是换人不脱岗，长年昼夜执勤，24 小时不离患者。护理人员通过口头交班、床边交班及交班记录，使患者的病情、心理等动态变化，时刻为当班护理人员所熟知和掌握，以随时采取富有针对性的护理措施，及时向医生提供调整治疗计划的依据，使患者尽快康复。

（四）科学性

由于人的生命的个体差异，人的生命活动的复杂性，人在患病过程中的不同致病因素和疾病本身的特异性，都会使病体的功能活动、生化代谢、形态结构、生活适应能力、心理状态等方面有不同程度的变化。这一系列变化都会导致生理需要的变动，生活上的需求既不同于平常人也不同于别人，而有着特定的要求。这就要求护理人员在基础护理中要随时体察和捕捉患者生理、心理上的不同需要，并满足他们的要求。这说明，基础护理具有很强的科学性。

（五）服务性

护士要使自己的工作有成效，必须首先与患者建立良好的护患关系。通过基础护理工作与患者进行语言性的和非语言性的信息交流和情感交融，就可以使患者对医疗机构和医务人员产生安全感和信赖感。这种精神状态可使患者对于治疗充满信心，并且可使许多疗法奏效。在基础护理工作中，护士还可对患者的遵医行为予以鼓励。例如护士见到胸部手术后的患者主动定时咳嗽排痰，就给予协助和表扬，利用"正强化作用"，使这一行为能够坚持下去。又如护士在做基础护理时，见到糖尿病患者正在吃家人送来的不当食物，就应当讲明道理并予以制止，利用"负强化作用"，使这一行为不再出现。

有了良好护患关系的感情基础，就能在基础护理工作中得到患者的密切配合。护士无论说些什么或做些什么，患者都感到对方是真挚的、诚恳的，不会产生疑虑和误解。这样，护理工作就能收到最佳效果。

二、基础护理的道德要求

(一)树立职业自豪感

热爱护理事业，有为护理事业献身的理想，有强烈的职业自豪感，这是从事基础护理的基本道德要求。护理是一门独立的专业，服务对象不仅是患有各种疾病的人，护理人员参与社区卫生保健工作，要面对社会的人群。护理是社会进步、民族繁衍、人群健康所需要的崇高职业。每个危重患者痊愈出院时，就包含着基础护理的成果、护理人员的辛劳及其从事的基础护理的价值和意义。只有懂得为谁工作、为什么工作和怎样工作，才能真正爱护并尊重自己的工作对象，想其所想，急其所急，痛其所痛，形成高尚的职业道德感，把工作做得精益求精。

(二)尽量满足患者身心的基本需要

患者因病而行动受限制，基本生活所需都要由护理单元提供保障。重病患者丧失多种功能，卧床不起，活动更为局限。基础护理就是尽量设法满足患者的身心基本需要：正常的呼吸、饮食和排泄，充足的睡眠和休息，保持身体恰当的体温和清洁的皮肤，病室中合理的照明和通风，患者心理情绪的平衡稳定，人际交往和文化娱乐生活。在护理操作过程中，护理人员要像对待自己的亲人那样，了解患者的不便和使他们感到最痛苦的症状和体征，了解患者的思想牵挂和各种要求，尽力创造一个宜于治疗的环境和利于康复的和煦气氛。

(三)严密观察，谨慎处置

基础护理的过程也是观察了解患者症状和疗效的极好时机，认真观察一些细微变化十分重要。如患者入院卫生处置时护理人员发现症状、体征及时告知医生，便于明确诊断，尽早对症处理。即使发现与患者所患疾病无关的症状，例如腓骨骨折患者突然肝区疼痛，也要考虑是否为并发症，提请医生注意。患者神态反常都有症结所在，应以关切态度，解开症结，消除不正常现象。根据观察的各种信号，精心修改治疗护理方案，或采取必要的紧急措施，帮助患者早日康复。

(四)一丝不苟，细致周密

基础护理具有科学性特点，它旨在为患者提供高质量的服务，安排舒适的环境，为患者作好安全防护，不使身心受到任何伤害。护理人员在基础护理中切不可因平凡、小事而掉以轻心，草率从事，甚至无视规章，取巧偷懒，走马观"病"、观"事"，置患者利益于不顾，以致酿成差错事故。因此，护理人员要认真负责，做到：手勤、眼勤、口勤、脚勤和脑勤；密切注意周围环境和病情变化；时刻惦念患者的安危，不放过任何有意义的发现，杜绝差错事故的发生。

第三节　整体护理的特点及道德要求

整体护理是以现代护理观为指导，以护理程序为核心，将护理临床业务和护理管理的各个环节系统化的护理工作模式。运用系统论和行为科学的理论实施整体护理，是道德化的护理，是护理道德化的一种形式。

一、整体护理的特点

（一）系统性

整体护理是一个系统化体系，它包括护理哲理、护士的职责与行为评价、患者入院及住院评价、标准护理计划、标准教育计划及护理品质等，并且以符合护理程序为框架，环环相扣，整体协调一致，确保护理水平的全面提高。

（二）整体性

整体护理要求每一个护士对患者全面负责，围绕患者这个中心，视护理工作是整体的、连续的，护士所考虑的是"为患者解决哪些问题"。同时，在护理管理中，护理部、护士长也以整体护理的标准和要求，对护士的服务状态进行不断地监督和改进，评价患者的需要是否达到了最大限度的满足。因此，它可以从整体上提高护理水平，促进良好护患关系的建立。

（三）全面性

整体护理以患者为中心，视病为具有生理、心理、社会、文化及发展的多层面需要的综合体，并且各层面又是处于动态变化的。因此，护士负责患者的全面护理，并满足不同患者的个体需要，促进患者尽早康复。

（四）专业性

整体护理运用护理程序即评估、诊断、计划、实施、评价的科学及逻辑方法进行护理，从根本上改变了过去只靠医嘱加常规操作的被动局面，并且有了明确的方向和目标，从而发挥了护理工作的独立性，充分展示了护理的专业性，提高了护理的自身价值，推动护理事业的发展。

（五）规范性

整体护理有《标准的护理计划》《标准的教育计划》及一系列表格，从而使护理工作不仅更趋于科学化、标准化，而且也更加规范化。

二、整体护理的道德要求

从上述整体护理的特点看出，它既为护士道德修养提供了条件，也对护士的职业道德提出了较高的要求。

（一）要有善于独立思考的主动性

整体护理是按照护理程序的工作方法，为患者解决问题。为此，护士需要接触患者，深入地了解和评估患者的全面情况，在此基础上作出护理诊断和制定护理计划，并且根据护理计划去实施有关的护理措施、作好护理记录，最后作出护理效果的评价。以上过程要循环往复，这都需要护士有独立思考的主动性和自主性，否则，只是像功能制护理那样仅仅完成某些操作或劳务，不能实现整体护理的要求。

（二）要具有勇于承担责任的自觉性

在功能制护理中，护士是协助医生做好诊治工作。而在整体护理中，医生和护士从两个不同侧面直接对患者负责：医生从疾病的发生、发展、病因、病理以及诊断、治疗的角度对患者负责；护士从患者的行为表面的角度作出独立的诊断，制定实施计划，采取护理职责范围内的措施等，也要独立地承担责任。因此，护士必须有承担责任的自觉性，并且医护相互密切配合，才能实现整体护理赋予护士的权利和责任。

（三）要具有努力刻苦钻研的进取性

整体护理使护理工作的重点从疾病护理转向以患者为中心的全面护理方式，从而带来了护理领域中一系列变化：改变了护理研究的方向和内容，除了各项护理技术操作外，还要充实"人"的研究；改变了护士的工作任务，护士不再是被动地、单纯地执行医嘱和各项护理技术操作，而是更全面、更系统地了解患者的整体状况；改变了护士的角色，护士不仅是患者的照顾者，而且是健康教育者、研究者和管理者；改变了护理管理，使护理管理不能光从护士出发，而是要从患者出发，并重视个体差异；改变了护理教育，要摆脱单纯疾病的课程设置，建立以人的健康为中心的护理教育模式等，这一切都需要护士有刻苦钻研的进取性，使自己的知识不断更新，增加社会科学和人文科学知识，并培养自己的观察、表达、分析、综合和解决问题的能力等，并为建立适合我国国情的整体护理工作模式而努力。

第四节　心理护理的特点及道德要求

心理护理是基础护理和专科护理的主要内容，是运用医学心理学的理论作指导，采用一系列良好的心理护理措施（如语言、表情、态度、姿势和行为等）去影响患者的感受和认识，改变患者不正常的心理状态和行为，使之有利于疾病转归和患者早日康复的一种护理方法。因此，心理护理是道德化的护理。

一、心理护理的特点

人患病以后，都会产生这样或那样的心理问题以及与之相应的心理需求。心理护理集知识、能力和情感为一体，旨在帮助患者解决存在的心理问题和满足患者的心理需求，使之有利于疾病的康复。因此，心理护理具有自身的特点。

（一）心理护理的程序性

心理护理不是就事论事，它必须遵循一定的程序，否则难以收到预期的效果。

心理护理的程序包括：了解患者的基本需求，观察患者的心理反应，收集患者的心理信息，分析患者的心理信息并制定相应的心理护理措施，进行心理护理的效果评价。上述几个环节是连续的，并且循环进行，直至心理问题的解决和需求的满足，使患者达到最佳的心理状态，接受诊治和护理。

（二）心理护理的艰巨性

患者心理问题和心理需要的复杂多样性决定了心理护理的艰巨性。人患病后，由于疾病、医疗环境、医疗活动等因素的影响都会使患者产生一些心理问题，如适应障碍、主观感觉异常、焦虑、猜疑、孤独、愤怒、期待等。由于心理问题的产生，对生理与疾病、医护和社会等提出了各种各样的心理需求，如需要安全感与早日康复，需要被认识与尊重，需要被接纳与友好，需要提供信息与了解信息，需要舒适与美感，需要社会支持与帮助等。虽然具体某个患者不一是都出现上述的心理问题和心理需求，但是有时就一个或几个心理问题或心理需求的了解和解决也是比较困难的，况且患者的心理问题和心理需求还会随着病情的变化而改变。因此，心理护理具有艰巨性的特点。

（三）心理护理的严格性

心理护理的程序性和艰巨性都给从事心理护理的护士提出了以下严格的要求：

第一，具有较高的心理健康水平。在心理护理过程中，护士较高的心理健康水平表现在：稳定和愉快的情绪，正确的态度和观点，饱满的精力和耐心等，并以此去影响、帮助患者解决心理问题和满足心理需要，这样才能达到改善患者心理、早日康复的目的。

第二，具有丰富的知识和多种能力。心理护理要求护士具有相应的知识，即不仅要具有扎实的护理学知识技能，而且还需要心理学、伦理学、社会学、美学、管理学、教育学等学科的基本知识，尤其是心理学知识。同时，心理护理还要求护士具有观察能力、表达能力、分析能力、综合能力、判断能力、解决问题的能力等，只有具备上述的知识和能力，才能观察和了解到患者的心理变化和心理需要，经过分析、综合和判断找出心理问题的关键所在，然后通过有效的心理护理措施去准确地解决患者的心理问题和满足其心理需求，从而促进患者的心理平衡。

第三，具有高尚的道德情感。心理护理要通过良好的护患关系来实现，而良好的护患关系是建立在一定的道德情感基础上的。同时，护士的道德情感也是进行心理护理的内在动力，它促使护士以顽强的意志去克服心理护理过程中的困难，从而以负责的精神去完成心理护理的任务，使患者恢复到较佳的心理状态。因此，护士必须具有高尚的道德情感，才能做好心理护理。

二、心理护理的道德要求

根据上述心理护理的特点，护士在心理护理过程中应遵循以下道德要求：

（一）以高度的同情心了解和帮助患者解决心理问题

患者因这样或那样的心理困扰，更感觉疾病的痛苦。面对痛苦的患者，护士应以高度的同情心帮助患者解决心理问题，以减轻或消除患者的痛苦，建立起有利于治疗和康复的最佳心理状态。为此：首先，护士要努力促进患者的角色转化。一个人在健康人角色与患者角色的相互转化或者在承担患者角色的过程中，都轻重不等地产生适应障碍的心理问题，因而不能适应医疗护理对他的要求，造成疾病的加重或延缓疾病的康复。因此，在心理护理过程中，护士要深入了解患者适应障碍的原因，如年轻人担心疾病影响自己的升学、就业、婚姻等会造成角色行为缺如，即不承认自己有病或虽承认自己有病而未意识到疾病的严重性；中年患者强烈的事业心和责任感，或者女患者繁重的家务负担，都会造成患者角色与社会角色或家庭角色的冲突；有些患者因为家庭关系不和睦或单位人际关系紧张，或者依赖性增强、自信心减弱而对原来承担的社会角色恐惧，都会造成患者的角色行为强化，即疾病虽痊愈而仍安于患者角色等。然后，根据原因配合亲属、单位共同创造条件，努力促进患者的角色转化。

其次，针对某个患者的具体心理问题开展多样的心理护理活动。如患者的孤独感较强，护士尽量不要安排单人病室，并多与患者接触、交谈和开展患者间的联谊，必要时请亲属探视等；患者的猜疑心理较重，护士在巡诊、查房时尽量不要当着患者的面与他人低声细语，同时针对患者的猜疑耐心地解释，并以谨慎的态度进行各种护理处置等；患者的主观感觉异常和敏感性增高，护士要注意加强生活方面的关照和改善病房的环境等；患者有恐惧心理，护士要多予以安慰和鼓励，增强患者的信心和勇气等；患者产生愤怒，护士要保持冷静和有容忍力，耐心劝导患者，并以高尚的情操和精心的护理来感化患者。

（二）以高度的责任心了解和满足患者的心理需要

人患病以后，在门诊或急诊诊治，特别是住院诊治，都有共性的和多少不等的个性心理需要，心理需要的满足有助于患者的诊治和康复。因此，在心理护理过程中，护士应以高度的责任心了解和满足患者的心理需要。

首先，护士要了解和满足患者的共性心理需要。如门、急诊患者需要水平高的医生诊治，挂相应职称级别的医生号或专家门诊号；需要尽快化验、透视、检查的，护士要对候诊患者进行门、急诊布局、规章制度的常规指导等。而住院患者都有安全的需要，护士应防止差错事故和意外事故的发生，预防交叉感染，观察药物的不良反应；患者有被认识与尊重的需要，护士应认识与熟悉每一个患者，一视同仁地对待和尊重他们；患者有被接纳与友好的需要，护士应将新入院的患者介绍给同病室的病友，并鼓励大家相互关照、建立友谊，使每个患者都感到温暖，情绪稳定；患者有社会支持的需要，护士应经常给患者提供或传达信息，加强与患者家属、亲友、单位的联系，取得他们对患者的支持，增强患者的信心与力量。

其次，护士要了解和满足患者的个性心理需要。患者的个性心理需要因性别、年龄、收入、病种、病情等的不同而有差别，护士应深入了解并有的放矢地满足其心理需要。

女性较男性的性羞怯心理较重，护士在病友或男医生面前进行技术操作时，女患者需要护士掩盖好乳房、臀部、阴部；有时女性对痛苦的忍耐力较男性差，她们需要护士的理解和同情。

老年人有自尊心强、行动不便、顾虑多等心理生理特点，需要护士给予尊敬、体谅、多关照以及耐心诚恳地解释等服务；青年患者常有焦虑、悲观心理，患者需要护士同情、安慰和鼓励；少儿患者易产生孤独、恐惧心理，对疼痛的耐受力也差，需要护士和蔼可亲、爱护和体贴。

恶性肿瘤患者的心理过程大体经过疑虑期、惊恐期、悲观期、认可期、失望或乐观期，需要护士保密、开导、关心、鼓励和优化施护；瘫痪患者一般要经过痛苦期、悲观期，需要护士尊重、诱导、耐心、关心等，尽量使患者早日康复或减轻痛苦。

急性患者病势猛，常因无思想准备和痛苦而急躁，需要护士理解、同情、尽快配合医生诊治；慢性患者往往缺乏信心、悲观，需要护士介绍患者疾病当今研究进展的信息，并鼓励患者与医生配合争取较佳的疗效。

（三）以高度的事业心创造和争取一个有利于患者康复的环境

病房是患者治疗、休养的场所，病房环境包括病房的秩序、卫生、音响、空气、色调、设施等，病房环境的好坏常会影响患者的生理和心理。因此，护士应以高度的事业心创造和争取一个良好的病房环境，以利于心理护理和患者的康复。为此，要做到：

第一，要使病房环境有序、清洁和安静。有序的病房环境使患者心理稳定，杂乱的病房环境使患者心烦意乱而产生不安全感；清洁的病房环境使患者感到舒适，脏乱的病房环境使患者产生不快且易发生交叉感染；安静的病房环境可以保证患者的休息和睡眠，有噪音的病房环境可引起患者神经、循环、消化系统的紊乱而使上述系统疾病的加重和影响其他疾病的康复。所以，护士要协同其他医务人员、患者及其亲属维持好病房的秩序，搞好病房的清洁卫生，保持病房的安静，尽量做到走路轻、说话轻、关门轻。

第二，保持病房的空气新鲜，并且湿度、温度适中。空气能影响患者的生理和心理，因此护士应制止患者、亲属在病房内抽烟，经常敞开门窗驱散异味，但要防止感冒。同时，病房内的温度、湿度也要达到标准要求。

第三，注意美化病房。病房内设施摆放既要整齐又要方便患者使用；色调宜人且符合生理、心理要求；有条件的医院，可以在病房设置盆花、盆景，增加患者的审美情趣，促进患者的心情愉快和舒畅等。

（四）以高度的信任感为患者保守秘密和隐私

相互信任是进行心理护理的基础和前提，患者信任护士，把困扰自己的心理问题，包括自己的秘密和隐私倾诉出来，甚至这些秘密和隐私连患者的配偶、父母都不知情。因此，护士也应以高度的信任感积极、主动地给患者进行心理护理，并为患者保守秘密和隐私，这也是患者的心理需要。否则，到处张扬或传播患者的秘密和隐私，将会失去患者对护士的信任，不但心理护理难以继续进行，而且还有可能发生意外，对此护士应负道德甚至法律责任。

第八章　预防医学工作中的道德

　　预防医学是整个社会主义卫生事业的重要组成部分，它以人类群体为主要研究对象，研究社会人群健康和疾病发生、发展和转归的本质与规律，探讨内外环境以及社会活动对人类健康和疾病的影响，制定预防、控制和消灭疾病发生与流行的对策，着眼于优化和改善人类生存环境，创造和维护有利于人类身心健康的最佳劳动和生活条件，达到预防疾病、促进健康和提高生命质量的目的。随着现代工农业生产的发展和社会人口的持续增加，人们所赖以生存的环境已经发生或正在发生着重大变化，人类疾病谱变化和生活质量的提高，预防医学越来越发挥重要的作用，同时其面临的道德问题也愈来愈突出。充分认识预防医学道德的重要性，调整好各种道德关系，既是贯彻落实"预防为主"卫生工作方针、防病治病的需要，也是维护社会发展、建设社会主义精神文明的的需要。

第一节　预防医学工作的特点及道德原则

一、预防医学工作的特点

　　预防医学是从医学中分化出来的一个独立的学科群，作为医学的重要组成部分，预防医学与临床医学同属医学应用学科，服务于人类身心健康的根本目标。但一般来说临床医学的工作对象主要是个体病人；而预防医学的工作对象主要是社会人群。因而预防医学有着自身鲜明的特点。

　　（一）服务对象的群体性和社会性

　　预防医学着眼于社会人群，既面对病人，也面对健康人或健康带菌无症状患者或亚健康人群；既主要研究人与人之间疾病的变化和传播，同时又跨越物种，研究整个生态环境中各物种的相互影响。因而具有十分鲜明的社会群体性。特别是随社会文明进步，人们对生活质量的要求提高，促进身心健康和良好的社会适应性以及环境依存性，预防医学工作更加具有广泛的社会基础。

　　（二）服务工作的预防性和长期性

　　"防患于未然"是预防医学工作的出发点和归宿。预防医学工作的重点，是对人群疾病、食品卫生和职业卫生等进行预测和监查，提前采取一系列切实有效的防治措施，以此实现预防工作的保健价值。预防医学工作还是一项庞大繁杂的社会系统工程，由于人们的认识和重视程度不一，医疗卫生发展水平不平衡，加大了预防医学工作难度，使其成为经常性和长期性的工作。因此要坚持"预防为主"的方针，面向未来，着眼现实，注重预防，要求防治并重，从整体与全局的高度上，从社会与人类发展的长远利益上，来认识和规划防治疾病、保护人民健康工作。

（三）服务实践的协调性和法制性

预防医学工作范围广，内容复杂，涉及疾病与自然环境、工作生活环境以及社会人群的关系，其工作综合性较强。以疾病防控和卫生监督部门为主体，需要国家各级政府、卫生行政部门、医学基础研究与临床诊疗部门以及社会各相关部门参与，要求必须做好协调和协作。协调好预防工作人员和社会人群的关系，做到预防工作同群众工作相结合；协调好预防工作和社会工作的关系，做到移风易俗、除害灭病与发展生产力、建设现代化强国相结合；协调好预防工作人员与临床医务人员的关系，做到防治并重、预防与治疗相结合。由于诸多预防医学工作是通过执行各项政策、法律法规和规章来完成的，如我国制定的环境保护法、食品卫生法、职业病和传染病防治法等，因而预防医学工作必须严格执行和落实法律规定，以医学科学为依据，以法律为准绳，做到有法可依，有法必依，执法必严，违法必究。

（四）工作任务的紧迫性和时效性

有些传染病疫情的发生和流行具有突发性和来势凶猛的特点，因而其防治工作任务具有紧迫性和时效性。比如霍乱、甲型H1N1流感、SARS等疫情的出现往往是突发的，如果不及时控制，就会使流行区域广大群众的健康和生命受到严重威胁。又如群体中毒事件，使中毒人群处于生命危险之中。面对这类疫情和突发公共卫生事件的发生，预防工作人员应闻风而动，积极配合临床医师尽快奔赴现场，进行抢救、消毒、隔离等处理，及时控制疫情，救治患者。

（五）服务效果的间接性和滞后性

预防医学的效果不像临床医学直接明了、显而易见，容易得到社会的承认，其产生的社会效益一般不能在短期内直接表现出来，有些疾病的防治后果，甚至长时期内也难以表现出来。因而容易使人产生轻视预防工作，甚至不尊重预防工作者的倾向，从而给预防工作带来了困难。因此，正确认识预防医学道德责任的长期性和间接性，不断向群众宣传"预防为主"的工作方针，坚持不懈地履行自己的社会职责和道德义务，促进预防工作的顺利开展，尤为重要。

二、预防医学工作的道德原则

预防医学道德是在预防医学职业活动中，调整预防医学工作人员与人群、环境、社会以及预防医学工作人员之间关系的行为准则和规范。它是社会道德和医学道德在预防医学工作领域中的具体表现。既伴随着人类的进步和预防医学的发展而逐步完善，又反过来推动着预防医学不断地向前发展。预防医学道德能确保贯彻"预防为主"的方针，做好预防、监控和保健工作；改善和优化人类生存环境，重视劳动保护，有利于提高社会生产力，促进经济和社会可持续发展和社会稳定和谐；能推动移风易俗，有力促进社会道德建设，提升社会主义精神文明水平。预防医学工作人员履行好自身职责，恪守专业精神和职业道德，造福人类，对促进社会文明发展具有重要意义。

预防医学道德原则是由预防医学职业性质和工作特点决定的特有的道德准则。预防医学工作必须遵循以下三大道德原则：

（一）社会协作原则

预防医学工作范围广泛，服务对象复杂，牵涉方面很多，需要全社会参与。如在各种流行病特别是新型传染病的防控中，需要动用国家卫生行政、法律警察、预防医学专业工作以及基础医学研究、临床医学诊疗实践等各种社会力量，共同协作，完成医学研究、救死扶伤、预防保健的使命，处置突发公共卫生事件，维护社会和谐和稳定。因而预防医学工作必须坚持社会协作的原则，宣传发动群众参与，依靠群众，获得群众的理解和支持，齐心协力，群防群治。

（二）社会公益原则

预防医学工作在任何时候、任何情况下，都要坚持对社会负责的原则，一定要把社会利益放在首位，通过对社会群体的正确"诊断"，来开好社会的大型"处方"，自觉承担"人类生命工程师"的社会道德责任。要时刻牢记预防工作是保护整个社会人群的，始终坚持个人利益服从集体和国家利益，局部利益服从整体利益，眼前利益服从长远利益的原则，坚定不移地做好预防工作。积极宣传，使广大群众能从社会道德责任感的高度上去认清预防工作的意义，从而自觉配合做好预防工作。

（三）社会公正原则

在预防医学领域坚持社会公正的原则，包括资源分配的公正和执法管理的公正。社会健康保健资源的宏观分配是否具有伦理正当性的问题并不取决于资源的多寡，而取决于这些资源是否能够得到公正的分配。在资源有限的情况下，政府和社会应当以体制和政策为手段，更为关注边缘人群和社会弱势群体的利益，从宏观上控制疾病和环境污染对于人口健康的影响。在卫生政策、规划与管理、卫生监督和法规等方面贯彻公正原则，秉公执法。这既是卫生预防机构的职能，也是预防医学工作人员应该遵循的一条特殊的道德准则。预防医学工作人员要不畏权势，不徇私情，不牟取私利，坚持原则，秉公办事，忠实履行自己的神圣职责。对违法的单位或个人，要理直气壮地按照卫生法规处理，全心全意维护人民健康的根本利益。

第二节 预防医学工作中的道德要求

一、传染病预防和控制的道德要求

传染病是指病原微生物和寄生虫等感染人体所导致的具有一定传染性的、在一定条件下可造成在人与人之间、动物与动物之间、人与动物之间流行的疾病。各种传染病病症不同，但都具有传染性、暴发性、流行性和反复性特点，严重威胁和危害人们健康。烈性传染病在广大地理区域的大流行称为瘟疫，来势凶、传播快、危害大。

在人类历史发展的较长时期内，传染病流行面广、发病率高、病死率高，给人类的生存、生产、生活等带来巨大的灾难，其危害有时超过战争和严重的自然灾害。20世纪60年代后期，由于人类饮食、住房、公共卫生和个人卫生的改善以及医疗的干预，多种对人类危害严重的传染病得到了有效的控制，传染病不再是发病率和死亡率最高的疾病。新中国成立后，在各级医疗卫生机构、广大预防医学工作者和全国人民共同努力下，也取得了传染病防控重大胜利。但随着人类生存环境的改变，全球经济与人口迁徙的活跃，那些早就为人所知，发病率已降到极低水平，不再被视为公共卫生问题的旧的传染性疾病又开始死灰复燃；同时又出现一些可造成地域性或国际性公共卫生问题的新识别的和以往未知的传染病。政治经济全球化的发展，由于交通、通讯的高度发达带来的全球人类的交往流动的密切频繁，新型传染性病毒不仅能较快地在全球范围内传播，甚至能跨越物种，在不同物种间感染、传播流行，给整个自然界、地球带来无法估量的危害。预防和控制传染病的发生与流行是工作的重点。预防工作者要本着既对患者个体负责，也要对社会负责的精神，遵循预防医学工作道德要求，采取积极措施，切断传染途径，保护易感人群，保障社会人群的健康和安定，促进社会和谐发展。

（一）不畏艰辛，爱岗敬业

传染病防控工作面广，任务重，条件艰苦，实践性强，要深入灾区、疫区和环境污染区域，要接触观察传染病患者、污染体或有毒有害物品，受疾病感染或有害因素危害可能性较大。而其工作的重要性往往不那么被人们所理解和重视。这就要求预防医学工作者要有任劳任怨，不畏艰辛，不怕苦，不怕累，不怕脏，不怕臭的精神，恪尽职守，爱岗敬业，为社会人群整体利益奉献自我。

（二）高度负责，主动服务

预防医学工作主要是预防和控制传染病危害健康人群，而健康人群不像那些已得病的人那样急切地问医求药。这就要求预防医学工作者以高度负责的态度，满腔热情地主动上门服务。对可能发生和流行的疾病作好预防，包括预防接种和预防服药。发现疫情要及时向有关卫生行政管理部门和疾控中心报告，不能有任何疏忽怠惰、敷衍了事，否则不仅给已染病的患者及其家庭带来严重后果，而且如果让疫病蔓延，将给疫区广大人群带来灾难。

（三）关心体贴，尊重患者

某些传染病，如麻疯病、艾滋病等，由于人们因为感官上的不快和认识上的不了解而产生恐惧、防备等道德心理，再加上世俗道德投射于这些特定的疾病，将疾病被政治化、道德化，社会形成对这些特定病患的道德评判和道德态度，对疾病的道德偏见转变为行动上的社会歧视、排斥甚至社会压迫和伤害。这直接触及人权尊严的底线，侵害了患者的正当权利，伤及社会公正的终极价值，也影响了社会稳定和谐。因此需要传染病防治者充分理解和正确看待患者或病毒携带者，关心体贴患者，解除患者的心理压力和不良情绪，帮助患者树立战胜疾病的信心和勇气，尊重患者人格和正当权利，做到不歧视、不伤害。

（四）着眼全局，团结协作

现代传染病防控和治疗是一项超越医学领域的社会系统工程，对各种流行病特别是新型传染病的基础研究、传染病医学诊疗实践、流行病调查防控，需要动用各种社会力量，既需要卫生防疫部门，也需要整个医学部门，更需要各级政府和有关行政部门以及广大社会群众的积极支持和配合。预防医学工作者在实践中应始终把社会效益放在首位并作为调节各种关系的最基本的道德准则，着眼全局，协调各方利益关系，充分发挥集体的力量，共同完成医学研究、救死扶伤、预防保健的使命。国境卫生检疫人员要有高度的政治责任感，维护祖国主权和尊严及民族的利益。

（五）审慎保密，依法办事

疾病预防与控制工作要尊重科学，审慎严谨。对疾病监测监督、突发病情报告等必须实事求是，不得弄虚作假。传染病防治特别要求保守医疗秘密，保护患者和病毒携带者的知情权和隐私权等正当权利。在收集各种资料，作出诊断时，更要准确、慎重，决不能把患者的秘密任意地泄露甚至当作日常谈话资料，广为传播。在为学术刊物写文章引用医学病例时，应绝对避免使用他人能识出的被引用病例的患者。认真贯彻和执行《中华人民共和国传染病防治法》，严守国境检疫法规。在疾病防控各个环节上讲求政策，坚持原则，依法办事。

二、食品卫生监督工作中的道德要求

食品卫生直接关系到人民群众的生命健康和生活质量，是保障国家、民族整体素质的重要基础之一，食品安全和卫生成为全社会普遍关注的问题。随着社会进步和人民生活水平的提高，一方面，人们对食品营养、安全、保健等方面提出更高要求；另一方面，食品品种和生产、流通环节繁多，卫生问题十分复杂，特别是一些食品生产加工企业和个体商户受利益驱使，缺乏对人们健康负责的职业道德，以假乱真，以次充好，加大了食品监管的难度。因此食品卫生管理人员所承担的管理任务和道德责任日益繁重，必须树立良好的职业道德，确实发挥好对食品卫生的业务监督和道德监督。

（一）牢固树立为人民服务思想，建构公共安全伦理意识

食品卫生与安全是社会公共安全的重要一环，直接关系到人民群众的切身利益和社会和谐稳定。卫生监督管理部门要牢固树立服务宗旨，把为人民服务作为卫生监督工作的出发点和落脚点，加强监督队伍建设，树立服务理念，克服监督与服务对立的思想。卫生监督的目的是服务于国家、社会与公众，优质服务应成为卫生监督人员各项工作的思想基础和道德要求。卫生监督管理部门的职业道德建设，是构建公共安全伦理的核心。

（二）牢固树立依法行政观念，规范卫生执法行为

依法行政的客观要求是由卫生监督职责的性质决定的，也是对卫生监督管理最基本的要求。卫生监督工作必须依法行事，做到有法必依，违法必究。卫生监督人员要把依法行政作为工作行为的准则，必须健全规章制度，遵守国家的法律、法规，正确行使法律赋予的权力，科学严谨，公正廉洁，维护公共群众的健康利益，做保护人民健康的卫士。在强化卫生监督管理的同时，卫生监督人员一定要做到纪律严明，实事求是，敢于执法，做到有案必查，细致耐心，不徇私情。

（三）牢固树立精研业务的理念，加强食品卫生监管的宣传和指导

食品涉及的范围和品种相当广泛，食品加工流程工艺不断改进，对食品全过程的监督，需要涉及包括生物学、农学、化学等各学科的知识储备。食品卫生监督人员要根据实践的需要不断学习，精研业务，努力提高自身的专业水平；做好食品卫生的检测、检验和卫生技术标准的指导，本着对人民健康负责的态度，确实把好各项审查关，严查食物中毒和污染事故；加强食品营养、卫生和保健知识的宣传，提高群众自我保健意识和能力。

三、职业性损害防治的道德要求

职业病，是指企业、事业单位和个体经济组织的劳动者在职业活动中，因接触粉尘、放射性物质和其他有毒、有害物质等因素而引起的疾病。职业病和职业危害对劳动者健康损害极人，能使其过早地失去劳动能力，增加国家、社会和家庭的经济负担，并最终影响社会经济的发展。我国党和政府历来重视保障职业人群的安全和健康，先后颁布了一系列劳动卫生管理法规及劳动卫生标准等，成立了各级劳动保护及职业病防治研究机构，培养大批专业人员，基本控制了常见的职业中毒，降低了有关职业疾病的发病率。劳动卫生和职业病防治体现了国家、政府和社会组织以人为本的理念和对劳动者健康权的保护，保护生产力和提高生产率，推动经济的可持续发展。

职业病的不可逆性和可预防性，决定了职业病防治的关键在预防、控制和消除危害因素。全力做好职业病预防和控制工作，是职业病防治工作者的职责任务，也是道德要求。

（一）把握职业病防治的政策性，认真执行法律规定

随着社会的发展，国家制定了《劳动法》，使劳动保护、职业病防治从法律上得以保障，职业卫生标准和职业病诊断标准是职业卫生相关法规中最重要的部分。卫生行政部门应遵循《劳动法》和《职业病防治法》的法律精神，加强职业卫生监督管理，帮助和督促用人单位落实和执行法律规定。预防保健人员要与工程技术、劳动保护等专业人员密切协作，努力做好一级预防，及早发现问题并采取措施，保证劳动者工作环境的安全卫生。

（二）恪守预防医学的职业道德，认真做好职业病诊断鉴定工作

对职业性患者的劳动能力的鉴定是一项严肃重要的任务，鉴定结果是企业实施职工工伤与职业病致残保险的医学依据，是劳动者获得医学救助、经济补偿和康复的权利的重要保障，因而职业病诊断与鉴定具有较强的政策性和科学性。职业病诊断鉴定委员会组成人员应当遵守职业道德，不得私下接触当事人，收受当事人的任何馈赠或者其他好处，坚持回避制度，必须以《职业病诊断与鉴定管理方法》为政策法律依据，忠实于科学，严格各项诊断依据，全面综合分析，保护当事人的合法权益，客观公正地进行职业病诊断鉴定。

（三）以职工健康利益为重，认真做好卫生监督监测工作

确保职工的健康利益，定期开展环境中职业危害因素的检测和对接触者的定期体检。开展卫生监督监测是预防保健人员的主要职责。在监督监测工作中，不管是设计审查、竣工验收，或是经常性监督监测，要以对工人及民工健康利益负责的精神，对有害的生产因素细致地监测。切不可违背工人及民工利益，对存在问题不能迁就姑息，更不能以权谋私和受贿索贿。否则，是违反职业道德的，甚至是违法的。

（四）提高职业病防控的专业水平，探索和研究防治中的新问题

随着社会的发展，威胁职业人群的不仅有传统的主要有害因素，而且还有一些伴随高新技术和信息技术发展带来的新问题。在全球经济一体化中，发达国家产业布局转换包含了一些工业危害的转嫁。基础职业卫生服务的内容是多学科的、综合的，不仅有卫生学，也有安全、工效、社会心理、劳动组织、工程技术和工作条件等方面的知识。这就需要预防保健人员要坚持不懈学习，开阔视野，拓宽研究领域，努力探索前瞻性的控制策略，关注劳动者的精神卫生和心理卫生，服务于提高职业生命质量。

四、健康教育和健康促进工作的道德要求

关注人类健康是21世纪国际社会的共同主题，健康促进作为一种新公共卫生观念、理论、策略和干预方法，将为人类带来更多的健康和幸福。健康教育与促进是一门研究健康相关行为及其发生、发展、改变规律并实施干预的科学。根据1998年第十三届世界健康大会提出健康教育的概念是：健康教育是一门研究以传播保健知识和技术，影响个体和群体行为，消除危险因素，预防疾病，促进健康的科学。它重点研究知识的传播和行为改变的理论、规律和方法，以及社区教育的组织、规划和评价的理论与实践。通过传播和教育手段，向社会、家庭和个人传授卫生保健知识，提高自我保健能力，养成健康行为，纠正不良习惯，消除危险因素，防止疾病发生，促进人类健康和提高生活质量。其着眼点不仅仅是疾病的预防，主要是健康的促进。健康教育是一项投入少、产出高、效益大的卫生保健战略措施，是初级卫

生保健的首要内容。开展健康教育，使群众改变不良生活方式和行为，防患疾病于未然，有利于控制医疗行为，改善医患关系。通过对患者医疗卫生知识的健康教育，使患者了解病情，掌握康复知识，消除不利的心理因素，矫正不利于疾病的行为生活方式并扩大患者对医疗卫生服务的需要，以提高健康水平和生活质量，进而促进社会主义精神文明建设。健康促进则是促进人们维护和提高自身健康的过程，是协调人类与环境的战略。

随着人类社会的发展、科学的进步，影响人类健康的因素及疾病谱正在发生变化，影响健康的因素越来越多地来自人们的生活方式，来自人们的心理、行为以及自然和社会环境。个人、家庭、社会参与卫生保健的作用越来越大，健康教育与健康促进作为公共卫生体系建设的组成部分，面临着前所未有的机遇与挑战，已经成为解决当前主要社会公共卫生问题、预防疾病、促进健康的重要手段。因此对预防医学工作者提出更高的业务和道德要求。

（一）加强部门协调，动员社会参与，构建健全健康教育网络

健康教育与健康促进是传播卫生保健知识，培养健康行为，促进全民健康的一项社会系统工程，是构建和谐社会，建设和谐文化，巩固社会和谐的重要内容，各级卫生行政部门要加强对健康教育与健康促进工作的领导，明确职责，加强规范管理，组织落实《全国健康教育与健康促进工作纲要》的各项目标和措施。加强部门协调，动员社会参与，引导和培育社区群众广泛参与健康教育活动，优化卫生资源配置，切实解决工作中遇到的困难和问题，真正满足群众健康需求。以此构建健康教育与健康促进社会网络，营造健康的支持性环境。

（二）移风易俗，宣传精神文明与环境卫生，倡导健康生活理念

深入开展健康教育，全面普及卫生知识，努力提高全民健康素质，是爱国卫生运动的一项基础性工作和目标任务。目前社会上存在着许多不文明、不卫生的现象，严重危害着人民群众的身心健康。健康教育不仅是卫生工作的先导与基础，也是精神文明建设的重要组成部分，对于提高人民群众科学文化素养具有积极的推动作用。普及与人民群众生活有关的科技知识，倡导科学、文明、健康的生活方式是精神文明建设的重要内容。广泛开展健康教育活动，提高人们参与改善环境质量和生活质量的积极性，是发扬社会主义道德风尚、创造健康和谐的社会环境、促进改革开放和现代化建设的重要保证。

（三）促进学科发展，创新健康教育形式，提高教育效果

健康教育的对象是人民群众，健康教育是否具有群众性，为群众喜闻乐见，决定健康教育的效果，也关系到健康教育的成本效益。因而预防医学工作要加强理论研究及新理论、新技术的推广应用，开展健康教育与健康促进应用性研究，开展培训与评估，努力促进学科发展；利用现代技术手段收集、交流国内外健康教育与健康促进信息，吸取和借鉴国内外先进的健康教育经验与技术；发挥各级健康教育协会等非政府组织和大众媒体的作用，认真抓好社区健康教育与健康促进的综合建设，探索和总结经验，不断提高健康教育效果。

五、应对突发公共卫生事件的道德要求

突发公共卫生事件主要指突然发生，造成或者可能造成社会公众健康严重损害的重大传染病疫情、群体不明原因疾病、重大食物和职业中毒以及其他严重影响公众健康的突发事件。从广义说，突发公共卫生事件范畴主要是指重大急性传染病爆发流行，群体不明原因疾病、新发传染病，预防接种群体性反应和群体药物反应，重大食物中毒，重大环境污染，急性职业中毒，放射污染和辐照事故，生物、化学、核辐射恐怖袭击，重大动物疫情，以及由于自

然灾害、事故灾难或社会治安等突发事件引发的严重影响公众健康的卫生事件。为了有效预防、及时控制和消除突发公共卫生事件的危害，保障公众身体健康与生命安全，维护正常的社会秩序，2003年5月9日，国务院颁布了《突发公共卫生事件应急条例》，对突发公共卫生事件的应急处理进行了明确的规定。标志着我国突发公共卫生事件应急处理工作纳入法制化轨道，以此在我国建立起"信息畅通、反应快捷、指挥有力、责任明确"的处理突发公共卫生事件的应急法律制度。

各级卫生行政部门在国务院和各级政府的领导下，具体负责组织突发事件的调查、控制和医疗救治工作。由于突发公共卫生事件多为突然发生，而且种类多，频率高，具有多发性，危害严重，且其所危及的对象不是特定的个人，而是不特定的社会群体。容易引起社会连锁反应和国际互动，造成人群恐慌情绪和社会心理危机。因而对突发公共卫生事件的应对有更严格更高的要求。

（一）本着高度的社会责任感作好监控，做好报告工作

突发卫生事件的应对首先要做好报告工作。在某些突发卫生事件报告上，由于系统敏感性较差，或是出于其他目的瞒报、漏报，因而事件信息来源于公众举报或媒体的情况时有发生。为完善报告制度，要进一步规范突发公共卫生事件的分级分类，各级医疗卫生机构要作好监控，本着高度的社会责任感，进一步规范和加强系统报告工作，要求报告及时，实事求是。

（二）服从统一领导，明确责任，加强各部门协调和合作

对于不同级别和类别的突发卫生事件，接到报告后各级行政部门或专业机构要组建相应的领导小组和现场工作组，根据事件类别和现场环境，由行政部门或专业机构组成。预防医学工作人员要服从统一领导，严明纪律，到达现场后，要在第一时间和当地事件处理主管部门、有关专业机构进行沟通，加强与相关部门的协调与合作，以保证事件的妥善处理。

（三）依靠科学，反应及时，措施果断，高效应对

突发公共卫生事件时效性、紧迫性强，因而要求应对及时，措施果断。要依靠科学及时开展现场调查和评估，调查程序和方法符合法律和有关规定要求，保护被调查者隐私。要根据对事件的判断和预测，提出控制事件继续发展或蔓延的干预措施。要保证措施的科学性、时效性、有效性、可操作性和合法性。要强调调查与控制同步进行，同时加强反馈。

第三节　环境生态保护的道德

一、人类环境生态危机

人类环境，是指围绕人群客观存在的各种物质条件的总和，分为自然环境和社会环境。在这以人为中心的生态系统内，各种生物间相互制约，相互影响，在一定条件下和一定时间内保持相对平衡的状态。大自然中清洁的空气，良好的土壤，足量而干净的水和完整的生态系统，是人类健康的基础。它可以为人类提供适宜生存和延续的条件，充足而多样化的食物，并保护人们免受过多辐射的损伤。而环境污染破坏，过度的能源消耗，以及对不可再生资源的持续开采等，会给环境造成不可逆的破坏，使生态平衡失调，最终使人类健康和生存受到威胁。

随着科学技术的发展和人类文明的进步，人类改造环境的能力进一步加强，创造出丰富的物质文明，但与此同时也极大地改变了环境的组成状态，如不可再生资源逐渐走向枯竭，森林遭受破坏，土地沙漠化严重，可耕土地面积缩小，经济社会的快速发展导致水资源供需矛盾正不断加剧，而工业生产和日常生活中向环境排放的废物，如工业"三废"、放射性物质、毒物、生活型废物等又使大气、土壤和河流遭受严重污染。当今人类正面临着环境污染加剧、生态环境恶化的严峻挑战。环境污染，一般是指由于人为的因素造成环境的物理状态或化学组成发生变化，致使环境质量恶化，扰乱了生态系统和人们的正常生产和生活条件。生态破坏即生态环境破坏，是指人类活动直接作用于自然界所引起的破坏。环境污染和生态破坏对人们的身体健康产生广泛、复杂而多样的影响，导致人体遗传物质发生改变，出现急慢性中毒，引发某些先天性疾病、畸形和致癌，严重威胁人们的健康和生命，而且还将会危及人类子孙后代的繁衍和发展。

我国党和政府十分重视环境保护，坚持从国家长远发展全局的高度，把环境保护摆在更加重要的战略位置，坚持环境保护基本国策，在发展中解决环境问题。制定了"全面规划、合理布局、综合利用、化害为利、依靠群众、大家动手、保护环境、造福人类"的方针，1979年我国就颁布了《环境保护法》，确立了经济建设、社会发展与环境保护协调发展的基本方针。由全国人大通过和修改通过了许多环境保护的专门法律以及与环境保护相关的资源管理的法律和单项法规。国家还将"生态文明"作为实现全面建设小康社会奋斗目标的新要求。这些都是加强环境保护，落实科学发展观，建设资源节约型和环境友好型社会，实现人与自然和谐相处的重要举措。

二、环境保护的道德原则

环境卫生学是研究自然环境及生活环境与人群健康的关系，揭示环境因素对人群健康影响的发生、发展规律，为充分利用环境有益因素和控制环境有害因素提出卫生要求和预防对策，增进和提高整体人群健康水平的科学，是预防医学的一个重要分支学科。环境卫生工作是在环境卫生学理论体系指导下的具体实践，开展环境与健康关系的理论研究，创建和引进环境卫生学的新技术和方法，建立和完善环境卫生标准体系和监督体系，使环境卫生监督工作法制化、科学化、规范化。做好这一工作必须遵循相关的道德原则。

(一)尊重自然的原则

大自然有着自身的特性和规律，保持着动态的平衡。生态环境是自然交给我们的一种特殊资本和生产力，我们要客观理性对待人类在自然面前的主观能动性。无数事实证明，如果把主观能动性视作在自然面前为所欲为的特权，到头来必然受到自然的嘲弄甚至惩罚。人类的理性恰恰不是对自然的傲慢、冷漠和不负责任，而是对自然的敬畏、尊重，与自然和谐相处。尊重自然，践行文明的生存方式，是人与自然和谐相处的前提。我们要为建设环境友好型社会尽责。

(二)合理利用资源的原则

环境保护的一个中心工作就是要长期坚持保护和合理利用资源，实行严格的资源管理制度，建立适应发展社会主义市场经济要求的集中统一、精干高效、依法行政、具有权威的资源管理新体制，以加强对全国资源的规划、管理、保护和合理利用。依靠科技进步，完善市场机制，推进资源利用方式的根本转变，处理好资源保护与经济发展的关系。要把节约资源放在首位，增强节约使用资源的观念。根据我国国情，选择有利于节约资源和保护环境的产业结构和消费方式。努力提高资源利用效率。按照"有序有偿、供需平衡、结构优化、集约高效"的要求，以增强资源对经济社会可持续发展的保障能力。我们要为建设资源节约型社会尽责。

（三）系统综合的原则

在环境保护中要遵循系统综合的原则，坚持经济利益和环境利益的统一，不能只考虑当前生产的需要，只顾发展经济，不考虑对环境的污染和破坏，甚至以牺牲环境利益来换取眼前一时的经济发展，这是违背人民根本长远利益的。要坚持局部利益和全局利益的统一，把环境保护与经济结构调整结合起来，依靠科技进步，发展循环经济，倡导生态文明，强化环境法治，完善体制机制，推进环保事业的发展。

（四）面向未来的原则

在环境保护中，要坚持近期结果与远期结果的统一，坚持科学发展观，追求经济社会的可持续发展。我们绝不能只顾眼前利益，不顾长远利益，做出让子孙后代唾骂的蠢事。可持续发展，是现代经济、社会和生态环境的必然要求和基本趋势，代表人类共同的未来。

三、环境保护工作中的道德要求

生态环境是人类赖以生存和从事生产等各种社会活动的基本条件。保护环境，是全社会、全民族的共同责任，作为以全心全意为人民身心健康服务为己任的预防医学工作者，应义不容辞地担负起环境保护的道德责任。在工作中要坚持以人为本，可持续的科学发展观理念，自觉遵循相关医德要求，做好环境保护工作。

（一）树立生态文明道德的观念，提高全民的环保意识

每个公民都有保护环境的社会公德责任，预防医学工作者要通过各种形式的环保宣传教育，普及环境保护的基本知识，提高全民族的环境意识和环境道德观念。使人们深刻认识到，保护环境有利于维护人民健康，有利于维护全人类利益，有利于为子孙后代造福；使大家齐心协力来保护环境，促进生态文明的建设。

（二）努力开展科学研究，做好环境卫生监督监测工作

环境污染对人类的危害可以是暴发性的，也可以是积累到一定程度，经数年甚至数十年才显现出严重后果的，因而不易受到人们重视。为了保护和改善人类生存环境，环保工作人员要刻苦学习专业技术，深入实际调查研究，充分掌握环境污染及其危害的规律，不断提高防治水平。要定期认真做好环境污染预防性的监测工作和环境流行病调查，推广规划环境评估，为制定环境质量标准和环境保护措施，保护人类健康提供科学依据。

（三）坚决执行资源保护法律法规，严格依法办事

为了实施可持续发展战略，必须加强环境与资源立法，我国目前已经基本上形成了以《宪法》为核心，以《环境保护法》为基本法，以环境与资源保护的有关法律、法规为主要内容和以我国缔结参加的有关国际环境与资源保护的条约、公约、协定为辅的较为完备的环境与资源法的法律体系。我国环境保护工作已纳入法制轨道，在具体实践中要坚决抵制一切歪风邪气，不徇私情，不谋私利，反对地方保护主义，严格按照法规办事。对污染物超过规定标准的单位，要依法进行监督，并责令其限期治理，绝不姑息迁就。

第九章　卫生管理及医院
管理工作中的道德

卫生管理过程中的道德建设，直接关系到卫生事业的健康发展和人民群众的切身利益。加强卫生管理人员的职业道德教育，全面提高其道德素养，对于促进医疗卫生事业发展，保障人民群众身体健康，推动医学科学全面进步，具有十分重要的意义。医院是治病防病的基本卫生事业单位，医院管理就是对医院人、财、物的科学管理，最大限度地发挥医院救死扶伤、保障人民健康的作用。正确认识医德在医院管理中的地位和作用，并在医院管理工作中坚持医德原则，是搞好医院管理，办好医院的重要课题。

第一节　卫生政策制定与执行的道德

伦理是卫生政策制定与执行的基础和追求的目标，伦理和卫生政策在调节医疗卫生保健的社会关系中分别有着不同的职能。两者相辅相成，缺一不可。一定的卫生政策建立在一定的伦理基础之上，卫生政策的制定必然要涉及社会伦理价值取向。社会主义的卫生政策一定要体现社会主义核心价值观和价值取向。

卫生政策可分为三种类型：一是社会需求导向型，即一切管理活动均以改善社会卫生状况和人人健康为目标而展开；二是卫生资源导向型，其管理行为视卫生资源为卫生事业发展的主要标志；三是资源加需求的混合型，其发展目标既指向卫生资源又适当考虑社会需求，这是包括我国在内的许多发展中国家采用的一种发展模式。

一、卫生资源分配中的伦理原则

如何合理有效地分配卫生资源，是关系到国计民生的重大问题，也是一个日益凸显的社会伦理问题。卫生资源分配主要受三个方面的制约：一是卫生需求。卫生需求直接影响卫生资源的配置。由于人们的医疗需求与预防、保健等卫生需求相比往往表现得更为迫切和直接，从而直接导致卫生资源流向临床医疗。二是政策调控。政府是卫生资源配置的宏观调控者，主要涉及维护大多数人群的基本卫生保健，确保卫生保健工作的社会效益和社会保障的福利性。三是市场导向。近年来，卫生资源的配置受市场影响越来越大。在市场经济导向下，容易导致卫生资源配置急剧集中，出现卫生资源的区域、城乡、人群、卫生消费结构的不平衡现象。

卫生资源分配主要有两种类型：宏观分配、微观分配。卫生资源的宏观分配是指国家对卫生事业的投入占国民总支出的比例，是指各级立法、行政机构所作的分配决定；也指卫生资源分配给预防医学与急救医学、基础医学与临床医学、高精尖技术与常规技术的比例。一个国家的全部资源中有多少应分配给卫生保健？健康权利的范围大小和如何最有效地保证这种权利？决策者对此所持的不同观点和态度直接影响资源分配比例的高低。卫生资源的微观分配是指由医院或其他医疗卫生机构和人员所作的分配决定，具体指医务人员把资源用于不同患者的分配。卫生资源在进行宏观分配之后才能进行微观分配，微观分配是在宏观分配的前提下进行的。卫生管理人员经常要作出微观分配决定，尤其是在资源相对不足或涉及稀有资源使用时。

卫生资源分配是否合理，关系到卫生事业的健康发展。通过相应的道德原则，规范卫生部门在卫生资源分配中的行为，确保卫生资源分配与使用的合理性，十分必要。卫生资源分配从伦理层面主要应遵循以下原则：

1. 公平性原则

公平性就是要公平地分配和使用卫生资源，给予每个人平等地享有卫生资源的权利。健康是人类的一项基本权利，每一个人都有享有社会给予的生产劳动、社会活动的权利，也享有满足自身健康和生存健康权利。公平的分配与使用卫生资源也是由我国社会主义制度性质决定的。从理论上讲，每一个人在享受卫生资源的权利上应该是公平的，但实际上公平永远是相对的。脱离国情，不顾经济发展状况，不承认差别，搞绝对公正、公平行不通，不能对公平的要求理想化；相反，差别过大，不尊重人们平等享有健康权利的行为，就违背了公平原则，要做到相对的公平。

在我国社会主义初级阶段，实现公平原则，一要把主要卫生资源投入放在初级保健方面，使人人享受基本的医疗保健，为此，要深化医疗保险制度的改革；二要和区域的发展相适合，即既要在一个区域内实现与其经济发展相适应的公平原则，又要避免各个区域间的卫生发展拉开过大的差距，政府应当对老、少、边、穷地区的卫生资源投入实行更多倾斜；三要注意不搞绝对平均主义。

2. 公益性原则

所谓公益性就是使利益分配更合理，更符合大多数人的利益，让每个有健康需求的人受益，使整个社会的医疗卫生状况不断改善。它一般是通过卫生资源的分配和一系列卫生政策来实现的。是否执行公益原则，决定一个国家医疗卫生的总体水平。公益原则是保障绝大多数社会成员健康利益的公正选择。2005年，卫生部公布的数据显示：我国居民约有48.9%的人有病不就医，29.6%的人应住院而不住院，西部地区的比例更大。因此，我国坚持公益性原则，必须重视以下问题：一是要设法满足农村、边远地区和经济贫困地区弱势人群的基本卫生保健需求；二是对社会某些特殊人群如妇女、儿童、老人及某些传染病患者给予特殊照顾；三是既要坚持以患群公益为出发点，又要兼顾到医群公益、科研公益、社会公益；四是要对后代负责，为后代保留生存繁衍所必需的资源，以利于人类种族的延续和发展。

3. 可及性原则

可及性是指根据经济发展水平和卫生资源状况，制定分阶段的卫生资源配置具体目标和方案，扩大卫生资源的覆盖面，逐步实现所有人都享有应该享有的基本的卫生资源。现有条件下我国确保卫生资源配置的可及性主要有两个方面：一是要加大政府调控力度，根据卫生服务需求和卫生资源利用状况，变革卫生支出投放方向，有效分配卫生资源。要让大医院参与竞争，提高资源使用效率；对承担基层卫生工作的小医院，给予适当补贴；卫生支出的投放应由城市和大医院转向农村和基层卫生组织，重点支持乡、村两级卫生机构。二是要调整卫生机构的结构，加强现有资源的综合利用，提高使用效率。

4.前瞻性原则

卫生资源分配与使用中的一些重大决策，必须要考虑到卫生事业的长远发展与社会贡献。要正确处理眼前利益和长远利益、近期目标和长远目标的关系，防止和避免短期行为。如果片面强调近期目标与眼前利益，急功近利，忽视对基础医疗的建设与高精尖设备的研制，对医疗卫生保健事业的发展是有害无益的。

5.整体效益原则

整体效益是指医疗卫生保健工作的经济效益、社会效益、环境效益的有机统一。为此，一要正确处理经济效益与社会效益、环境效益的关系。要特别注意纠正重经济效益，轻社会效益，忽视环境效益的倾向，把社会效益放在首位，既注意经济效益，又重视环境效益；要加强对现有卫生资源的科学管理与利用，并充分发掘其潜在效益。二要正确处理卫生经费分配与人力资源分配的关系。纠正那种只管收钱、购设备，忽视人力资源分配的倾向。卫生人力资源是卫生资源中起决定作用的因素。要合理分配人力资源，让不同层次的医卫人才相对合理地流动到不同层次的医疗卫生单位，高级医卫人才不能只集中在大城市、大医院；在医疗卫生单位内，要做到人尽其才，才尽其用。忽视人力资源分配，即使有钱购置了先进设备，也不能发挥其作用。

6.人道原则

人道主义是医学伦理学基本精神，是衡量医疗卫生领域内道德水平高低的基本标准。卫生资源配置是否体现出人道原则有两个方面：一是在个体水平，看是否真正从生理、心理、社会三个方面体现人道的关怀；二是在群体水平，看是否不分区域、种族，给全体社会成员以人道的关怀。WHO指出："健康是一项基本人权"，"所有政府对其人民的健康都担负全部责任"，每一个社会都承担保证其全体成员享有医疗卫生保健这一基本权利的义务。

二、卫生制度改革中的道德要求

新中国成立以来，我国卫生工作取得了举世瞩目的成就。随着社会的转型，卫生制度也进行了艰苦的改革探索。2007年我国政府颁布的《卫生事业发展"十一五"规划纲要》指出，推进卫生事业发展，是政府全面履行职责的重要任务，是建设和谐社会的重要内容。"十一五"期间，要在全国初步建立覆盖城乡居民的基本卫生保健制度框架，包括比较规范的公共卫生服务体系、新型农村合作医疗制度和县、乡、村三级医疗服务体系、比较完善的城市社区卫生服务体系、比较规范的国家基本药物制度和公立医院管理制度，促进人人享有公共卫生和基本医疗服务，进一步提高人民健康水平。为了实现这一目标，必须深化卫生制度改革。

2009年4月6日，新华社受权发布的《中共中央国务院关于深化医药卫生体制改革的意见》（以下简称《意见》）中提出了"有效减轻居民就医费用负担，切实缓解'看病难、看病贵'"的近期目标，以及"建立健全覆盖城乡居民的基本医疗卫生制度，为群众提供安全、有效、方便、价廉的医疗卫生服务"的长远目标。《意见》是把科学发展观真正落实到医疗卫生行业的表现。就战略层面分析，坚持公益性、强调效率和公平兼顾、政府职能彻底转变和让医疗人才资源流动起来，为本轮医改垫定了成功的基石。

卫生制度改革和人的健康、生命息息相关，是一项伦理性很强的复杂的系统工程。为了把握卫生制度伦理观和价值观的正确方面，从伦理层面上，卫生制度改革应坚持以下几点：

1. 要与社会经济文化发展相适应

新中国初期，国家就明文规定"医疗是社会福利事业"，对医疗单位免收工商税，并调整收费标准，实行财政补贴，并多次降低医疗费用标准，减轻了患者的经济负担，使广大人民群众的医疗卫生条件得到了改善。尤其是20世纪80年代以来，党中央、国务院先后数次发布卫生改革的《决定》、《意见》，医疗卫生改革不断深入，我国公共卫生服务体系建设得到了加强，重大传染病控制、突发公共卫生事件应急机制建设取得明显进展；医疗卫生资源增加，医疗卫生服务设施条件明显改善；医疗保障制度逐步推进；国民健康素质总体水平居发展中国家前列。但还应清楚地看到，我国医疗卫生服务在管理体制、运行机制及服务质量等方面依然存在不少问题，主要是：社会医疗保障制度不健全，覆盖人口少；公共卫生投入不足，资源分配不均；医药卫生管理体制不适应市场经济的要求；"以药养医"的经营模式显示出严重的弊端；作为特殊商品的药品的生产和流通几乎按市场化运作，追求利润最大化，与我国医药卫生服务的公益性原则严重背离；群众"看病难、看病贵"的问题突出等。这对我国卫生体制改革提出了新的挑战。随着社会经济文化的发展，公众对医疗卫生需求也相应增加，这就要求卫生管理部门顺应社会发展的潮流，针对上述问题，及时调整、制定有关卫生政策，使社会主义卫生事业的发展与社会的发展相适应。2009年4月国家发布的卫生改革《意见》，充分体现了这一点。

2. 要有利于全体社会成员的医疗保健

卫生制度改革的根本目的就是最大限度地满足全社会的医疗卫生需求，要用有限的资源最大限度地保障全体社会成员医疗保健。卫生政策的制定者要认真分析全社会的卫生需求，综合各种社会因素，从保障全体社会成员的健康需求出发，从政策上确保"人人享有基本医疗卫生服务"的目标顺利实现。要切忌将制度改革偏向大型医疗机构、发达地区和富裕人群，要充分保护贫穷落后地区人群的基本医疗卫生保健需求。

3. 要正确引导医疗市场运行

医疗卫生服务价格总是需要政府有关部门进行宏观调控和干预的，要运用卫生法规和市场经济法规进行约束。单纯依靠市场竞争引导医疗卫生服务价格，实践证明是存在严重缺陷的管理模式。政府必须加强其财政投入，提供与发展阶段相适应的覆盖全体人群基本医疗卫生需求的必要资金支持。要适度结合医疗服务领域服务需求多样化和供给主体多元化的格局，尽快建立有效的竞争机制，鼓励各类不同性质的机构参与医疗服务的供给，以控制价格、改善服务和提高效率。

4. 要建立健全卫生政策监管体系

近年来，政府出台了系列卫生政策，以确保人民群众的卫生保健需求得到满足，但由于缺乏有效的监管机制，部分政策难以落实。比如医药购销领域的商业贿赂问题纠而复生、打而不绝，间接加剧了群众看病难、看病贵问题，损害了党和政府的声誉，败坏了卫生行业的形象。因此，要在规范医疗机构领导及工作人员行为的基础上，加大卫生改革力度，建立健全治理行业不正之风的长效机制，逐步完善管理制度，积极探索卫生改革新路子。为此，卫生监督管理部门要做到：

(1)建构公共安全伦理意识。卫生监督管理部门的职业道德建设，是构建公共安全伦理的核心。卫生监督管理部门要牢固树立服务宗旨，把为人民服务作为卫生监督工作的出发点和落脚点，克服监督与服务对立的思想。卫生监督的目的是服务于国家、社会与公众，优质服务应成为卫生监督人员各项工作的思想基础和道德要求。

（2）坚持依法行政观念。依法行政的客观要求是由卫生监督职责的性质决定的，也是对卫生监督管理最基本的要求。卫生监督工作必须依法行事，做到有法必依，违法必究。卫生监督人员要把依法行政作为工作行为的准则，正确行使法律赋予的权力，公平公正，科学严谨，维护公共群众的健康利益，做保护人民健康的卫士。卫生监督人员必须遵守国家的法律、法规；同时，在强化卫生监督管理时，既要做到纪律严明，敢于执法，做到有案必查，不徇私情；又要实事求是，细致耐心，以宣传教育为主，做到人性化监管。

第二节　医院管理工作中的道德

医院管理的根本目标是提高医疗质量，救死扶伤，使患者尽快康复。而要实现这一目标，就要充分调动医务人员的积极性。从这个意义上说，医院管理主要是医院的人力资源管理，其基本内涵是指医院通过对其内部人力资源进行全面、科学、有效的管理，使医院所有的医务人员的潜力得到充分的开发和利用，以保证医院总目标的顺利实现和可持续发展。为此，医院管理者应着力发挥医务人员的潜力，不断提高医务人员的全面素质，其中，加强医德医风建设尤为重要。

一、医德在医院管理工作中的作用

（一）良好的医德是医院管理的基础

医院管理，包括医疗质量管理、业务技术管理、人员管理、财务管理等等。这些都与医院工作人员的思想觉悟和医德水平分不开。离开了医院人员的积极性，医疗质量的提高、技术和设备作用的发挥、经济效益和社会效益的获得都将是一句空话。医德作为医院精神文明建设的组成部分，也是医院管理的内容之一。一方面，医院管理必须依靠医院全体人员对医业的忠诚和主动精神，对同志、对人民极端热忱，对工作极端负责，使医院保持良好的工作秩序和精神面貌；另一方面，良好的医德可提高医院全体人员的责任心，表现为优良的医疗服务态度和医疗服务质量，达到保障人民健康的目的。因此，提高医院全体人员的职业道德修养，充分调动他们的积极性、创造性，为患者提供良好的医疗服务，是搞好医院管理的基础。

（二）良好的医德是协调医际关系的纽带

医院管理的基本任务，就是要把分布在不同岗位上，负有不同职责的各类人员，引向一个目标，使医院各项工作按一定程序正常运转，这就要求协调医院各部门、各科室的关系，使他们为着一个目标——不断提高医疗质量而协同努力工作。

由于现代医院规模大，分工细，专业化强，对患者治疗已不仅仅是由某一两个医师来承担，而是由医疗小组（医师、护士），甚至是由全院各科室共同来承担。对患者的治疗和抢救，往往是各科室协作的结果。既要有第一线的医护人员，又要有其他医技科室和后勤人员的一系列协同合作。为此，要加强医德教育，使医院全体工作人员树立"一切为了病人"的思想，相互配合，协调一致，共同完成救死扶伤的任务。

在医院管理中，不仅要协调院内的各种关系，而且要处理好院外的关系。医院除完成院内诊治任务外，还要参加社会上的疾病控制和诊治工作，如何与有关的单位和人员搞好协调，高质量完成任务，医务人员职业道德修养十分重要。

（三）良好的医德是提高医疗质量的保证

医疗质量是衡量一个医院服务思想、技术水平和管理水平的主要标志。因此，医疗质量管理是医院管理的核心。医院服务对象主要是患者，各项工作都应围绕提高医疗质量进行，应努力提高疗效，缩短疗程，使患者在良好的医疗服务条件下，获得最佳医疗康复效果。

医疗质量，一般取决于两个方面的因素，一是优良的医疗技术和设备，一是高尚的医德医风。二者相辅相成，缺一不可。一般地说，医务人员的医疗技术好和医德境界高，医疗质量就高，反之，医疗质量就低。

不可否认，医疗技术和设备是保证医疗质量的物质基础，是直接起作用的。但是，如何运用技术设备和发挥其作用的程度，则取决于医务人员的医德水准。

医德与医疗质量有着紧密的联系。我们通常从医疗服务动机、服务态度、服务手段、服务效果四个方面综合分析，来检验医疗质量的好坏。最佳医疗服务手段的选择，往往反映出服务动机的纯正，服务态度的热诚，服务效果的良好。它包括情感上的关心，言语上的体贴，生活上的照料，药品器械、仪器设备和医疗技术的恰当运用等。这都与高尚的医德密切相关。高尚的医德是提高医疗质量的动力和保证，它能使医务人员一切从患者利益出发，勇于实践，技术上精益求精，敢于打破旧框框，从而达到医疗质量的新水平。它能使医务人员在疑难病症面前，不计较个人得失，敢担风险，知难而进；它能使医务人员对工作认真负责，不分分内分外，扩大实践范围，有所发明，有所创造。相反，在医疗技术设备相等或相似的条件下，由于医德境界不同，医疗效果就大相径庭。某市两家医院在处理一青年妇女的急腹症的两种态度和两种结果就是一个明显的例子：一家医院对患者不负责任，敷衍塞责，诊断为肠痉挛，注射一支止痛针应付了事；该患者未愈，又到另一家医院求诊，由于医务人员认真检查，发现为宫外孕输卵管破裂，立即输血、剖腹探查，从腹腔内排除积血两千多毫升，经过手术止血，使患者转危为安。

医德的优劣不仅与一些医疗环节中的质量指标和医疗转归指标有关，如诊断符合率、抢救成功率、无菌手术感染率、治愈率、死亡率、差错事故率等；而且与一些工作效率指标也是不可分的，如床位周转率，平均住院天数等。假若有人拉关系，开后门，将不该住院的人拉进医院小病大养，不让应该住院的患者入院治疗，自然就降低了床位周转率，延长了治疗天数和平均住院天数，使医院质量指标和医疗转归指标下降。因此，医务人员和管理人员必须具有诚实、实事求是的高贵品质。任何虚报、隐瞒，都是违反医德的。

由此可见，在医院医疗质量管理中，必须十分注意对医院工作人员的医德培养，保证医疗质量的提高。

（四）良好的医德是执行医院规章制度的保证

现代化的医院是一个多系统、多层次的有机整体，要使它日夜不停地正常运转，必须制定各种规章制度来进行管理。规章制度是医院工作客观规律的反映，医院如果没有规章制度，医院工作必然是一片混乱。执行规章制度，一要靠领导的检查督促，以身作则；二是靠全院工作人员的自觉遵守。其中，加强医德医风建设，努力提高医务人员的医德水平，是贯彻执行医院规章制度的保证。

1. 良好的医德是医务人员严格执行规章制度的内在动力

医院的各种规章制度，都是从患者利益出发，根据医疗工作质量要求而制定的，其目的是对不符合患者利益的行为进行约束，以保证工作效率，提高医疗质量，防止差错事故的发生。如手术室的更衣制度，无菌操作制度，是为了保证手术成功；消毒隔离制度，是为了防止交叉感染；查对制度，是为了防止差错事故发生。对这些必须进行严格管理，同时又要进行道德品质的培养。因为，只有医务人员树立了"一切为了病人"的道德责任感，才能自觉地严格要求自己，一丝不苟地贯彻执行。如果离开了人们的自觉性，再好的制度也将成为一纸空文。

2. 良好的医德是医务人员互相督促执行规章制度的有力武器

规章制度是医务人员的行为准则，也是保证医疗质量，防止差错事故，使医院保持惯性运行的重要手段，具有严肃性和权威性。也就是说，医务人员都必须遵守、服从，并且在任何情况下都不能违反。无论哪项制度，绝不能有人执行，有人不执行，有时遵守，有时不遵守。有的工作涉及许多科室、多种制度，更要强调贯彻始终。例如，关于临床输血工作中的规章制度，从医师决定给患者输血，经过检查血型，交叉试验，采血到输注，以及输入过程的监护等，涉及到许多科室，许多人次，必须环环扣紧，贯彻执行。假若在某个环节上，有一人不负责任，就有可能引起血液污染或溶血反应等严重后果。因此，医务人员应尽职尽责，本着救死扶伤的人道主义精神，自觉地持之以恒地执行各项制度；对违反制度的行为要互相督促，开展批评与自我批评，及时纠正。

3. 良好的医德是创造性执行规章制度的力量源泉

严格按规章制度办事，是医务人员的义务。但是，任何规章制度，只是医院工作一般规律的反映，不可能包罗一切客观要求，并且客观事物常常会出现意想不到的情况，这就存在如何正确对待规章制度的态度问题，是机械、消极地执行，还是积极、认真地执行？这反映医务人员的医德水平。医务人员要具有大公无私、全心全意为患者服务的道德境界，这样，才能在紧急情况下，创造性地执行规章制度。

综上所述，医德在医院管理中，具有极其重要的作用，医院管理人员在医院建设中应给予足够的重视。

二、医院管理的道德原则与道德要求

(一) 医院管理的道德原则

为了实现医院管理的总体目标，保证医院改革沿着健康的轨道发展，医院管理应遵循以下道德原则：

1. 坚持以人为本的原则

医院管理是以与医疗有关的人为中心的管理，而以人为本的医院管理，是以信任人、理解人、关心人、培养人为基础，以追求人与技术设备的有机结合，培养每个医务人员的责任感、参与意识和服务意识的新型管理思想。

医院管理要满足医务人员的合理需要。首先，医院管理要满足医务人员生存和发展的需要，其中包括改善生活条件，创造在事业上获得成功的好的工作环境。其次，医院管理要满足医务人员合情合理的感情需要和社会需要，其中包括构建相互尊重、相互关爱、融洽和谐的医院环境，提供医务人员参与社会公益活动的机会和发挥社会作用的舞台。

2. 坚持患者利益第一的原则

医院管理的主体是医务人员，而客体是患者，医院的一切工作的基本内容是以患者为中心、为患者服务、方便患者。医务人员无论在什么情况下，都要维护患者利益，爱护患者，关心患者，时时为患者着想。为人民身心健康服务的道德准则和价值观念，是我们现代医院管理的特色。

3. 坚持医疗质量第一的原则

医疗质量关系到患者的生命安危和身心健康，是检验和衡量医院医疗工作的根本标准。加强医疗质量管理，不断提高医疗服务质量是医院各项工作的核心内容和永恒主题。因此，医德管理的原则要坚持以医疗质量为核心，以服务态度与质量为重点，要以精湛的医术和高尚的医德为患者服务，千方百计为患者着想，使患者满意和社会满意。

4. 坚持社会效益首位的原则

医院管理人员应牢记全心全意为人民健康服务是我们的唯一宗旨，在医院管理中应自觉地坚持把社会效益放在首位的原则。诚然，在卫生工作改革中要加强经济管理，讲究经济效益，以改变过去那种医院愈办愈穷的局面；但是必须要把社会效益摆在首位，做到经济效益和社会效益二者的辩证统一，从而促进卫生事业健康发展，这才符合社会主义医德要求。

5. 坚持依法行医的原则

现今，国家已制定的卫生法律法规有《食品卫生法》《药品管理法》《传染病防治法》《母婴保健法》《国境卫生检疫法》《红十字会法》，以及《医疗事故处理条例》《医政管理法》《执业医师法》《护士条例》等。上述这些法律法规都是根据国家宪法制定的，医院管理必须坚决依法办事、依法管理。

（二）医院管理者的道德要求

医院管理人员肩负着贯彻执行医院工作条例和规章制度，组织全体医务人员，不断提高医疗技术水平和服务质量，满足人民群众的医疗保健需要的重任。他们的道德水准如何，不仅关系到医院的医德医风，而且关系到医疗质量和服务质量问题。因此，医院管理人员必须遵循以下道德要求：

1. 钻研业务，忠于职守

作为医院管理人员，除了是医学专业的内行外，还要刻苦钻研医院管理学、医学伦理学、心理学、人才学、教育学等管理学科和人文学科知识，成为管理专家，不断提高管理水平；要不断学习党和国家的有关政策、法规，不断提高政策水平；要不断学习建设中国特色社会主义理论体系，学习实践科学发展观，不断提高政治水平和领导能力；要加强自身的思想品德修养，不断提高道德水平。医院管理人员要以强烈的事业心、高度的责任感，积极、主动、认真地开展工作。

2. 实事求是，改革创新

医院管理人员要坚持解放思想、实事求是原则，要从调查研究入手，认真总结我国医院管理工作的经验教训，结合具体的实际，积极稳妥地、有计划有步骤地推进医院的改革，创造性地开展工作。

3. 任人唯贤，办事公正

要办好医院，必须爱惜和正确地使用人才。因此，尊重知识，爱惜和正确地使用人才是医院管理人员应有的品德。首先，要关心、体贴医院每个成员，在选拔、使用、提升医务人员时，要坚持任人唯贤，要坚持德才兼备的标准，要做到知人善任，不拘一格选人才，不能求全责备，妒贤嫉能。其次，要注意培养和提高医院各类医务人员的业务水平，使每个医务人员都能发挥自己的聪明才智，在各自岗位上为医院工作作出贡献。再次，要公平、公正、公开地考核、评价医院每个成员的德、能、勤、绩，做到奖罚分明。

4.民主管理，群策群力

民主管理医院，不仅是社会主义医院性质所决定的，也是医院管理人员道德修养的重要内容。目前，医院改革中实行的院长负责制，要正确处理好如下三方面的关系：一是处理好与党委的关系，医院管理人员要尊重医院党组织，接受党组织的监督，做到大事集体讨论，互相通气，以便统一认识，同心协力做好工作，充分发挥基层医院党委、支部的保证监督作用；二是健全民主管理制度，充分发挥工会组织和职工代表大会在审议医院重大决策的作用，履行监督行政领导和维护医务人员合法权益的职责；三是坚持"从群众中来，到群众中去，集中起来，坚持下去"的群众路线，医院管理人员要善于听取和集中群众意见，集思广益，要善于发现新事物，热情扶持新事物，要善于通过计划、指挥、组织等协调活动，把全院医务人员的积极性调动起来，团结一致，共同为实现医院管理的目标和任务而努力。

5.公正廉洁，遵纪守法

在医院管理工作中，坚决贯彻执行党和国家的有关医疗卫生工作的方针政策和有关医疗卫生法规，这是进行医院管理的前提、依据和保证。要不以权谋私、廉洁奉公，坚决抵制一切不正之风，与违法犯罪行为作坚决的斗争。

6.加强环卫管理，履行社会责任

医院管理人员应从医德的高度出发，加强医院的有毒有害和传染性的污水污物的卫生管理，防止给环境造成污染，影响社会人群的健康。

三、医院伦理委员会

随着生物医学科学技术的迅猛发展及其在临床实践中的快速应用，引发了一系列复杂棘手、影响广泛深刻甚至威胁到人类尊严存在的伦理难题；随着改革开放的深入发展，患者自主权利意识迅速觉醒，医患关系矛盾日益凸显，医疗纠纷发生的频率也呈不断增高的趋势。这些问题的新颖性和复杂性对传统医学伦理学理论的适用范围与解决问题的能力提出了挑战。为了指导医院临床、科研正确处理伦理问题，防止、化解伦理冲突，将医学伦理理论应用于解决现实问题的组织——医院伦理委员会应运而生。

1987年，在全国第四届医学哲学学术会议的闭幕式上，中国自然辩证法研究会医学哲学委员会建议，在一些大医院应建立伦理学委员会，处理一些医学活动中的伦理问题。1991年，天津市第一中心医院、北京协和医院等医院分别据此成立了医院伦理委员会。现今，我国许多大医院都建立了伦理委员会，成了医院管理机构的重要组成部分。

（一）医院伦理委员会的性质和作用

1.医院伦理委员会的性质

医院伦理委员会是由医学伦理学、法学、医学等多学科专业人员及社会群众代表所构成的组织，是教育性、咨询性、义务性及独立性组织。它不是医院行政决策部门，但是可以积极影响医院行政决策部门的工作；它不是权力机构，但却是权威机构，在伦理分析、评价方面具有权威性的发言权。

2.医院伦理委员会的作用

（1）为医院改革把握正确方向。随着医院改革的深入，医院人事制度、分配制度、服务方式等各方面也必将随之改变，从而导致人们价值观念的变化。市场经济的负面影响，如惟利是图、金钱至上、以权谋私等消极观念也将对医院改革产生不利影响，甚至影响医院发展的方向。医院伦理委员会则可依据医学伦理原则，对医院的改革决策和措施予以论证和把握，提出伦理咨询意见，确保医院改革沿着正确的方向发展。

（2）调整医患关系。临床诊疗护理工作是技术含量很高的服务性工作，由于患者往往对医术不甚了解，容易产生误解，加之医务人员有时由于服务语言不当，服务态度欠佳等方面的原因，造成医患之间的矛盾冲突，甚至医疗纠纷。这些矛盾冲突绝大多数属于伦理范畴，既不能都诉诸法律，又不能完全依靠双方自己的力量解决，最好的方法就是通过医院伦理委员会进行伦理咨询与调解。由于医院伦理委员会由各方代表组成，通过开展对话和进行伦理分析，既可以有效地维护患者的利益，也能实事求是地代表医务人员和医院的利益，从而为防止和解决医疗活动中的医患间的伦理冲突，协调医患关系，发挥积极的作用。

（3）排解医学高新技术应用带来的生命伦理学难题。由于医学高新技术的应用，生命的价值、医学的目的以及医务人员的责任等观念都发生了深刻的变化。医务人员面临诸如器官移植、遗传工程、生殖工程等引发的生命伦理难题。医务人员在临床诊疗和科研工作中常处于道德两难选择境地。医院伦理委员会在这些两难选择中为医务人员及相关者提供伦理咨询，使医学高新技术的应用更符合人类社会、患者及各方面的利益。

（4）维护各方面的正当利益。医院改革带来了利益格局的变化，患者的利益、医务人员的利益，社会的利益、医学科学的利益之间出现了前所未的交叉。医院的宗旨是为患者和社会人群的健康利益服务。在高度专业化的医疗领域中，患者处在相对弱势的地位，其维护自身利益的能力十分有限。医院伦理委员会将站在公正的立场上，有效地维护患者和社会人群的利益。同时，医院伦理委员会通过正确评价医疗风险，在保护患者利益的前提下，合理保护医务人员的正当利益。医院伦理委员会还为正确处理社会利益、医学科学发展的利益与患者及医务人员利益之间的关系提供必要的伦理咨询。

（二）医院伦理委员会的功能

适应形势要求应运而生的医院伦理委员会是调整医学伦理冲突的新型组织形式，它有四个方面的功能：

1. 政策研究功能

医院的发展和改革面临着各种各样的伦理问题，如医院发展的方向、高新技术配置的比例、利益分配原则、社会效益与经济效益的关系、医院人事及分配制度调整和科研方向的确定等，都涉及伦理导向。而医院伦理委员会可对医院发展的重要决策提供伦理咨询，确保重大决策符合道德要求，保证医院发展按正确方向进行。

2. 教育培训功能

医院伦理委员会承担对医院工作人员、患者及社区群众的医学伦理宣传教育和培训任务。在临床工作中，往往由于医务人员对医学伦理的认识不足，在某种程度上增加了医疗活动中非技术性医患纠纷发生的几率。医院伦理委员会通过医学伦理学、法学等知识讲座、案例分析以及道德评议等活动，提高医务人员特别是医院各级管理成员的医学伦理学素养，以及对医学伦理问题的鉴别、分析、处理能力。

3. 咨询服务功能

医院伦理委员会的咨询功能包括两方面：一是为解决医患纠纷提供咨询，化解或消除医患因沟通不足、服务态度欠佳、对治疗方案意见不同而产生的矛盾。二是对临床治疗措施和特殊技术应用的道德性质提供咨询服务。比如,对临终患者维持或终止生命方案的选择;对器官移植供需双方利益风险的取舍;对人类辅助生殖技术适用范围的把握等。由于医院伦理委员会将越来越多地面对生命伦理学问题,故伦理委员会成员应以坚实的生命伦理学理论基础和敏锐的医学伦理思维与判断能力,为医务人员提供符合医学伦理原则,有意义、有价值的咨询建议。

4.审查批准功能

目前,卫生部已经明确要求临床药理试验基地、人类辅助生殖技术运用等医疗和研究机构成立伦理审查委员会,开展相应的伦理审查和监督。为确保医学高新技术的合理应用,保障医学发展的正确方向,医院伦理委员会审查批准功能将愈来愈重要。该功能的实现,将会促进医学技术不断走向成熟,在正确的轨道上向前发展。

第十章　医学科学研究中的道德

为了发展医学科学，使之能更好地为人类的健康服务，医务人员必须开展医学科研工作，不断地探索生命的奥秘。医务人员在医学科研中，要遵循科研道德准则，加强科研道德修养，以高尚的科研道德作精神动力，只有这样，才能在医学科学探索的征途中披荆斩棘，不断为医学科学的发展作出贡献。

第一节　医学科研道德的意义及准则

一、医学科研道德的意义

医学科学研究是一项极其严肃的工作，它要求医学科研人员必须具有崇高的科研道德。首先，从医学科研的目的来看，医学科研是为了探寻防病治病、增进人类身心健康的科学方法和途径，这是关系到人类繁衍和幸福的特殊研究工作，它要求医学科研人员必须具有为人类造福的崇高理想和情操。其次，从医学科研的任务看，许多生命奥秘有待人们去揭示，不少疑难疾患有待人们去认识和根除。医学科研的任务既迫切又艰巨，它要求医学科研工作者必须具有知难而进、勇攀高峰的"攻关"勇气和不怕困难、百折不挠的顽强毅力。再次，从医学科研的试验看，虽然现代医学科学试验的对象比较广泛，但最后不可避免地要经过人体试验阶段，其研究成果最终也必然要运用到人的身上来，直接关系到人的生命安危和健康长寿。这就要求医学科研工作者必须有对人民的健康和生命高度负责的精神和一丝不苟的科学态度。

纵观医学发展的历史，任何重大医学科研成果的取得，都是医学科学工作者的聪明才智和高尚道德的综合产物。医学科研道德是保证医学科研获得预期目的的重要条件。

高尚的医学科研道德，能激励人们为着解除人民疾苦、造福人类而不畏艰辛，不怕挫折，甚至不怕牺牲。这种献身精神，是医学科研取得成功的根本动力。只有具有高尚科研道德修养的人，才能在医学科研中勤于实践，尊重科学，严谨治学，这是科研取得成功的基本条件。尤其是对重大课题的攻关，更需要有团结协作精神。20 世纪 70 年代，我国肿瘤防治研究人员与近百万名各级医务人员，发扬了团结协作的精神，在短短几年内，就完成了 29 个省、直辖市、自治区 8 亿多人口地区的死亡回顾调查，初步摸清了我国常见肿瘤的发病和死亡情况及分布特点，为研究肿瘤的发病原因和预防措施提供了大量数据。在这样短的时期内完成如此大规模的肿瘤流行病学调查和病因综合考察，实为抗癌史上所罕见。这是广大科研人员密切配合、协同努力的结果。

二、医学科研道德准则

(一)目标纯正,造福人类

医学科研的根本目的是发展医学科学,为防病治病,增进人类的身心健康服务。在这个总目标下,医学科研工作者应根据国家、社会和人民利益的需要及主客观条件和自己的特长,选择、确定研究课题,搞好实验设计,积极开展研究,使科研成果真正造福于人类。

目的和动机支配着科研人员的一切行为,贯穿于科研过程的始终。纯正的目的和动机是科学研究首要的道德要求,是保证医学科研造福于人类的重要前提。

科研人员有了纯正的目的和动机,就能不图个人名利,不计个人得失。爱因斯坦曾说过:"我从来不把安逸和快乐看作是生活目的本身——这种伦理基础,我叫它猪栏的理想。"英国细菌学家弗莱明(A. Fleming,1881—1955)发现青霉素后,皇亲国戚们要他申请制造青霉素的专利权。但他认为,这样做就等于为自己一家的尊荣富贵而危害无数人的生命,于是毅然拒绝了显贵们的建议。

科研人员有了纯正的目的和动机,就能忘我地工作,热烈地追求,不怕困难,百折不挠。纯正的目的和动机,常常使人们思维敏锐,思路开阔,激励人们去创造性地进行探索。只有那些明确地意识到自己的生命在于造福人类的人,他们的智慧之火才能真正为理想之光所点燃。我国汉朝末年名医张仲景,目睹当时疫病流行、许多人死于疫病的悲惨情景,于是"感往昔之沦丧,伤横夭之莫救,乃勤求古训,博采众方",经过几十年艰苦努力,终于在晚年完成了《伤寒杂病论》这一不朽名著,为祖国临证医学的发展作出了突出贡献。

至于那些以追名逐利为唯一目标的人,其奋斗目标也许对他有一定的刺激作用,有的人也能获得一定的成功,但总的来说,这种刺激作用是极有限的,是难以持久的。这种人,在工作顺利、可望成功的时候,尚能积极努力;若遇到困难,一时难以攻克科研课题时,就心灰意懒,以致退缩不干。这种人在关键时刻,常会为个人穷途移志,以致进退失据,迷失方向。有的人即使取得了某些成就,也会在功成名就之后失却过去那种热烈追求的动力。

(二)尊重科学,严谨治学

医学科研的对象是人体及其疾病。人体生命现象和疾病现象是物质运动的高级形式,是物质构成和物质运动的辩证统一。医学科研就是要揭示人体生命现象和疾病现象的本质及其运动的客观规律,这是一个极其复杂的认识过程。医学科学研究工作者要想使自己的认识(即获得的科研成果)符合医学科学发展的客观规律,达到为人类健康服务的目的,就必须尊重科学,严谨治学,树立严肃、严格、严密的"三严"作风。

科学是老老实实的学问,来不得半点虚伪。医学科研直接对人的健康和生命负责,坚持诚实的道德原则尤为重要。有的人在实验中或暗示、诱导受试对象取舍数据,甚至伪造资料、照片;或凭主观想象杜撰论文,假报成果;或抄袭别人论文、剽窃他人成果等等,都是道德品质卑劣的表现,应受到道德舆论的谴责。这种人虽能骗得一时的名利,但要承受永久的道德耻辱。

为了保证诚实的原则在医学科研中得到真正的贯彻,科研人员在工作中要认真观察实验,如实地记录各项观察指标和各种实验数据,客观地记录阴性和阳性反应,如实地收集各种有关原始资料;要如实地估计影响试验结果的各种主客观因素,不得隐瞒、编造;在进行实验总结、撰写科研论文时,要尊重客观事实,对实验中获得的各种数据、原始记录和各种资料经过综合、分析、归纳和演绎等思维形式，进行抽象和概括，作出符合客观实际的总结或科学结论。

在医学科研中，要做到严谨治学，必须有"三严"的科学作风。实验设计必须建立在坚实的业务知识和统计学知识的基础上，以科学的方法论作指导，使设计具有严密性、合理性、高效性和可行性。在实验中，必须严格按设计要求完成全部实验步骤和项目，必须严格遵守操作规程；既要完成实验的数量要求，又要保证实验的质量要求。凡实验失败或不符合设计要求的，必须重做，以保证实验结果的准确性、可靠性和重复性。作实验结论时要细心斟酌、反复推敲，切忌草率从事。报道科研成果要慎重，如果稍有麻痹和疏忽，有意无意地歪曲事实，都可以导致危及人的生命的严重后果。万一因某种原因使报道失误，一经发现，应主动及时更正。

科学是真理，它总是在与谬误作斗争中产生和发展起来的。从历史来看，许多科学理论、学说、发明、创造，往往在它刚刚问世的时候就要受到种种责难、否定，甚至被围攻、批判。但是，暂时的否定批判，淹没不了真理的光辉。20世纪初出现的摩尔根（1866—1945）基因学说，尽管是在长时期的大量的科学实验基础上提出来的，但却被扣上"唯心主义的伪科学"的帽子而遭到非难。原苏联在20世纪40—50年代对它进行讨伐；我国在50年代、60年代也曾效法苏联对其进行全面批判。但是，"青山遮不住，毕竟东流去"，基因学说在科学家的捍卫和深入研究下，自20世纪70年代初期以来，迅速发展成为一门崭新的遗传工程（基因工程）学。

敢于坚持真理也是尊重科学的表现。如果畏惧权威，向压力屈服，或为了维护个人的既得利益而抛弃科学真理，那就是对科学的亵渎，是危害社会利益的不道德行为。在医学史上，为坚持科学真理而斗争的医学家不乏其人。西班牙生理学家塞尔维特（1509—1553）因发现肺循环而触犯了基督教的神学权威，宗教裁判所将他逮捕，并勒令他放弃自己的观点，但他坚持真理，誓不屈服。最后，当"塞尔维特正要发现血液循环过程的时候，加尔文便烧死了他，而且还活活地把他烤了两个钟头"（《马克思恩格斯选集》第3卷，第446页）。塞尔维特用生命捍卫了科学真理，为生理学的创立开辟了道路，其献身医学的崇高精神永远流芳后世。

（三）谦虚谨慎，团结协作

谦虚谨慎，戒骄戒躁，是医学科研人员应有的品德，也是搞好团结协作的基础。智慧是谦虚树上的硕果，狂妄是无知身上的空壳。巴甫洛夫指出："决不要陷于骄傲。因为一骄傲，你们就会在应该同意的场合固执起来；因为一骄傲，你们就会拒绝别人的忠告和友谊的帮助；因为一骄傲，你们就会丧失客观标准。"实践证明，骄傲自满的人不可能有大的造就。在历史上，凡是有成就的医学家，都具有谦虚谨慎的美德。谦虚谨慎，团结协作，是医学科研获得成功的重要因素，是医学科研人员必须遵循的道德准则。

尊重他人的劳动成果是与谦虚谨慎相关的一个重要问题。任何一项科研任务的完成都离不开他人的劳动成果和众人的共同努力。科研人员在发表论文、公布成果时，要分清哪些是前人或旁人已有的，哪些是自己取得的新进展，不能把他人之功据为己有。那种在自己的研究工作尚未完成就剽窃他人成果抢先发表的行为是很不道德的。要实事求是地对待文章的署名，作了贡献不给署名，没有作贡献却要署名，这也是不道德的。要正确对待科研成果的评价，当事者要正确对待别人的评价，评论者要实事求是地给予评价，既不无原则地吹捧，也不有意贬低，这才是有道德修养的表现。要提倡青老互敬互爱，青年要尊重老专家、老教授，虚心向他们求教，接受他们的指导；老专家、老教授要爱护、支持和尊重下属人员，要有勇当"伯乐"、甘当"人梯"的精神，鼓励中青年大胆提出不同意见和设想，放手让他们工作，鼓励他们超过自己。只有尊重他人的人才能赢得他人的尊重。1858年，达尔文在《物种起源》发表前夕，收到了另一位生物学家华莱士寄来的论文，其中阐述的观点恰与《物种起源》吻合。这时达尔文想到的不是抢先发表文章以取得"首创权"，而是写信称赞华莱士说"您就是最应该得到成功的人"。华莱士也谦虚地声明：达尔文比自己高明得多，他建议把生物进化论定名为"达尔文主义"，而他自己则以"达尔文主义者"自豪。他们这种互相尊重的高尚品德，永远值得我们学习。

现代医学，一方面朝着微观方向不断发展，另一方面又朝着宏观方向不断前进，因而新知识、新技术、新学科不断出现，各学科的传统界限正在日益消除，其最主要的特点是基础科学和技术科学向医学大量渗透。许多医学重大课题的研究，需要多学科、多方面力量的通力合作。由于医学科研协作趋势的日益加强，要求医学科研工作者必须具有团结协作的精神。这种团结协作的精神除了表现在谦虚谨慎、互相尊重、和睦相处外，甘当配角也是一个重要方面。对重大科研课题的攻关，往往需要数个单位和科室协作进行，其中必有主攻单位、协作单位。在一个科室，科研人员的分工也有不同，总是有主有从。因此，科研人员必须有甘当配角的精神。主角和配角只是分工不同，并无贵贱之分，彼此应为着完成科研任务的共同目标，互相配合搞好工作。

工作中互相支持，是完成科研任务不可缺少的条件，也是对科研人员的一项基本道德要求。情报资料、仪器设备的互相提供，学术思想的互相交流，实验工作的互相配合等，这些都应成为广大医学科研人员自觉的行动。

应该处理好互通情报和正确执行科研中的保密制度之间的关系。医学科研人员，为了国家和民族的利益，对一些关系国家安全和经济利益的重大科研成果，必须遵守有关保密制度，在一定时期、一定范围内严守机密。但是，从事同一研究课题的单位、个人之间不能互相封锁、互相保密。只有互通情报、互相支持，才能在有限的人力、物力、财力条件下，出色地完成科研任务。

（四）百折不挠，顽强拼搏

科学研究是一项艰苦曲折的工作，任何科学成果的获得都必须付出艰辛的劳动和大量的心血。在探索的道路上很可能会遇上千难万险，还可能会受到社会舆论和各种因素的干扰。因而，科研工作者必须具备百折不挠的顽强毅力，克服重重困难，反复进行实验、观察、分析，最终才能获得科研成果。

马克思说过："在科学上面没有平坦的大道，只有不畏劳苦沿着陡峭山路攀登的人，才有希望到达光辉的顶点。"（《马克思恩格斯全集》第23卷，第26页）医学科研上有许多课题近几十年甚至有些近百年的研究都没有大的突破，但医学科学研究工作者仍旧在不懈地奋斗，一代又一代艰苦探索，这种顽强毅力和献身精神为医学难题的解决提供了先决条件。因为只有具有无比勇气和意志力的科研工作者才能在无数次失败之后又重新站起来，直到取得成功。

医学科研的实质是不断地发现、发明，不断地建立新理论，创立新方法，寻找新途径，揭示新规律，增加新知识。在探索创新的过程中，会充满各种各样的矛盾，同时也可能会受到意料不到的障碍，这就需要科研工作者有百折不挠的毅力。匈牙利医师、产科消毒法创始人塞麦尔维斯在找到当时流行的产褥热起因后，写下了《病原学》一书。这本书具有重大临床价值，当时却得不到社会的承认，书卖不出去，嘲笑、打击纷至沓来，但他在挫折中始终坚信自己，毫不动摇。我国著名显微外科专家陈中伟，不管是在挥汗如雨的炎夏，还是在寒风刺骨的严冬，坚持用兔子和大白鼠做实验，缝合那纤细如丝的小血管，经过无数次的微血管缝合实验后，陈中伟终于于 1963 年成功地完成了在世界医学史上具有里程碑意义的断肢再植手术，为祖国赢得了荣誉。

第二节　人体试验道德

人体试验是医学研究中一个极为重要的方面，很多医学成就都是通过人体试验而取得的。凡以人为实验对象的生物医学研究工作均称为人体试验。人体试验的道德问题主要涉及两个方面：一是医学是否应该在人体上进行科学实验；二是人体试验中应遵循哪些伦理准则和规范。

一、人体试验的道德分析

（一）严肃科学的人体试验是合乎道德的，是必需的

人体试验是一项严肃的科学实践，通过人体试验，可以提高疾病诊断水平，改进治疗和预防措施，进一步探索发病机制，对于医学的发展极为重要。

然而，由于人体试验是以人作为试验对象，是否合乎道德？长期以来，存在着激烈的争论。不同的历史时代和它形成的不同伦理观念，在对人体试验道德是非的评价上，完全不同。

我国古代，由于儒家伦理道德观念的影响，人们认为人体试验是大逆不道的行为。《孝经》上记有"身体发肤，受之父母，不敢毁伤，孝之始也"。封建社会严禁医师解剖尸体。清代名医王清任不敢公开进行人体试验，只好辛辛苦苦偷偷地进行，他所著的《医林改错》一书，虽对医学作出了一定贡献，但有的部分却愈改愈错，原因就是因为他无法进行系统的人体解剖研究。在我国，长期以来，人体试验被指责为不道德的行为，这也是我国医学史上缺乏人体试验记载的一个重要原因。直到现在，还有不少人把人体试验与随便拿人作试验等同起来，致使人体试验不能顺利开展，对人体试验的伦理道德问题也缺乏统一的认识和规范。

在国外，同样存在着激烈的争论。争论的焦点是该不该在人的身上进行实验。直到文艺复兴时期，仍然有许多人反对人体试验，甚至还限制动物实验。17 世纪，哈维关于血液循环的发现和对比实验的成功，以及一百多年后哈雷斯的人体试验报告发表，引起西欧的英、法、德等国家联合起来反对，从而掀起了一个"抗暴"运动。不久，这股"抗暴"风潮席卷了北欧和美洲各国。这种思潮，国际上称为反对活体解剖派。其中有些著名的科学家、文学家也起来反对，如英国作家肖伯纳不仅反对人体试验，也反对动物实验。其主要观点：一是认为动物实验是不人道的，不应该开展；二是认为一切实验都是邪恶的，是为实验而实验；三是认为人体试验代价大，得不偿失，且做法残忍，即使对医学有利，医师也不能作人体试验。

然而，为了医学目的的人体试验总是在自觉或不自觉地进行。人体试验的确是医学发展的基础和前提之一。不管人们对此争论多大，也改变不了这一客观存在的事实。人体试验古

已有之，早在医药萌芽时期，人们就用尝试各种植物的办法辨别植物有无毒性、有无治病的作用。这实际上就是最初的人体试验。我国古代就有"神农尝百草"的传说；《帝王世纪》也有伏羲氏"尝味百药而制九针，以拯夭枉"的记载。这些虽然是神话或传说，但从一个侧面说明，在医药初始阶段，就有人体试验的历史事实。历史上不少科学家、医学家为了发展医学，力排各种阻拦，坚持开展人体试验。我国魏晋时代的医学家皇甫谧42岁时患风痹症，为了寻求治愈风痹症的针灸疗法，为了体验针灸得气的感觉，嘱其儿在自己身上进行千百次实验，终于获得宝贵的感性材料，进而综合前人的经验，写成了我国第一部针灸专著《针灸甲乙经》12卷。明代伟大医药学家李时珍，曾多次亲自品尝、服用各种药物，因而他所写的药物学巨著《本草纲目》具有很高的医学科学价值，为我国的医药学的发展作出了巨大的贡献。

国外医学发展史上也不例外，不少医学家既是试验者，又是受试者。19世纪末，美国医师拉奇尔(J. W. Lazear, 1866—1900)为征服当时猖獗的黄热病，冒着生命危险，让蚊子叮咬自己的胳膊，不幸染病身亡。他用自己的生命换取了重大医学成果：证实蚊子是传播黄热病的元凶，从而找到了预防这种疾病的方法。

许多致力于医学科学发展事业的医学家认为，为了发展医学科学，进行人体试验是必要的。当今，科学的动物实验和人体试验已成为发展医学科学的关键。有人企图用动物实验完全取代人体试验，这显然是不科学、不可取的。因为人和动物存在极大的种属差异，故动物实验的研究结果必须经过人体试验进一步验证后，才能确定动物实验结果在临床医学中的价值。另外，人类的某些特有的疾病，不能用动物复制疾病模型，对这些疾病的防治研究更需要直接进行人体试验。因此，人体试验的医学价值和道德价值是无可非议的。

（二）人体试验具有两重性

1. 利与弊的矛盾

在肯定人体试验的必要性和道德合理性的时候，还应看到人体试验有利也有弊。由于人体试验是以人直接作为受试对象，受试者往往承受着由于试验引起的直接或间接的损害，这些损害不仅指对身体的损害，也包括对精神、心理的损害。人体试验利中有弊，弊中有利，二者是对立的统一。如一种新药或一种新的疗法，最初的受益者往往是受试者，但他又要承担或多或少的风险。如抗肿瘤药物，对肿瘤细胞有抑制生长或杀灭作用，但抗肿瘤药物如果用量太大，则对正常白细胞或骨髓均有抑制作用，有的不良反应甚至大于抗肿瘤生长的作用。又如器官移植需要使用大量的免疫抑制药，用来克服机体对异体器官的免疫排斥，但同时却解除了对肿瘤的免疫性，增加了患肿瘤的可能性，这就在利中隐藏着弊的因素。另外，人体试验过程中的"利"与"弊"有相对的不确定性，尽管通过动物实验已证明利大于弊，但有待于通过人体试验才能确定。因此，每一项人体试验都必须仔细权衡利弊。

2. 主动与被动的矛盾

实施人体试验的医务人员知晓实验的目的、要求、方法，并在一定程度上估计到实验的前景和利害得失，他们完全是主动的。而受试者往往不知道或不完全知道实验的目的、方法，对可能发生的问题和危险是无能为力的，只有依靠他人即试验者才能得以解决，所以他们是被动的。

人体试验要求坚持受试者自愿的原则，但受试者这种自愿却有真、假、半真半假之分。有的受试者的动机，可能是想绝处逢生；有的是想及早痊愈，节省医药费；有的期望预后能稍微好一点；还有的毫无主见，一切听从医师摆布，这样的自愿是出于不得已而为之。

3. 利己与利他的矛盾

人体试验的受试者本人可能直接受益，也可能不受益，甚至可能受到损害，但却为科学的发展积累了有用的资料，提供了宝贵的经验教训，有利于他人。这两者从根本上讲利益是一致的。如果没有少数受试者为他人利益而牺牲自我利益，人体试验就开展不起来，医学科学就不能发展；但如果只考虑医学发展的需要，而不顾及受试者的根本利益，就违反了"救死扶伤"的医学道德原则。所以要妥善解决好这对矛盾，必须从动机与效果的辩证统一关系上来处理，也就是既要考虑受试者本人的切身利益，又不抛弃医学发展的根本利益。

4. 人体试验若被滥用，则贻害人类

早期的人体试验，由于缺乏道德规范和法律规范的制约，无视人的生命安全，随意拿人作试验的不道德乃至违法犯罪的行为屡见不鲜。在近代医学研究中，由于滥用人体试验，发生了一系列不道德乃至残忍的事件。最著名的例子是美国的所谓"塔斯盖基研究"（Tuskegee Study），即美国卫生部性病处在数百名黑人身上进行了一项长达40年的对梅毒作用的研究。他们对这些黑人不进行治疗，任其自然发展而观察其病程变化，以获取第一手资料。这一事件曾引起医学界以及社会公众的极大关注。

第二次世界大战期间，德、日法西斯分子为了战争目的，对战俘以及无辜百姓进行惨无人道的人体试验，借以研究毒气、细菌等杀人武器，致使数以万计的人丧生。这种法西斯暴行不仅受到了世界人民强烈谴责，而且在战后受到国际法庭的审判。

希特勒进行残暴的"医学研究"，导致了纽伦堡法典的产生。该法典强调对人的尊重以及征得志愿者签字同意的重要性。

继纽伦堡法典后，世界医学会于1964年在第13届大会上通过了《赫尔辛基宣言》，1975年在东京举行的第29届世界医学大会上，又对该宣言作了实质性修改。

1982年，世界卫生组织（WHO）和世界医学组织理事会（CIOMS）联合发表了《人体生物医学研究国际指南》，并于1993年进一步修订，联合发表了《伦理学与人体研究国际指南》和《人体研究国际伦理学指南》，对《赫尔辛基宣言》进行了详尽的解释。这两个文件及《赫尔辛基宣言》规定的涉及人的生物医学研究的伦理原则，为国际和各国医学组织和个人所公认和遵循。

我国十分重视人体试验的伦理监督管理。卫生部成立涉及人体的生物医学研究伦理审查委员会，并于1998年制定了《医学研究伦理审查指导》。卫生部于2007年1月11日颁布实施了《涉及人的生物医学研究伦理审查办法（试行）》（以下简称《伦理审查办法》），明确指出为了保护人的生命和健康，维护人的尊严，尊重和保护受试者的合法权益，进行伦理审查的有关规定。

二、人体试验的道德原则

概括起来，人体试验的道德原则主要有以下几点。

（一）医学目的性原则

人体试验的目的必须是为了提高诊疗水平，改进治疗、预防措施，以及为加深对疾病病因学和发病机制的了解，以便更好地为维护、增进人类的健康服务。背离这一目的的任何实验都是不道德的。因此，实验设计必须严密，符合科学要求，并在经过有关专家审查和领导部门批准后方可实施。

（二）维护受试者利益原则

人体试验必须以维护受试者利益为前提。实验前，应仔细地权衡利弊，估计可能遇到的问题。不能只顾医学科研而牺牲患者的根本利益。在试验过程中，必须具有充分的安全措施，要保证将受试者在身体上、精神上受到的不良影响减少到最低限度。实验必须在具有相当学术水平和经验的医学研究人员亲自负责指导下，并在有丰富临床经验的医师监督下进行。

（三）知情同意的原则

在一般情况下，实验应取得受试者及其亲属的同意。在试验前，实验者要用受试者能够理解的语言，将关于试验的目的、方法、预期好处、潜在危险，如实详细地告知受试者及其亲属。要尊重受试者的意愿。他们有权随时撤销其承诺，医务人员绝不能因此影响对患者的正常治疗。

（四）先做动物实验后做人体试验原则

除对人类部分特有的疾病的研究外，人体试验必须有充分的科学的动物实验依据。只有经过反复的动物实验，证明实验方法符合科学原则，效果良好无危害性，才能进行人体试验。但是对"病入膏肓"的患者，在采用常规办法不能救治的情况下，在得到本人或其亲属的同意后，采用一些虽未经充分的动物实验但具有科学根据的治疗措施，是对患者尽责的表现，是合乎道德的。

（五）实验对照原则

由于人体试验不仅受实验条件和机体内在状态的影响，而且受社会、心理等因素的影响。因此，为了使试验取得可靠的结果，必须设置对照组。因为如果不设对照组就不能清除非被试因素对结果的影响。这就很难判定试验药物或疗法的治疗效应，甚至可能作出与客观效应相反的结论。显然，如果不设对照组，不仅不符合医学科学要求，而且也不符合医学道德要求。

在进行对照实验时，必须注意对照组和实验组的齐同性和可比性。但由于受试对象的条件不可能完全相同，对照分组要达到上述要求，必须采取"随机化"分组法，将受试对象分到实验组或对照组，如果有意将有可能治愈的患者分到实验组，而将很少有可能治愈的患者分到对照组，就不可能得出正确的科学结论，这是弄虚作假的不道德行为。

安慰剂对照是临床人体试验设置对照组常用的一种方法。采用安慰剂对照，使患者主观感觉和心理因素等偏因均匀地分布于对照组和实验组，这就可以排除偏因对实验结果的影响。这不是对患者的欺骗，而是对广大患者（包括对照组患者）真正负责的做法。但是，采用安慰剂对照一般应严格限制在不损害患者利益的范围内，患者不能因服用安慰剂带来不良后果。

双盲法是使用安慰剂对照的前提，是让受试者和实验观察者（研究人员）都不知道使用何种药物，以避免受试者和观察者心理因素造成的偏因对实验结果的影响。由于观察者也处于"盲"的地位，这不仅可以保证实验结果的科学性，而且使实验组和对照组的所有受试对象都得到无偏因的医疗照顾，对他们承担着同样的道德义务。因此，双盲法是合乎道德的。

（六）伦理审查原则

卫生部 2007 年颁布实施的《伦理审查办法》规定，开展涉及人的生物医学研究和相关技术应用的机构，必须设立包括医学、伦理学、法学、社会学等专家组成的伦理委员会，凡是涉及人体试验的医学研究和相关技术应用，须经伦理委员会评审、批准，接受伦理委员会的伦理监督。伦理监督原则，是一个程序性伦理原则，通过这个程序性伦理原则来确保前述五项实体性伦理原则的实行。

第三节　临床医学研究中的其他道德问题

一、临床医学研究对受试者选择时的道德原则

临床医学研究对受试者选择要特别慎重，要认真考虑，权衡受试者的负担和受益。只有在利益大于负担，或至少是两者大致平衡，且无大的风险时，方可选作受试者。应从坚持符合受试标准（医学、伦理、法律的），无任何压力，卫生资源的公正、合理分配，受试者承受的经济负担及心理承受力等各个方面因素进行综合考虑。尤其是受试者中的弱势人群，如病情严重渴望救治者，医药卫生知识贫乏者，经济困难者等，他们对上述诸因素往往难以提出自己的主见，一切听从实验者的安排。在这种情况下，对这类受试者的选择更应慎重，要坚持负担和利益的公平分配，使他们的根本权益不受损害。

二、临床医学研究中意外损伤的赔偿问题

在临床医学研究中，尽管经过严密的科研设计，严格按设计程序进行操作，但由于是"试验"，就有可能使受试者受到意外损伤。因此，除了那些可预见的不良反应，并已向受试者或其亲属、组织作过详细说明者外，受试者对意外损伤有权获得公平的赔偿。受试者接受试验，自愿承担一定风险，这是为发展医学科学而愿作出奉献的道德之举。因此，他们在试验中即使无损伤，也应给予一定的补偿，至于受到意外损伤，则更应获得补偿。为此，临床医学科研人员应在科研经费中预算"补偿"性开支，使受试者及时得到补偿。

对造成意外损伤的受试者首先要进行认真的调查了解，做到事实清楚，责任分明，结论准确，处理得当。研究者应诚恳地向受试者说明真相，进行劝慰，取得谅解和配合，并按有关法规或协议进行赔偿。如果受试者意外死亡，受试者亲属有权获得应得的赔偿。研究者（研究单位）有义务向受试者亲属说明情况，进行安慰，并及时给予赔偿。公平合理的赔偿，是研究者（研究单位）应尽的道德责任。

三、临床医学研究中有关审查程序的道德要求

《中华人民共和国执业医师法》规定：医师进行"实验性临床医疗应当经医院批准并征得患者同意"。这既是对临床医学研究的法律要求，也是对临床医学科研的道德要求。

任何临床医学研究在研究工作开展前，都应向专家委员会（或伦理委员会）提出报告，说明试验目的、实施计划、受试者情况、安全保护措施等情况，专家委员会（或伦理委员会）依据是否符合受试者健康状况，是否符合医学目的、符合知情同意、符合受试者利益、符合以动物实验为基础、符合严密的医学科研设计等伦理原则，严格进行审查，并报上级主管部门审批。临床医学实验只有在经过严格的审查程序，获得批准后，方可进行。在研究过程中仍应接受专家委员会（或伦理委员会）及上级主管部门的检查监督，以避免违反医学道德的现象发生，确保受试者的根本利益不受侵害。

第十一章 尸体解剖和器官
移植的道德问题

尸体解剖是医学教育和医学活动的重要组成部分；器官移植是 20 世纪以来医疗技术的新成就之一。正确认识尸体解剖和器官移植的道德问题，确立有关的道德原则，对于促进医学科学的发展，维护人类自身利益，具有重要意义。

第一节 尸体解剖的道德问题

一、尸体解剖的医学价值和道德价值

尸体解剖是医学发展的重要条件。自古以来，中外不少医家都看到了尸体解剖对医学发展的重要意义，并致力于尸体解剖实践。早在战国时代，我国第一部医学经典著作《黄帝内经》中即已有关于人体解剖的记载。《内经》中提到，"若夫八尺之士，皮肉在此。外可度量循切而得之。其尸可解剖而视之，其脏之坚脆，腑之大小，谷之多少，脉之长短……皆有大数"。清代医学家王清任，在临床工作中深感解剖知识的重要。他认为"业医诊病，当先明脏腑"，"治病不明脏，何异于盲子夜行"。正因为他深知"明脏腑"的重要性，所以他才敢于冲破封建礼教的束缚，冒着被判罪的危险，多次亲临刑场，亲赴义冢，观察尸体，终于写成《医林改错》，对古医书中的错误进行订正，为解剖学和临床医学作出了重要贡献。

在国外，也有很多医学家对尸体解剖进行研究，为近代医学发展作出了重要贡献。如比利时医学家安德烈·维萨里（Andreas Vesalius, 1514—1564），以独特的才能，不顾宗教的统治，冒着被杀头的危险，秘密地偷窃墓地的尸体，藏在家中，夜间解剖，终于写成了《人体的构造》这一伟大的解剖学巨著，创立并奠定了人体解剖学的基础，为医学的发展开辟了道路。

随着现代医学科学的发展，尸体解剖越来越显得重要。首先，医学院校正常的尸体解剖是培养医学人才，提高其素质的必要条件。医学生只有通过尸体解剖的学习，获得第一手资料，才能有利于正确理解和掌握关于人体器官的形态结构及其位置的相互关系的知识。也只有在正确认识人体器官形态结构的基础上，才能充分理解其生理过程和病理现象，否则便无法辨别和判断正常与异常，即生理与病理的区别，更不能对人体疾病进行正确的诊断和治疗。其次，病理解剖在认识疾病的实质和提高对疾病的诊疗水平、探索疾病规律等方面具有与其他检查方法和手段无法取代的作用。人们不仅在认识人体结构以及结构与功能的关系时需要尸体解剖，而且在治疗疾病过程中，为了查明原因，吸取教训，改进诊断治疗的方法，更加需要借助于尸体解剖。据国内外报道，临床诊断和病理诊断的完全符合率，一般只能达到75% 左右，大约有 25% 的临床诊断不完全准确，甚至是误诊，而病理解剖诊断一般是准确的。因此，病理解剖是验证临床诊断治疗符合率的最好方法，是提高医学水平的必要手段。通过病理解剖，可以使医师不断积累临床经验，提高诊疗水平，这对医学的发展是十分重要的。

由于尸体解剖如此重要，现在国外一些医学较发达的国家对此十分重视，甚至有的把尸解作为一项不可缺少的死亡处理手续。但在我国，由于几千年封建文化和旧的伦理道德观念的影响，在尸解问题上阻力很大，这对我国医学事业的发展极为不利。再者，法医解剖在处理案件中对于涉及法律问题的暴力性和非暴力性死亡的原因、死亡方式及其规律的专门性问题，进行检验并作出科学结论，为法律的实施提供可靠的医学依据。在实际应用中，法医解剖的对象是尸体，其目的是通过尸解为法律的实施提供科学的诉讼证据。《中华人民共和国刑事诉讼法》的有关条款和中华人民共和国卫生部制定的《解剖尸体规定》，为开展尸体解剖创造了条件。但我国长期以来由于法制不健全，加之人们的法制观念不够强，受传统的伦理道德观念束缚和封建迷信思想的禁锢，以及群众中文化科学知识不普及，影响了法医解剖的发展。因此，至今尸解尚未受到应有的重视，有时还遇到很大阻力。

总之，尸体解剖不仅是搞清人体结构唯一可靠的方法，而且始终是促进医学发展的重要条件之一，其医学科学价值毋庸置疑。因此，为着发展医学的目的，进行尸体解剖是道德的。

为什么这样一件符合道德要求而又造福于人类的事情却受到阻力呢？原因是多方面的，但最主要的原因是旧的伦理道德观念影响。

从伦理学的角度看，为着医学和法医学的目的而进行尸体解剖是完全合乎道德的。旧传统观念认为，人死后，按各民族的习俗进行火葬、土葬、水葬与天葬等处理尸体的办法在伦理学上不存在不道德的问题；那么，为了探明死因，吸取经验教训，将尸体进行解剖，这在道德上无可非议，与火葬、水葬、土葬、天葬并无本质上的区别。现在有很多人自愿捐献遗体作器官移植之用，以便让他人生活得更健康；有的人死后献身解剖，为探明病因、提高临床诊断水平尽义务，或供人体解剖学教学用，为培养医学人才尽力。这是高尚道德情操的表现。

因此，在尸体解剖问题上，必须通过社会舆论的广泛宣传促使人们传统观念的转变，大力宣传尸体解剖对揭示人体及其疾病奥秘的积极作用，让广大群众知晓其必要性和科学性，使人们从传统的旧观念和封建迷信中解脱出来，树立新的人体观和道德观。同时，政府应有相应的立法，使正当的尸体解剖受到法律的保护。

为了促进对尸体解剖的观念转变，医务人员和各级卫生管理干部应身体力行，带头表示身后捐献遗体供解剖之用。这种举动有着极为重要的率先垂范作用。原青岛医学院解剖学教授沈福彭，逝世前在遗嘱中写道："我深知自己在世的日子不会长久了，我已与家人商定，将遗体献给我亲手一点一滴创建起来的人体解剖学教研室"，"如能做成标本，串成骨架，我便能在我所倾心的岗位上站岗了"。这是多么崇高的献身精神！它充分展示了一个医学科学工作者高尚的医德。

二、尸体解剖的道德要求

随着医学科学的发展，尸体解剖将显得越来越重要。但是从总的来看，我国的尸解率太低，尸体解剖还有不少问题有待解决。

从伦理学的要求来说，医务人员一方面要移风易俗，以实际行动去改变人们在尸体解剖问题上的旧伦理观念；另一方面，要考虑人们对尸解的心理定势、道德观念的现状以及医学科学的严肃性，在进行尸解时，必须遵循以下道德要求。

（一）尸体解剖必须用于医学目的或法律目的

尸体解剖是为了人体解剖学的发展和教学的需要，是为了弄清死亡原因的病理解剖和法医鉴定的需要，为了搞清药物的作用机制、治疗方法和疗效的需要，为了器官移植等医疗目的的需要等。为了这些目的而进行的尸体解剖都是符合道德原则的行为。如果不是为了上述目的而进行的尸体解剖，都应视为不道德的行为。

（二）尸体解剖要征得死者生前自愿或亲属同意

有人主张，只要是出于医学目的，即使死者亲属不同意，医师也有权进行尸体解剖，并且应当受到法律的保护。这从医学伦理学的观点来看，既能提高医学诊治技术，又符合社会长远利益，是合乎道德的。但是，这样做还需要一个人们心理承受力和社会认可的转变过程。鉴于我国这方面的法制还不够完善，旧习俗影响还很深，在一般情况下没有经过同意和法律手续而动用尸体，是不允许的，应做好解释说服工作，取得死者生前同意或亲属的同意后才能施行尸体解剖。在特殊情况下，为查明病因、吸取教训、改进诊疗方法，或为了法医鉴定，虽未经得死者生前同意或其亲属的同意，经过特定的有关部门批准，也可以进行尸体解剖。

（三）要爱护和尊重尸体

从发展医学、维护人的尊严出发，我们既反对将尸体神秘化，又提倡尊重爱护尸体。要尊重死者生前或其亲属的正当意愿。特别是对自愿捐献遗体者更应予以爱护和尊重，这不仅是对死者的尊重，也是对死者亲友的尊重。在尸体解剖过程中，医务人员应保持严肃认真的态度，操作严谨，不得任意摆弄，不得嬉笑喧闹，切口及其他操作要按规范进行。这既是体现对死者及其亲属的尊重，也是培养良好医德医风的要求。那种对尸体任意玩弄、乱切乱丢的行为是不道德的；对于奸尸等犯罪行为，则应受到法律的惩处。

第二节　器官移植的道德问题

器官移植分人体器官移植和异种器官移植。人体器官移植是摘取人体的某一具有特定功能的器官（心脏、肺脏、肝脏、肾脏、角膜、胰腺等）的全部或部分，并将其移入同一个体（自体移植）或另一个体（异体移植）的相同部位（常位）或不同部位（异位）的临床医学技术；异种器官移植是将动物身上培植出来的某一器官（细胞）移植到人体某器官的医学技术。前者已广泛应用于临床，后者尚处于初始试验阶段。器官移植技术的研究和应用，冲击着传统的伦理观念，其引发的道德问题越来越引起人们的关注。本节主要是阐述人体器官移植的道德问题。

一、器官移植的历史发展及道德是非之争

人类关于器官移植的设想古已有之。古希腊诗人荷马在《伊利亚特》中曾描述过狮头羊身蛇尾的嵌合体，后来成为古希腊建筑物上的装饰。中国古代也有医师给两个人做心脏交换手术的神话故事。然而，只有在 20 世纪以来，由于医学科学的迅猛发展，才使古人的幻想成为现实。1902 年，卡雷尔（A. Carrell）和古斯里（C. Guthrie）发展了血管缝合技术，使器官移植运用于临床成为可能。1954 年，美国医师墨莱（J. E. Murray）第一次在同卵双生子之间进行了肾移植获得成功。1963 年，哈蒂（J. D. Hardy）报道了肺移植。同年，斯塔茨尔（T. Starzl）

做了第一例常位肝移植。1966年，里列海（R. C. Lillehei）报道了胰腺移植。1967年，南非外科学家巴纳德（C. Barnard）成功地进行了第一例人体心脏移植手术，患者存活了18天。直至20世纪70年代末，随着显微外科技术的不断提高，低温生物学的发展，免疫抑制药的研制成功，以及人体组织移植规律（HLA匹配）的发现，大大提高了器官移植的成功率和延长了受体的存活期，使异体器官移植越来越多地运用于临床，使数以万计的脏器严重损坏的患者重获新生。在我国，虽然器官移植起步较晚，但20世纪80年代以来发展较快，先后开展了包括心、肝、肺、胰腺、肾、角膜在内的多种异体器官移植手术，其水平居世界先进行列。现在低温生物学已达细胞水平，离体器官保存方法日益改进，加之免疫学研究新的突破，使器官移植成了当今医学高科技的重要组成部分。不言而喻，今后异体器官移植将越来越多地应用于临床。

随着器官移植的深入研究和临床应用，人们对其道德是非问题也越来越关注，并且看法不一。第一个探讨器官移植道德问题的是美国学者肯宁汉（B. T. Cunningham）。他在1944年所著的《器官移植的道德》一书中，依据"人类的统一性和博爱"的观点，肯定器官移植在道德上是允许的。他说："为什么一个人间接为了邻居，尚且可以牺牲生命，现在为了同样的目的，直接牺牲的还不是生命，难道就不行吗？"他的这种观点是根据基督教"爱邻居"的精神提出的，因而得到宗教界的赞同。凯蒂（S. S. Kety）指出，以人体作为对象的这种医学行为，"凡是无害者，可以允许；有益者，务必进行"，这是基督教的道德体现。还有的人认为，器官移植符合"总体性"原则。一个有病的人，为了整个机体，可以牺牲一部分机体；一个健康人是属于社会人群这个放大的机体的一部分，他也可为社会人群这一"大机体"而牺牲自己一部分机体。一个人献出自己的器官，尽管失去某脏器，但他在道德上是一个更完美的人。从伦理学观点来看，这是一种利他的、善的行为。

不过，也有人对器官移植持怀疑乃至否定的态度。这主要有三个方面的原因：一是旧伦理观念的影响。中国儒家的封建伦理观认为，人生要全肤，死要厚葬，"身体发肤，受之父母，不敢毁伤，孝之始也"，因而认为解剖尸体是大逆不道，从人的身体上摘取器官更是丧尽天良、十恶不赦之举。我国几千年来，这种旧伦理观对人们的影响很深。直至现在，医务人员要动员死者亲属同意对死者进行病理解剖尚要做很多思想工作，若要及时从死者身上摘取器官就更困难了。二是出于价值观的考虑。在目前技术条件下，一些重要脏器（如心、肝、肺等）的移植，成功率还较低，存活期也较短，而手术、医药费却很昂贵，加之供体和社会医药资源有限，这就提出了器官移植是否值得的问题，以及医药资源如何合理利用的问题。三是人们对供体来源、受体选择、死亡的确定（死亡标准），以及医师的责任等方面提出了种种质疑。

我们认为，人体器官移植虽因技术、经济、伦理等方面的原因，目前还不能普及，但它作为一种救死扶伤的现代医学手段，决不能放弃。人的生命价值是不能单纯用金钱去衡量的。在医药资源和患者经费支付能力能够承受的前提下，应积极运用这一现代技术，尽力抢救患者的生命。当然，在发展器官移植技术的同时，也应同时解决有关的道德问题。

二、供体与受体选择的道德问题

（一）供体选择的道德问题

通常，器官移植的来源有两类：活人身上的健康器官和尸体的活器官，无论是从死人身上还是从活人身上摘取器官，都存在伦理学问题。这主要有：其一是安慰死者亲属与救治活者(受体)生命的矛盾。我国从意外猝死或因病死亡的死者身上摘取器官，一般需得到亲属的同意，但医师如果在死者亲属处于极度悲伤时提出摘取器官的要求，这在道德上似乎太伤情感；而如果待亲属悲伤情绪好转后再作商量，摘取的器官又难以移植成功。其二是确定供体死亡时间的问题。如果为了摘取新鲜的器官而忽视对患者生命的抢救，这是医学道德以及国家法律所不容的；而如果患者确已死亡却还认为他活着，迟迟不作死亡诊断，那么最后摘取的器官又很难移植成功。其三是救治患者(受体)与维护健康人(供体)利益的矛盾。健康人提供器官，要作出自我牺牲，要冒出现并发症和危及预期寿命的风险。供体"舍己救人"的精神值得提倡，但也必须同时考虑其基本的健康利益不受损害。例如，尽管供肾手术是一种较安全的手术，但有时仍有手术并发症(出血、感染)发生；虽然只剩一个肾脏的供体的预期寿命与具有两个肾脏的人的寿命一样长，但如果供体剩下的肾脏一旦遭到损伤或发生病变，供者就会陷入困境。

当今，尽管器官移植技术发展迅速，但由于伦理、社会、法律等方面的原因，供体来源问题一直没有解决，并且供不应求的情况日益严峻。在我国，供体的来源更为困难，大量患者因得不到器官移植手术救治而死亡。我国每年有30多万人死于肝功能衰竭，100多万患者在透析，但只有1%的人才得到移植救助。为了开辟供体的来源，国外一些学者提出了四种选择途径。

1."捐"(自愿捐献)

由死者生前自愿立下口头或书面遗嘱捐献遗体或部分脏器，或由其亲属或代理人代为捐献。1968年美国在公布的《统一组织捐献法》中规定：

(1)任何超过18岁的个人可以捐献他死后身体的全部或一部分用于教学、研究、治疗或移植的目的。

(2)如果个人在死前未作此捐献表示，他的近亲可以如此做，除非已知死者反对。

(3)如果个人已作出这种捐献表示，不能被亲属取消。

因为这个法令强调了知情同意和自愿捐献的原则，所以到1971年，被美国所有的州和哥伦比亚特区所采纳，并且得到多数民众的认同。1968年盖洛普民意测验表明，90%的美国人表示愿意捐献器官。为了使纯粹自发的自愿捐献发展到鼓励自愿捐献，国外一些生命伦理学家建议通过"生前遗嘱"等办法鼓励个人捐献器官，并使其合法化。实践证明，"捐"，确是一种切实可行的供体来源。因为它强调真正的自愿或亲属的知情同意，不会造成伦理或法律问题。

2."取"(推定同意)

即由政府授权给医师，允许他们从尸体身上收集所需的组织和器官。"取"，也有两种形式：一种是国家给予医师以全权来摘取有用的组织和器官，不考虑死者或其亲属的愿望。另一种是法律推定，即只有不存在来自供者或家庭成员的反对时，方可摘取器官。法律推定与自愿捐献的区别在于：前者不强调"自愿"，只要"不反对"即可，供体或其亲属是在医师询问时被动同意摘取器官；后者则强调主动"自愿"。现今，欧洲许多国家已实行推定同意的政策收集器官。但医师在实行时仍存在一些问题，如究竟何时向死者亲属询问他们是否同意，这是很棘手的问题。我们认为，第一种形式的"取"，只有在社会舆论的认同和法规的保护下才能进行。我国目前尚未具备这样的条件，不宜冒昧地实行。在我国目前的情况下，采用第二种形式的"取"较妥。但在实施时，不应在患者濒临死亡时去询问是否"不反对"或患者刚死亡时去询问其亲属是否"不反对"，而应该提前在另外的场合下询问，一般应以签字或录音为据。

3."售"（商品化）

即建立器官市场，允许个人生前或死者由其近亲把器官拍卖给出价最高者。赞成买卖器官的人的主要论据是：①在高度发达的商品社会中，凡是奇缺稀有的东西极易用商品化来解决供求上的不平衡。允许器官上市买卖，可增加器官供应，解决目前器官奇缺的问题。②个人或他委托的代理人有使用和处置他们自己的身体的自由。③器官上市，摘取器官及时，可改善移植的质量，缓和或消除医师、供体和亲属之间的矛盾。

但绝大多数人反对器官商品化，理由是：①个人利用和处置自己的身体的自由不是绝对的，社会对人们利用自己身体的自由是有限制的。如禁止致残自己的肢体；禁止卖淫；规定高空作业必须系安全带；驾驶摩托车要戴安全帽等。②器官上市，把人体各部分看成商品，这是人性的物化，并削弱了利他主义的道德观。器官上市违反了平等公正与人道主义原则。在允许买卖器官的社会，买卖器官，获利者是大贾巨富，只有他们才付得起昂贵的费用购买器官，得到移植，享受这种高技术的好处；而一般民众，特别是贫困线以下者，为了生活只能出售自己或亲属的器官，承受出卖器官后的种种风险。他们迫于生计出卖器官，并非真正的自愿，这违背了"自愿"的伦理原则。我们赞成这种意见。我们实行的是社会主义市场经济，反对把活人的器官作为商品买卖。购买器官，是一种以他人的痛苦来换取自己幸福的不道德行为。

4."换"（信贷交换）

即建立信贷制度。凡是捐献器官的人，他本人或其亲属在未来需要器官移植时，可优先得到供体，但不鼓励受体直接出钱给供体或供体的亲属。这是一种类似社会互救互助的措施，是值得倡导的。

（二）受体选择的道德问题

受体选择虽然没有供体选择那么复杂，但亦存在诸多的道德问题。有人提出，只有用保守疗法无法医治的肾衰竭、心力衰竭、肝衰竭和呼吸衰竭的患者，才能考虑器官移植术。这是不是唯一标准？是否还应同时考虑受体医学心理、社会、经济等因素？对康复潜力很小的患者实施脏器移植术是否适合？在供体供不应求的情况下，优先给谁移植，是按先后排队，还是按出钱的多少，或是按病情的严重程度？如此等等，都是受体选择面临的伦理学难题。

受体选择应根据功利主义和人道主义两种伦理观进行考虑，应从医学标准，如年龄、并发症、移植成功的希望和可能性、预期寿命因素，以及社会价值标准等来权衡利弊，进行选择。当今，一些重要脏器的移植往往带有临床实验的成分，因此，在权衡利弊时，还应考虑其对医学发展的科学价值。

三、器官移植的道德原则

关于器官移植的道德原则，国内外医学界和医学伦理学界作过不少探讨。1968 年，美国医学会提出的以下几点值得我们借鉴。

1.医师首先关心的必须是患者的健康

忠诚于患者是第一位的。这种关心与忠诚必须保持在所有的医疗过程中，包括器官移植的供者和受者。必须注意使供者和受者双方的权利都得到同等的保护。

2.对供体患者不能降低通常的医护标准

对预期的器官移植供体患者，没有理由降低通常医护的标准。对可能是预期的器官供者的患者，医师应提供与之类似的伤病员通常能得到的一切治疗。

3.适时而又准确地确定供体患者的死亡

当移植与生命攸关的单一器官时，除了受者一方的医师外，至少还须有另一个医师确定供者已经死亡。死亡应由医师的临床判断来确定。在确定死亡时，医师应采用当前公认的科学测试方法。

4.坚持知情同意原则

应与供者和受者双方或其亲属或法定代理人充分讨论器官移植的程序，客观地说明已知的危险和可能发生的危害。医师应把对增进科学知识的关心放在第二位，而对患者的关注则是第一位的。

5.尽力争取手术成功

器官移植手术应由经过专门训练、学习，有实验室和临床经验、具有专门医学知识和专业技术的医师来施行；应在具备适当设施，能保护供者和受者双方健康和安全的医疗机构中进行。

6.坚持医学标准

只有在仔细评价其他可能疗法的可能性和有效性之后，才能考虑是否进行器官移植。

7.坚持保密原则

在器官移植手术中，必须保守受者与供者双方个人的秘密。

2008 年 5 月 23 日，世界卫生组织第 123 次会议通过的《世界卫生组织人体细胞、组织和器官移植指导原则》，是值得我们借鉴的重要的器官移植指导原则。

参照外国有关文献，根据我国人文国情，国务院于 2007 年 3 月颁布，同年 5 月 1 日起实施的《人体器官移植条例》（以下简称《条例》），为我国规范实施人体器官移植技术提供了伦理的、法律的保障。

《条例》开宗明义指出：制定本条例是"为了规范人体器官移植，保证医疗质量，保障人体健康，维护公民的合法权益"。《条例》规定：任何组织或者个人不得以任何形式买卖人体器官，不得从事与买卖人体器官有关的活动。人体器官捐献应当遵循自愿、无偿的原则。公民享有捐献或者不捐献其人体器官的权利；任何组织或者个人不得强迫、欺骗或者利诱他人捐献人体器官。任何组织或个人不得摘取未满 18 周岁公民的活体器官。

《条例》规定了医疗机构从事人体器官移植应当具备的条件：有与从事人体器官移植相适应的执业医师和其他医务人员；有满足人体器官移植所需要的设备、设施；有由医学、法学、伦理学等方面专家组成的人体器官移植技术临床应用与伦理委员会；有完善的人体器官移植质量监控等管理制度。

《条例》规定：医疗机构及其医务人员从事人体器官移植，应当遵守伦理原则和人体器官移植技术管理规范。伦理委员会不同意摘取人体器官的，医疗机构不得作出摘取人体器官的决定，医务人员不得摘取人体器官。

《条例》规定：医疗机构及其医务人员在摘取活体器官前，向活体器官捐献人说明器官移植手术的风险、术后注意事项、可能发生的并发症及其预期措施等，并与活体器官捐献人签署知情同情书；查验活体器官捐献人与接受人存在有关血亲、亲情关系等的证明材料；确认除摘取器官产生的直接后果外不会损害活体器官捐献人其他正常的生理功能。

《条例》还规定：从事人体器官移植的医疗机构及其医务人员应当尊重死者的尊严；对摘取器官完毕的尸体，应当进行符合伦理原则的医学处理，除用于移植的器官外，应当恢复尸体原貌。

《条例》的实施，使我国器官移植技术朝着更范围更健康的方向发展。

四、人工脏器应用中的道德问题

我们通常所说的器官移植，是指用人体的健康脏器来置换已丧失功能的脏器。但由于供体来源极其有限，加之许多伦理、法律问题难以解决，故随着现代材料（如纳米材料）科学技术和人工智能技术的发展，人们陆续研制出了可以替代人体脏器功能的机械装置，用以置换已丧失功能的人体脏器，这种机械装置称作人工脏器。

人工脏器的应用，虽然部分地缓解了供体不足的矛盾，并避免了供体选择的某些道德难题，但它的应用，又引发了一系列新的社会、伦理、法律问题。概括起来，主要有：

（一）靠人工脏器生存的人的尊严和生命质量问题

在人体内植入人工脏器，就形成了"人机共存"的生命个体。这时，人的生存，在很大程度上依赖于人工脏器，而不是他自己。"机械"一旦出现故障，人的生命就立即受到致命的威胁。有人问：在这种情况下，人是什么？人生的目的是什么？诚然，人体植入人工骨、人工血管等较简单的人工器材，患者较少感觉不协调，不舒适，即使这类器材出现故障，一般还不至于立即导致人的死亡，但若给人实施人工心脏植入术，其人的尊严就成了问题。首先，人工心脏植入术一般是在患者急需人类心脏供体而又不可得、生命垂危时进行的，这时，为了抢时间，往往未叫患者签署"同意书"就施行手术，即使患者或亲属签署了"同意书"，这时的"同意"不一定是真正的同意。其次，当患者植入人工心脏这类装置后，就完全依赖这种装置生存。这时，患者几乎丧失了人的自主性和尊严。这时，不是人控制"装置"，而是"装置"控制人了。即使这种装置是人工肾，它虽然不植入人体，但接受人工肾治疗的患者，每周要进行2~3次的治疗，每次要4~6小时，人生活、工作的自由受到了极大限制。

人工脏器植入者的生命质量问题是一个不可忽视的社会伦理问题。目前，以人工心脏作供体的心脏移植术不仅成功率很低，而且即使手术成功，患者的存活时间很短，患者在存活期间不过是一个苟延残喘的人，他只能带着严重的身心残疾和痛苦了却余生。植入永久性人工心脏的患者，术后呼吸困难，常出现中风等并发症。因此有人问：这种不仅不能使患者健康长寿，反而使他遭受病痛折磨的处置，符合生命伦理学标准吗？

（二）人工脏器的应用与公正地分配医药资源的矛盾

目前，人工脏器中的人工骨、人工关节、人工瓣膜等，能植入人体内替代5~10年。但是由于机体反应、人工脏器损坏和异常，常常要再次置换。人工肾的治疗要维持到患者离开人世。这都会给患者带来很重的经济负担。据日本统计，人工肾治疗的患者仅占全国同类患者总数的0.2%，但其医疗费却占整个费用的2%。人工肾的普及救了成千上万患者的生命，有的多活十几、几十年。但这同时也造成社会人群患者数目增大、高龄化和重症化的倾向，这也就使医疗费用增大。医药资源分配应以生命质量好坏、社会价值大小和医疗技术高低为主要标准。如果一个接受人工脏器治疗或植入的人，不仅能存活下来，而且能过愉快、有意义的社会生活，那么这样做是值得的，如植入人工骨、人工关节、人工血管等。但若给不可逆昏迷患者植入上述器材或将人工心脏植入患者胸腔，这样的患者生命质量极差，这样处置与其说是延长患者的生命，不如说是延续患者的死亡过程。为此而花费大量的医药资源得不偿失。如果将这些钱中的大部分用于健康卫生教育，促进行为和饮食上的改变，使人们避免罹患心脏病，其效益要好得多。

（三）人工脏器应用中的法律问题

道德与法律互相关联，互为补充，有时是交织在一起的。如权利与义务是一对法律范畴，在医学伦理学里，它又是一对医德范畴。人工脏器的应用也引发了一些与医学伦理学有关的法律问题。瑞典一位名叫雷非·斯顿堡的企业主，由于长时间不交税而受到指控。但他对此指控提出异议，他引证本国一条法律说：当一个人的心脏停止跳动后，这个人即已经死亡。我的心脏停跳已近一年，我是靠人工心脏活着的。此语一出，震惊四座。这里就提出了一个伦理和法律问题：一个靠人工脏器活着的人应对社会负有什么样的责任和义务？还有，人工脏器如果出现故障，造成患者病情恶化和死亡也会产生伦理和法律问题。例如，假如一个人体内植入了几种人工脏器，其中某一人工脏器损坏，并引起其他脏器发生故障，从而导致患者死亡，这时谁承担责任？是主管的医师，还是人工脏器的制作厂商？是哪种脏器的制作厂商？诸如这类问题，使医院当局和法官束手无策。

综上所述，我们认为，从总体上看，人工脏器作为一种医学高科技，在目前人体脏器供体短缺的情况下，应用于器官衰竭、坐以待毙的患者，在伦理上是可以接受的，对这种新技术应持积极态度。例如，如果一旦利用纳米材料技术研制出一种体积小、安全、使用寿命长、无须体外辅助装置的人工心脏，就可以大大缓解目前人类心脏供体供求之间的矛盾。医学技术运用中遇到的技术难题虽然可以靠新的医学技术突破来解决，但是由于人工脏器技术运用的复杂性，不可避免地带来社会、伦理、法律和经济问题。我们应加强这方面的研究，使伦理革命与科技革命同步发展。

第十二章　计划生育与优生道德

计划生育作为我国的一项基本国策，包括控制人口数量和提高人口质量两个方面。优生作为提高人口素质、保证人口质量的重要措施，是我国人口政策的重要组成部分。有效地控制人口数量和提高人口质量，既需要有先进的医学科学技术，也需要有正确的人口道德观念。从我国现状来看，来自伦理道德的阻力远比来自技术方面的困难多得多，严重得多。因此，计划生育与优生工作中的伦理道德问题，便成为医学伦理学重点研究的课题之一。

第一节　计划生育道德

一、树立正确的人口观、生育观

（一）旧的伦理观对人口和生育的影响

在我国 2000 多年的封建统治时代里形成的生育观和人口观，受封建伦理道德观念和宗教迷信思想的影响很深。人们把早生、多生、重男轻女的生育行为看成是天经地义的德行，甚至将此与"积德行善""祖辈有德"联系在一起。"不孝有三，无后为大"的封建道德生育观视没有生育男孩（"无后"）是最大的不孝。这种陈腐的生育观成为长期束缚广大妇女的精神枷锁。

然而，值得注意的是，在当前我国一些较落后的地区，这种封建道德生育观至今仍在部分人的头脑中作祟，因而不顾计划生育政策，千方百计地多生、超生，特别是想多生男孩。这种滥生行为如不禁止，将给社会带来严重后果：一是造成我国人口增长失控，造成更严峻的人口危机；二是造成男、女性比例失调，由此而引发一系列社会问题。因此，要克服计划生育工作中的障碍，就必须摒弃旧的生育观、人口观，树立新的生育观和人口观。

（二）新的生育观、人口观要求两种生产的发展必须相适应

所谓两种生产，是指物质资料的生产和人类自身的生产。

马克思主义人口理论以辩证唯物主义与历史唯物主义为基础，把人口现象、人口过程、人口规律放到生产力与生产关系、经济基础与上层建筑矛盾中去考察，从而科学地阐明人口发展运动变化的客观规律，提出"两种生产"的观点：即物质生产与人类自身生产（种的繁衍）的概念。

两种生产都是人类社会存在、延续和发展的必要的客观物质条件。社会要存在和发展就必须有人，有人口生产和再生产，因为人是社会的主体。同样，社会的存在和发展还必须有物质资料的生产和再生产，无此，人类也不能存在和发展。两种生产之间的关系是辩证统一的。如果一个国家或地区人口过多，人口增长过快，就会影响人民生活水平的提高，影响积累与消费的平衡，影响扩大再生产，从而延缓社会的发展。所以，人类自身生产与物质资料生产必须保持最优的比例关系，才能充分地满足人类最大限度的物质生活需要。

（三）新的生育观、人口观要求控制人口

人类"能够从道德上限制生殖的本能"（《马克思恩格斯全集》第1卷，第621页），是人类社会进步的表现。只有彻底改变旧的生育观念，树立正确的人口观、生育观，才能促进计划生育政策的贯彻、落实。

随着社会的发展和科学的进步，带来了社会生产力的不断发展，致使人民的生活水平不断提高，人口死亡率大幅度下降，出生率上升，人口自然增长率迅速增高。就世界人口总数来看，截至1999年10月就已突破60亿。我国1990年第四次全国人口普查，总人数已达11.3亿；1995年已突破12亿，占世界总人口的1/5以上。2000年第五次人口普查结果表明，全国人口已突破13亿。巨大的人口压力同社会主义的发展产生了尖锐的矛盾，给中华民族带来了诸如吃饭、住房、就业、交通、教育、能源、生态等一系列问题。

人口的现状与事实表明，人口非控制不可。对于这个问题，早在20世纪50年代，毛泽东就曾经指出：我们作计划、办事、想问题都要从我国6亿人口这一点出发，千万不要忘记这一点。在毛泽东这一思想影响下，以马寅初为代表的社会学家，提出了要控制人口的种种建议，并发表了《新人口论》。《新人口论》的中心思想是：我国人口繁殖太快，人口多，资金少，影响工业化进程，影响人民生活提高；要求控制人口数量，提高人口质量。这一思想具有真知灼见。但后来竟被当作马尔萨斯主义来批判。在20世纪60至70年代，我国出现新中国成立后的第二个生育高峰，人口突破8亿，每年以净增2000多万人口的速度向9亿靠近。面对这一形势，党中央和毛主席再次提出"人口非控制不行"。

20世纪80年代，计划生育政策写进宪法。在党的第十二次全国代表大会上又规定"计划生育是我国的基本国策"。以后，又将人口质量问题提到了应有的高度，并恢复了对优生学的研究和宣传。30年来整个国家，从理论到政策，从组织到实践，实行全社会的自觉的、有计划的人口调节，使计划生育工作取得了显著成绩，从2009年至2015年，我国人口一直控制在13亿多的范围内。

当然，计划生育不等于永远实施"独生子女"政策。鉴于近年来出生率不断下滑，劳动力数量收缩，人口老龄化，2015年10月中央宣布，允许所有夫妇生育两个孩子，这也是国家可持续发展的需要。

二、计划生育工作中的道德

（一）医务人员在计划生育工作中的道德要求

计划生育作为我国的一项基本国策，是符合我国国情的一项具有现实和历史意义的重大战略决策。不断提高对计划生育工作的认识，积极为计划生育和优生优育提供技术服务，是医务人员责无旁贷的任务。但计划生育工作不但是一项技术过硬的工作，而且也是一项政策性很强的工作。所以，医务人员除了要遵循一般医学道德规范外，还应遵循与计划生育工作相联系的特殊的道德要求。

1. 热情宣传，具体指导

计划生育对象一般是健康人，他们来医院检查和接受手术时，往往存在着各种思想顾虑，有的害怕手术，担心术后出现后遗症；有的对计划生育意义认识不足，甚至有抵触情绪而处于一种消极、被动的状况。

医务人员既是计划生育工作的技术服务者，又是计划生育政策的宣传者。所以，要针对服务对象的不同思想状况，开展宣传教育和做好思想工作。对那些对计划生育抱抵触情绪的，要宣传计划生育的重要意义，批判旧的生育观、人口观，宣传新的生育观和人口观，帮助他们澄清模糊认识，使计划生育成为人民群众的自觉行动。对那些害怕手术，有各种思想顾虑的手术对象，要理解他们的心理，宣传科学知识，说明计划生育手术的安全、可靠性，使他们相信科学。此外，加强计划生育技术的指导，也是医务人员应尽的职责，要根据服务对象的不同身体情况，介绍各种方法的实际效果，以指导他们因人制宜地采取适当的节育或绝育措施。

2. 钻研技术，精益求精

绝育、引产及人工流产等计划生育手术，虽属于"小手术"，但它直接关系到国家计划生育政策的严肃性。手术质量的好坏，对受术者个人、集体、国家的影响都很大。确保手术安全，保护受术者的身心健康，是计划生育手术的基本要求，也是医务人员应尽的职责和道德责任。

所以，医务人员在实施计划生育手术工作中，必须严格按照《节育手术常规》办事，严谨细致，精心操作。要做到：术前做好各种检查，严格掌握手术适应证和禁忌证；术中严格把好质量关，认真细致，一丝不苟，保证受术者的安全和身体健康；手术后，要精心护理，促使其伤口早日愈合，恢复健康。

医务人员要刻苦钻研技术，进行节育、绝育手术的技术、药物和器械研究，使节育和绝育技术不断向更加安全、可靠、简便、无痛、无不良反应的方向发展。

3. 尊重人格，严格保密

在计划生育手术中，坚持保密原则，尊重妇女人格，对医务人员来说这是很重要的道德要求。如在人流、引产手术中，有时有一些未婚先孕的女子要求手术。她们当中，虽然有一些人怀孕是因为自己的不轨行为所致，应受到道德舆论的谴责；但是，也有一些是被诱骗、奸污所致，身心受到严重创伤，有着难言的隐衷。作为医务人员，不论她们是何种情况，都要对她们的事实过程保密，绝不能传播、张扬。要尊重她们的人格，不能讽刺讥笑，不能以任何形式对她们进行刁难，更不能用粗鲁的手术方式对她们进行惩罚，使她们的身心再次受到创伤，否则势必带来不良的后果。此外，作为医务人员，不得借工作之便，行任何轻浮放荡行为。男医师对妇女进行内诊或手术时，必须有第三者在场。对那些借工作之便侮辱甚至奸污妇女的行为，应受到法律的制裁。

4. 执行政策，遵纪守法

计划生育手术是一项政策性很强的工作，那种强迫命令、绳捆索绑的强制性做法是违反计划生育政策的，是非人道的行为。医务人员必须认真执行计划生育各项政策，以严肃认真的科学态度和高度的责任感做好计划生育手术。同时也应禁止不在医疗机构、不经完备的手术程序而私自进行堕胎的非法行为。对无视医学道德和国家法令而参与私自堕胎的江湖骗子或国家医疗卫生人员，不论动机如何，都应该受到道义上的谴责。另外，医务人员更不能参与非法的取环，开假证明，从中索取私利等违法乱纪活动。

(二)人工流产、引产的道德问题

人工流产、引产作为终止妊娠是行之有效的方法，使用已久。但关于其道德是非，迄今仍争论不休。争论的焦点是关于胎儿的生命权利问题。长期以来，占主导地位的传统伦理观认为，生命是神圣的，胎儿也是一条生命，从受精卵起就有了生命的内在价值，应该享有人的生存权利。因此，如果为了母亲身体健康而施行人工流产尚可以接受，但若为了控制人口的增长，则不能接受。另一种是根据马克思主义关于人的本质的理论认为，人的本质不仅在于生物属性，而且还在于社会属性。人的完整含义包括两个方面：既具有生物学生命，又具有人格生命；既具有生物属性，又具有社会属性。现代伦理学认为，作为有生命道德价值的人，既需要有生物学生命，又需要具有人格生命。一个失去了自我意识的人，是不具有人类的人格生命的，因而不是一个完整的人。胎儿不论发育到何种程度，在其没有离开母体成为婴儿以前，不具有人类的人格生命，因而也不是一个完整的人，最多是一个"潜在的人"，一个只是具有人类生物学生命的特殊实体。

那么，胎儿是否有出生的权利呢？这要有一定的条件，也就是说生存权必须遵守社会规则，以不干涉他人生命为前提，否则就没有出生的权利。因为受精卵和胎儿的发育，一方面取决于它的生物结构，另一方面还取决于是否有适应其发育的生理环境和社会环境。如果胎儿发育会影响母体的健康乃至导致生命危险，当然需要堕胎。在人口过度膨胀的中国，人口增长数量大大地影响了社会生产和人民的生活。放宽对人工流产的限制，放宽引产的期限，都是符合人民利益和计划生育政策的。因此，根据母亲的身体状况和意愿以及社会利益，为节制生育而施行人工流产、引产，在道德上是应当肯定的。这样做，虽然牺牲了一些胎儿，但留下来的可以得到更好的照顾，有更好的前途。

我们承认人工流产、引产的道德是合理的，但并不意味着能滥用。人工流产手术虽然较简单，但它却需要在非直视下依靠触觉进行手术操作，而且不同受术者，其子宫大小、位置和宫颈管松紧度不相同，稍有疏忽就会造成不良后果。引产术因妊娠到了中晚期，胎体已大，子宫处于不太敏感的状态，引产不仅困难，而且发生并发症的机会也较多，所以，只有在以下情况才能实施：

（1）为了母亲的身心健康。

（2）妊娠可能或肯定是一个严重的缺损胎儿。

（3）妊娠是强奸或乱伦的结果。

（4）未婚先孕及其他社会原因。

（5）夫妇无养育能力，或其家庭原因，不宜生育。

（6）夫妇双方不愿要孩子。

（7）控制人口增长或计划外孕，需要终止妊娠。

因此从受术者利益来看，为了避免器官损伤与并发症给母体带来较大的痛苦，应坚持提倡避孕为主，尽量减少和避免人工流产，尤其是大月份引产。人工流产、引产只能作为避孕失败的一种补救措施，不宜反复多次采用。

（三）绝育的道德问题

绝育是用手术的方法剥夺生育能力，达到永久性不孕。男女双方皆可施行绝育。男性施行输精管结扎术，女性施行输卵管结扎术，从而阻断精子与卵子相结合而达到不孕。

绝育有如下的目的。

治疗目的：如果继续怀孕，对母体和胎儿会带来致命的危险，通过绝育可以保证母体平安。

优生目的：防止患有严重遗传性疾病夫妇的不良遗传基因传给下一代，改善人类基因库的质量，造福于社会。

避孕目的：为了使夫妇不再生孩子或由于夫妇个人的考虑，或由于控制人口、提高人口质量等社会的需要。

绝育使婚姻成为不再生育的婚姻，从旧的伦理观来看是不道德的，但从绝育的目的来看，无论是个人，还是社会都是合理的、道德的。为了控制人口的激增，我国鼓励已有孩子的夫妇绝育，是有利于国家、有利于个人、有利于子孙后代的大好事。

绝育手术虽然是一种避孕技术，但一般是不可逆的。因此，施行绝育手术应遵循以下原则：一是"知情同意"的原则。尽管绝育手术后可以用手术的方法再复通，恢复其生育的功能，但至今成功率较低，并增加了受术者的痛苦和经济负担。所以根据知情同意的原则，应该告诉受术者绝育手术后的不可逆性，医务人员不能作出复通手术一定成功的保证，更不能用绝育手术后可以恢复生育的许诺劝诱人们接受绝育手术。要合理选择手术时机，充分考虑受术者的生理条件，使受术者自愿乐意接受手术，不采取强迫的做法。二是"因人制宜"的原则。手术对象则应根据受术者的身体状况、家庭子女多少，因人制宜地采取不同的绝育方式。据国外资料统计，美国100万结扎术中，男性占80%，女性占20%。在我国，是女方手术还是男方手术，则具体情况具体实施，不要强求一律。

第二节　优生工作中的道德

一、现代优生学的含义及其社会意义

优生学是由遗传学、生物医学、心理学、社会学和人口学互相渗透而发展起来的，研究改善人群遗传素质的一门应用科学。

优生学作为一门科学，产生于19世纪80年代。英国生物学家高尔顿（Francis Galton）于1883年首先采用了"优生学"（eugenics）这一术语。后来，美国的遗传学家斯特恩（Stern）于1960年又将优生学分为预防性优生学和演进性优生学。前者如遗传咨询、产前诊断等，致力于预防严重的遗传病和先天性疾病个体的出生，即劣质个体的减少和消除；后者如生殖工程、遗传工程等，是促进体力和智力优秀的个体繁衍，即使优秀个体扩展。

其实，优生思想在我国由来已久，古代劳动人民就有了同姓不宜通婚等优生思想的萌芽。但真正从人类遗传学的观点开展研究工作，作为一门科学开展活动，仅100余年的历史。可以说，优生学是一门古老而又年轻的科学。

现代优生学为人类社会未来、世界民族的兴旺发达，控制人口增长，提高人口素质有着深刻的社会意义，显示了强大的生命力。在人口再生产中，如何实现优生成为了人类普遍关心的问题。

人口素质或质量的含义是多方面的，它包括人体的生理功能和精神状态、科学文化水平及生产劳动技能等。目前，我国向社会提供的优生技术服务主要是改善我国人口的生理素质。如果让大量的严重残缺的个体出生，将给家庭、国家、社会带来沉重的经济负担与精神压力。

如按2‰发病率推算，目前我国大约有"先天愚型"呆傻儿260余万人。这些人不仅不能为社会创造财富，相反还要消耗社会大量的财富，无疑是一件不幸的事情，显然不利于社会的发展。我国提倡一对夫妇只生一个孩子，这样做的目的是为了提高全民族的素质和人民的生活水平，做到一代更比一代强。作为父母都希望自己有一个身体健康、聪明活泼的孩子。因此，开展优生学的研究，提供优生服务，关系到千家万户下一代的健康，关系到中华民族的繁荣昌盛，关系到社会主义现代化建设，对提高人口素质有十分重要的意义。

二、遗传咨询和婚前检查中的道德要求

（一）遗传咨询的含义、对象

遗传咨询又称"遗传商谈"或"遗传劝导"。通过遗传咨询可以预先知道如何阻断遗传病的延续，杜绝先天性畸形的个体出生，保证后代体魄强健。它是医务人员和医学遗传学专业人员对有遗传病、先天性疾病的患者及其亲属，以及近亲婚配者，提出有关疾病的原因、疾病的诊断和预后，对遗传规律以及子女中的某种疾病的再发危险率等问题进行科学解答，提出建议与忠告。

遗传咨询的主要对象是：

（1）已确诊或怀疑为遗传病患者及其血缘亲属。

（2）原发性不孕症患者夫妇。

（3）近亲恋爱的情侣或近亲婚配的夫妇。

（4）有原因不明的习惯性流产、早产、死产、死胎史的夫妇及连续发生原因不明疾病的家庭。

（5）有遗传性疾病家族史的拟结婚者、夫妇或生育者。

（6）易位染色体或致病基因携带者。

（7）原发性智力低下、先天畸形患者及其血缘亲属。

（8）早孕期间有致畸因素接触史者。

（9）35 岁以上的初龄孕妇和曾生育过畸形儿的夫妇。

（10）性发育异常者。

（二）遗传咨询步骤

1. 对疾病作出正确的诊断

对咨询者家庭中所有的患病人员以及病员的一级血缘亲属详细了解其病史，并进行全面的体格检查，根据具体情况作相应的实验室检查，最后进行综合分析，作出符合实际的诊断。

2. 收集准确完整的家谱资料

对患者三代家庭历史要作详细的调查，绘制成系谱图，最后对系谱图进行分析，以判断是否有遗传病，是何种遗传病。

3. 估算出遗传病的再发危险率

再发危险率是指某一种遗传病在一个孩子身上出现以后，再出生孩子再患此病的危险程度，证明患者是否可以生育。

4. 对咨询者提出建议与忠告

医师对通过上述步骤所得到的资料，进行分析诊断以后，对再发危险率较小者，可让就诊者及亲属自行商量是否结婚与生育；对再发危险率大者，应忠告最好不要结婚或婚后不要生育。

（三）婚前检查的意义

父母的健康是子女身体健康的基础与保证。男女青年在相爱的时候，则很少考虑日后的优生。在结婚登记前，男女双方分别进行一次客观的、科学的检查，并与医师一起商谈，这对建立幸福的家庭是很有好处的。结婚是成年男女建立家庭的开始，婚后生活和睦，不仅关

系家庭幸福，更重要的是关系到孕育健康的下一代，关系到国家的兴旺、民族的繁衍；同时，坚持执行婚前检查，对于降低严重遗传性疾病或严重先天性缺陷的个体出生率，实现优生，也是有积极意义的。为此，一些国家以法律规定，在结婚之前男女双方要交换健康诊断书。我国虽未作强制性规定，但提倡婚前检查，因为这是提高人口素质的措施之一。婚前检查有着丰富的内容：询问男女双方家族的健康情况，着重询问有无遗传病史、精神病史，进行全面的体格检查和必要的化验报告，生殖器官的检查及一些特殊的专科检查，进行有关性知识的教育，根据具体情况进行简单的治疗与处理，以达到婚后幸福的目的。由此可见，婚前检查无论对家庭还是对社会，均具有重要的意义。

(四)遗传咨询与婚前检查的道德要求

在遗传咨询与婚前检查的工作中，由于咨询者与检查者不同，他们的实际情况、愿望要求、心理状态各不相同。因此，我们必须以人道主义为准则，严守医学道德以取得他们的信任与合作，才能得到可靠的资料，作出正确的诊断，搞好遗传咨询与婚前检查工作。

1. 遗传咨询的道德要求

遗传咨询是预防性优生学的重要组成部分，是推行优生工作的主要措施之一。遗传咨询的医师要在尊重个人和家庭隐私的前提下，给予求咨者和家庭充分的必要的信息。因此，医师在进行遗传咨询时，在询问病史及家族史时，言谈举止要文雅，要关心体贴被询问者，使医师在他们心目中占有相当的分量，并耐心向他们介绍有关遗传学知识。对有致病基因影响下一代健康而感到痛苦、内疚，甚至影响家庭关系的患者和有遗传病基因的携带者，要向其家属或亲属讲清楚，帮助他们减轻思想负担，解除家庭人员对他们的误解；对有出生缺陷或生殖器畸形患者，应说明原因，介绍矫正的方法，解除其痛苦，绝对不要用"白痴""兔唇"等恶性刺激的字眼询问他们，使他们感到难堪，以免引起不良的后果。任何粗枝大叶的草率从事，毫无根据的主观臆断，以恐吓或戏谑的语言作答，过于绝对地作出肯定与否定的结论，都是不符合医学道德的，也不利于咨询工作，有可能会造成很坏的社会后果。

2. 婚前检查的道德要求

婚前检查是一项严肃认真的社会卫生保健工作，同优生工作有着密切的联系，要求受检者忠实坦率，互相配合，搞好此项检查。因此，在婚前检查过程中，医务人员必须严格执行国家及地方政府颁布的有关法规或指令，遵循医德规范，以高度的责任感，按照婚检常规，逐一实施婚检项目。一般对未婚女子不作阴道检查，只作视诊与肛查；必要时须在征得本人及亲属同意下，方可作阴道检查，并为检查者严格保密。检查中如发现有直系血亲或三代以内旁系血亲，或婚配双方均患有严重智力低下者，应劝阻他们结婚和通过法律手段禁止结婚；对患有急性传染病如麻风病、性病者，应告知他们积极治疗，待病愈后再结婚；对婚后有可能生出严重遗传病患儿的男女双方，应力劝其解除婚约或做婚前绝育，以阻止遗传病的蔓延。通过婚前检查、指导，使他们自觉地合理地决定自己的婚姻大事，安排生育计划，做好孕期保健，保证胎儿的正常发育。绝不能以淫邪之念而巧立名目超常规检查，这是医德败坏的恶劣行径。

总之，优生是计划生育工作中的重要组成部分，是一项社会性很强的工作，它面临着各种人际关系。各种优生措施的推行要冲破传统的伦理观念、不良习俗、封建迷信等所造成的障碍。因此，从事优生工作的医务人员，既要具备一定的优生学理论和专业技能，又要以特殊的医学道德要求规范自己的职业行为。进行遗传咨询和婚前检查，既符合家庭的利益，又符合国家与社会的利益，是社会主义高尚医德所在。

三、产前诊断和围产期保健中的道德要求

产前诊断又称"宫内诊断"或"出生前诊断"，即通过直接或间接地对孕期胚胎或胎儿进行生长和功能状况的检测，了解胎儿的外表结构、对胎儿的染色体进行核分析、检测胎儿细胞的生化成分或进行基因分析，从而对某些胎儿的先天性疾病或遗传病作出诊断。产前诊断是20世纪70年代发展起来的新兴技术手段。它不同于对一般孕妇的产前检查，而是用专门的检测手段，在胎儿出生前即已查明胎儿是否患有遗传性疾病和先天性畸形。常规产前诊断包括羊膜穿刺和绒毛取样。主要是采用基因检测、分析、影像技术、细胞遗传学、分子生物学等技术进行产前诊断。通过产前诊断，在妊娠早期就可以把严重智力障碍等遗传病胎儿、畸形胎儿作出确诊，并通过进行人工流产终止妊娠，以阻止这类胎儿出生，有效防止有害基因的遗传。在实际工作中，由于群众对产前诊断尚缺乏了解，常常拒绝作检查，因此还需医务人员运用多种形式进行广泛宣传，动之以情，晓之以理，广开检查之门，大力普及这方面的科学知识，严格掌握产前诊断和选择性人工流产的标准。随着产前诊断的迅速发展，科学技术的不断完善以及优生知识的普及与深入，相信那些能阻断不良遗传素质传递的技术会越来越受到广大群众的欢迎。所以，产前诊断在计划生育工作中占有重要的地位，是实行优生优育，控制人口数量、提高人口素质的有效办法。

必须指出，以优生为目的，进行产前诊断，在医学道德上是值得称道的。但是，如果医务人员为了满足服务对象"要男舍女"的要求，而进行产前诊断，则是对社会不负责任的不道德行为。因此，医务人员应慎重掌握和选择适应证和禁忌证，控制临床应用范围。如为了诊断性连锁疾病，可通过B超检查测定胎儿性别。有的夫妇并无此类疾病，为了生一个男孩要求对胎儿单纯作性别测定，提供是否继续妊娠的选择依据。如果医务人员迎合"重男轻女"的思想，对要求产前诊断者，来者不拒，这样将可能导致整个社会的性别比例失调，造成严重的社会问题。医务人员用现代医学技术去强化"重男轻女"的陈腐封建观念，显然是违背医学道德的。

围产医学是一门新兴科学，是妇幼保健、优生学的重要研究课题之一，是关系国富民强的一门科学。

围产儿的保健是围产医学在预防保健工作中的具体应用，它的目的是对妊娠28周至产后1周内，以母体为中心进行系统的监测和保健指导。妊娠期应加强营养，调节各种营养素的结构比例，以保证胎儿正常发育的需要。对高危妊娠，除了尽可能地满足设备方面的要求外，还应采取积极的预防与抢救措施，防止并发症的发生；对孕妇分娩前的阵痛和紧张，应该精心护理，热情服务。对生命垂危的围产儿和新生儿，只要有一线生机，医务人员都应千方百计让他们活下来，这从道义上讲才是尽了自己的责任。如果遇到严重缺残的新生儿严重窒息，围产期保健与优生发生矛盾时，要从实际出发，保健服从优生；如果严重缺残儿是舍弃对象，在其亲属和产妇知情同意并在知情同意书上签字后，可以舍弃。对严重窒息的新生儿，估计预后不佳者，可及时向其亲属讲清利害关系，在征得其亲属与产妇同意并签字后可予以舍弃。医务人员对孕妇、胎儿、新生儿的各种疾病进行防治，对胎儿的成长和健康进行预测和监护，从而降低了孕产妇死亡率、围产儿死亡率和缺残儿出生率，这也是医务人员职业道德所要求的。

四、严重缺陷新生儿处置的道德问题

由于采用了各项优生措施，从科学地选择配偶到注意妊娠早期保健，避免致畸因素的影响，加强围生期保健及研究分娩预防产伤，特别是通过遗传咨询、产前诊断、选择性流产等，大大地减少了先天性畸形、遗传病和严重缺陷胎儿的产生。但上述措施并不一定一下子被人们理解、掌握和实施，因而总有一定数量的严重缺陷新生儿出生。如何处理这类严重缺陷新生儿，无疑是一个十分棘手的问题。对其道德是非，至今争论不休。一种观点认为，严重缺陷新生儿有生存的权利，剥夺其生存权利是不人道的，家庭与社会应为他们提供必要的生活和医疗服务；同时，从医疗发展的角度看，今天不能治疗的严重缺陷，明天或许可能治疗。多数学者们认为，不论从生命的质量角度考虑，还是从社会利益角度考虑，对目前尚无治疗方法的严重缺陷新生儿，在其父母的同意下，按"超生儿"引产处理，符合社会与家庭利益，是道德的。学者们特别指出，对严重缺陷新生儿严重到何种程度可以放弃治疗，需要制定舍弃的标准和类别，建立一个大家可以接受的决策程序，才能处理好这类患儿。首先要根据严重缺陷新生儿的临床症状和体征制定舍弃标准，并制定有关法规。然后根据舍弃标准和法规，严格按照一定的程序进行处置。在实际工作中，医师应根据临床症状与体征及各种辅助检查作出诊断，由主任（副主任）医师、主治医师或医师、助产士或护士三级医护人员依据舍弃标准和法规对缺陷新生儿提出舍弃、选择舍弃、不舍弃意见，共同签字，并向严重缺陷新生儿父母详细说明新生儿临床诊断状况及医务人员对新生儿处置的意见和建议，在新生儿父母充分知情并签字同意后，方可处置。

总之，严重缺陷新生儿的处置是一个极为复杂而又十分敏感的问题。因此，在处置工作中要坚持三个最基本的原则。一是要坚持合法原则。为使对严重缺陷新生儿的处置有法可依，需由国家制定有关法规，对处置的操作标准、处置的程序、处置的方法给予明确规定。二是要坚持科学原则。对是否属于严重缺陷的新生儿，要严格依据临床医学的检查进行科学的鉴别，绝不可将那些仅有轻度先天缺陷（如并指、小血管瘤、单纯唇裂等）新生儿列为舍弃对象。三是要坚持合情原则。要考虑公众对严重缺陷新生儿处置的心理承受能力，更要考虑新生儿家庭亲属（尤其是生育父母）的感情承受能力，必须坚持知情同意的原则，在其亲属自愿的前提下施行。

第十三章　人类辅助生殖工程和
遗传工程的伦理问题

随着细胞生物科学技术和分子生物科学技术在医学领域的运用与发展，人类辅助生殖工程和医学遗传工程由科学实验进入到了临床应用，尤其是20世纪末期到现在，人类辅助生殖技术不断完善，治疗性克隆、基因诊断和基因治疗的成果不断涌现，采用活性生物制剂、基因芯片等为人类攻克疑难病症、维护人类健康带来了前所未有的新希望。与此同时，这些新兴的科学技术的临床应用也带来了人类社会伦理方面的新问题，迫切需要我们以积极的态度，去寻求合理使用的正确方法，用统一认可的规范为其提供正确的伦理导向和调控原则，使之造福人类。

第一节　人类辅助生殖工程的伦理问题

一、人类辅助生殖工程及其道德评价

（一）人类辅助生殖工程的概念

人类辅助生殖工程（assisted reproductive technology，ART）一般是指利用人类辅助生殖技术包括胚胎移植、基因技术、克隆技术、免疫技术等干预生殖过程的，旨在减少胎儿遗传和免疫缺陷、解决不孕不育的系统工程。它一般包括人工授精和体外受精－胚胎移植及其衍生技术两大类。试管婴儿就是使用该技术的体外受精－胚胎移植方法生育的婴儿。世界首例试管婴儿的诞生被誉为继心脏移植成功后20世纪医学界的又一奇迹。

1. 人工授精（artificial insemination，AI）

人工授精是将丈夫或他人的精子输入排卵期受方的阴道或子宫内或输卵管内或宫腔内使之受孕。因而人工授精分为夫精人工授精（artificial insemination by husband，AIH）和供精人工授精（artificial insemination by donor，AID）。前者选用的是丈夫的精液；后者使用的是他人（供精者）的精液。人工授精代替性交，主要用来解决丈夫不育症引起的不育问题。利用 AIH 的原因是由于丈夫生理或心理的障碍，不能通过性交受精，或因为丈夫患精子缺少症（精子正常，但正常射精时精子数太少）。利用 AID 的原因是丈夫不育或有严重的遗传病或遗传病家族史，或 Rh 不相容。因为人工授精可解决丈夫不育症的问题，所以它逐渐引起人们的重视，在美、英等国已广泛运用于临床。估计美国每年总计有1万多人通过人工授精怀孕。

为了储备精子，以便随时选用，生殖学家们研究建立了储存精子的装置——精子库，将优质精子置于零下196℃的液氮中，冷冻和低温长期保存，待施行人工授精术时，再取出冷冻精子，解冻复苏后使用。随着人工授精的广泛开展和冷冻精液技术的进一步提高、完善，在一些发达国家中，如美、英、法、意等国都先后建立了精子库。

我国虽然到20世纪80年代才开始冷冻人工授精的研究和运用，但发展较快，原湖南医

科大学著名人类和医学遗传学家卢惠霖教授、卢光琇教授和助手们，于1981年开始人类精液冷冻储存的研究，1983年用冷冻精液人工授精获得成功。1984年，上海第二医科大学用洗涤过的丈夫精子施行人工授精，也获得成功。

2. 体外受精－胚胎移植(in vitro fertilization and embryo transfer, IVF－ET)

体外受精－胚胎移植是从人体取出卵母细胞和精子，在体外(特备的试管或培养器皿中)受精发育，待卵裂进行到4~8细胞时，将幼胚从体外移植到受方子宫内，让其继续发育至分娩。有报道，应用培养术，可使胚胎培养至囊胚期再移植，妊娠率高达50%。一次移植的胚胎数以2~3枚为宜。

体外受精－胚胎移植及其衍生技术，目前主要包括体外受精－胚胎移植、配子－合子输卵管移植或宫腔内移植、卵胞浆内单精子注射、植入前胚胎遗传学诊断、卵子赠送、胚胎赠送等。

为了储备卵子和胚胎，生殖学家们在建立冷冻精子库的基础上，又建立了冷冻卵子库和冷冻胚胎库。

1978年7月25日，世界上第一个试管婴儿路易丝·布朗(Louise Broun)在英国诞生。此后该项研究发展极为迅速，到1981年已扩展到10多个国家。1988年3月10日，我国第一个试管婴儿在原北京医科大学第三附属医院诞生。同年6月7日，我国第一例供胚移植试管婴儿在原湖南医科大学第二附属医院诞生。在新技术方面，山东省医院报道我国首例配子子宫腔内移植妊娠成功，于1992年5月分娩。中山医科大学进行显微操作卵细胞浆内单精子注射(ICSI)试管婴儿于1996年4月诞生。至今，我国的试管婴儿技术已跻身国际先进行列。

由于体外受精的幼胚可以植入任何一个可以怀孕的妇女的子宫内孕育，于是在西方国家出现了"借腹怀胎"的现象，出现了代人怀孕的"代理母亲"(surrogate mother)和经营这类"业务"的代人怀胎生育公司。

3. 无性生殖(clone)

无性生殖又称"克隆"，在台湾与港澳一般意译为复制或转殖，是利用生物技术由无性生殖产生与原个体有完全相同基因组之后代的过程。无性生殖在自然界中早已存在，例如同卵双生子就是自然的克隆。

在生物遗传学上，人工克隆通常用在两个方面：克隆一个基因或是克隆一个物种。1998年2月27日，英国爱丁堡罗斯林研究所(Roslin Institute)胚胎学家维尔穆特(I. Wilmut)等在《自然》杂志上向世界宣布，他们成功地克隆了一只叫"多莉"(Dolly)的羔羊。这一研究成果打破了"用动物体细胞无法培养成新个体"的论断，在胚胎发育理论上和克隆技术上取得了划时代的突破。2005年8月8日，中国农业大学第一头供体细胞克隆猪(小香猪)成功诞生。克隆羊"多莉"等的诞生表明，人类无性生殖的主要技术障碍已经排除，"克隆人"的诞生已不再是科幻和假设。单从技术上看，在21世纪从实验室里"制造"出人来并非不可能。

目前的克隆研究仅限于动物的生殖性克隆和人类疾病的治疗性克隆。人类的生殖性克隆即"克隆人"有许多未解决的问题，许多国家大都对此采取明令禁止或者严加限制的态度。而治疗性克隆——利用胚胎干细胞克隆人体器官或组织，供医学研究、解决器官移植供体不足或攻克某些疑难病症等问题，这是国际科学界和伦理学界都支持的。它将会在生产移植器官和攻克疾病等方面获得突破，给生物技术和医学技术带来革命性的变化。在医学领域，目前美国、瑞士等国家已能利用"克隆"技术培植人体皮肤进行植皮手术等。

克隆技术能带给人类巨大利益，能够培育优良畜种和生产实验动物；生产转基因动、植物，提高人类物质生产总量；克隆技术还可用来大量繁殖许多有价值的基因，如能生产治疗糖尿病的胰岛素、有希望使侏儒症患者重新长高的生长激素和能抗多种疾病感染的干扰素；生产人胚胎干细胞用于细胞和组织替代疗法，治疗人类疑难疾病；复制濒危的动植物物种，保存和传播动植物物种资源等。但克隆技术如果应用不当，同时也可能给人类带来灾难和问题，如可能产生新的毁灭性的新病种，改变人类遗传的多样性，有损人类尊严等。不过，我们不能因为这项技术可能带来严重后果而阻止其发展，而是要规范克隆技术的研究和应用，防止可能出现的问题，使之造福于人类。

（二）人类辅助生殖工程的道德价值

人类辅助生殖工程打破了人类自然生殖过程，改变了人们传统的自然生殖的生育观念，使爱情、婚姻与人口的繁衍产生分离，因此引起人们的密切关注，对其道德价值提出了种种质疑。我们认为，人类辅助生殖工程作为一种医学新技术，其社会意义和道德价值应予肯定。

1. 给不育症家庭带来福音

有的夫妻婚后长期不育，往往给和谐的家庭带来了不安定的因素。特别在我国有关生育知识尚未普及、旧的封建道德观念尚未肃清的情况下，男方父母及亲友往往把不孕归罪于女方。其实，每100对婚后不育的夫妻中，约40%是男方不育症造成的。当妻子屡遭家人指责时，不免对丈夫产生埋怨情绪；有的妻子即使忍辱负重体谅丈夫，但丈夫的自责心理也会有增无减。他们求子心切，渴望医学科学能帮助他们建立一个更加理想幸福的家庭。生殖工程技术则可给不育夫妇解决这一难题。它除了可用来解决男性不育症问题外，还可解决妇女不育或其他原因不明的不育症问题。另外，如果妻子子宫已切除或因疾病不能妊娠，可将体外受精胚胎植入愿为代劳的"代理母亲"子宫孕育。如果家族的遗传性疾病严重影响后代的健康，借助于遗传检测和基因筛选等生殖技术可以生育出更加健康、更少遗传疾病发生率的婴儿。很显然，人类辅助生殖工程既能严肃地维护夫妻彼此对爱情的忠贞和夫妻性生活的专一性，又能满足不育症夫妇生一个"自己的"健康的孩子的愿望，能解除中国人"老无所依"的后顾之忧。因此，它既是发展爱情的催化剂，又是巩固幸福家庭的凝聚剂，为解决不育症而施行生殖工程技术在道德上无可非议。

2. 为计划生育提供生殖保险和保障

生殖工程不仅可以满足婚后不育夫妇生孩子的合理愿望，而且为计划生育提供生殖保险。现代冷冻技术可将精、卵和体外受精的幼胚安全地保存在冷冻库里而经久不变，可以随时取用。现今，冷冻胚胎移植已运用于临床。世界上第一个在澳大利亚诞生的冷冻胚胎婴儿身体健康。如果在计划生育施行结扎手术前，收集男方一定量的精子或将夫妻的精卵体外受精，然后置于冷冻胚胎库保存，一旦他们的子女不幸夭折，便可取用冷冻的精子进行人工授精或移植冷冻胚胎，再生一个"自己的"孩子。这样，可以解除结扎对象的后顾之忧。现在，我国已在全国建立布局合理的冷冻库网点，使绝育手术建立在可靠的生殖保险的基础上，二孩政策放开后，为要生二孩的夫妇提供了生殖保障。

3. 为人类优生开辟新的科学途径

如果为遗传病患者或遗传病致病基因携带者，其结婚、生育很可能导致劣生。近亲结婚者或有严重遗传性疾病者及其他不宜自然生育者，如果想要生育自己的孩子，应自觉放弃自然生育方式，采用生殖工程方式生育。这样，才能防止有害遗传，保证优生。

生育是民族生命绵延的一个环节，所生子女是社会的一分子，父母应对所生后代遗传素质和健康成长负责，对社会人口素质负责。现在，世界上发现的各种遗传性疾病已超过 3000 种，先天性愚型患儿达 1/8000，估计每 1000 个新生儿中有 3～10 个患有遗传性疾病。据估计，我国有先天性缺陷的人口约有 1 亿，其中先天愚型、白痴及智力低下者约 1000 多万。据世界卫生组织（WHO）公布，世界先天性缺陷人口有逐年增加的趋势。如果让这些遗传素质低下者结婚，必然会导致劣生，使人口质量下降。一律禁止这些人结婚生子，有剥夺人权之意。

因此，减少以至消除劣生，实现优生，是当代生命科学面临的重大任务。生殖工程和遗传工程的结合是实现人类优生愿望的一条有效途径。人工授精与体外受精一旦与胞核移植、DNA 重组等遗传工程结合起来，将会改造恶性遗传物质，促进人类遗传素质的改善和提高。改善和创造人类更优良的遗传素质，培养更健美的体魄、更卓越的智慧和更高尚的道德，是当今人们的共同愿望。生殖工程为人们实现这种美好愿望提供科学方法，无疑是造福于人类的道德之举。值得庆祝的是：我国人工授精和体外受精研究的成功，为我国开展生殖遗传科学研究迈开了重要的一步。1999 年，中南大学生殖与干细胞工程研究所利用人类体细胞，率先成功克隆出治疗性人体胚胎，进而又分离出胚胎干细胞，并开展建系定向诱导分化的研究。

二、人类辅助生殖工程引发的伦理问题

人类辅助生殖工程的迅速发展既能造福人类，带来人类的新观念，也能造成人类自身、社会伦理道德和法律方面暂时无法接受和解决的许多难题。如果人类辅助生殖技术运用的管理失控，将会导致缺陷儿、男女比例失调、近亲结婚、超计划生育等问题接连出现，并严重影响人类安全。"定制婴儿"、进行"特殊人物"的克隆、"优生"等纯化人种，人类社会将产生一个特殊阶层，不平等将会加剧，基因歧视等社会现象也会发生。而"人兽混血儿"、克隆人的设计、生产、销售、储藏和买卖，则可能引起新的种族歧视、性别歧视、人身商品化、侵犯人的尊严等新的道德问题，严重的如"种族武器"新型人类的诞生等会造成新的社会伦理风险、甚至于社会动荡。这一系列问题的诠释和规范都应该先行解决。

（一）关于人类辅助生殖工程的行为责任问题

监督辅助生殖技术国际委员会 2006 年 6 月 21 日发表报告说，从 1978 年世界首例试管婴儿诞生起，全世界共有 300 多万名婴儿通过试管受精方式出生。委员会专家雅克·穆宗说，全世界每年实施大约 100 万例试管受精手术，年出生婴儿约为 20 万。对这一庞大的"试管婴儿"群体，人类应该给予高度的重视与关怀，关注他们自身及其子代的健康，关心其近血缘婚配的道德风险等。人类辅助生殖工程最有效的导向就是"责任伦理"原则。

责任伦理原则是一种扩展了传统责任概念，适用当今人类对自然的干预能力越来越巨大、后果越来越危险的科技时代，以许多行为者参与的合作活动为导向的一种事先责任。即以未来的行为正效应为导向的一种预防性、前瞻性的或关护性的责任。1979 年，德裔美籍学者忧那思在《责任之原则——工业技术文明之伦理的一种尝试》一书中正式提出：责任伦理原则恰如其分地体现了当代社会在技术时代的巨大挑战面前所应有的一种精神需求与精神气质，是解决当代人类科学技术迅猛发展带来的一系列复杂难题的最适当最重要的一个原则。

它一经提出就超越学术范围，引起全社会广泛的重视。

医学研究机构和医疗机构在利用人类辅助生殖技术为人类服务的过程中，无论采用人工授精还是体外受精尤其是通过遗传诊断和基因筛选哪种方式培育后代，都应该对后代负责，为其培育出来的后代进行事先的预防性的有利保护，不但在技术上要求精益求精，实施人员有很强的责任心和责任感，以保证不给后代造成人为的技术损害，而且通过行为规范的引导和预防，如坚持"恪守秘密""尊重"和"有利"的原则使受精孩子健康快乐成长并免受旧的道德观歧视；还能在进行人类辅助生殖服务之时主动承担起一些社会责任，如子代血缘婚配危险率提高的责任，人口遗传素质下降的责任，剩余胚胎合理利用与处置的风险责任等。

中华人民共和国卫生部发布《人类辅助生殖技术管理办法》和《人类精子库管理办法》等文件，用法规的形式规范人类生殖技术的应用管理，以保证人类辅助生殖技术健康发展。

（二）"操纵"胚胎的伦理问题

由于体外受精要用药物激发排卵，用药物激发排出的卵母细胞比自然排出的要多，用腹腔镜穿刺技术采取的卵母细胞往往有多个，受精培养成幼胚后，只需1~3个移植入母体子宫（因多胚移植可能引起多胎，不利于计划生育），剩下的幼胚或冷冻或废弃。由此可见，在体外受精对受精卵和幼胚进行"操纵"和处置的过程中，造成了大量胚胎损失。这就提出了一个很尖锐的伦理问题：对胚胎"操纵"和处置是否合乎道德？对此，有两种看法：

反对者认为，人的生命是从受精卵开始的，他有生命的基本权利。把胚胎损耗、废弃，就是损耗、废弃人的生命，侵犯了胚胎生育的基本权利。胚胎既然是人，就应当爱护他。废弃他、损害他都是不人道的。况且，体外受精是对胚胎进行人体试验，胚胎可能在体外"操纵"时受伤，植入母体后可能导致胎儿畸形。

赞成者认为，胚胎是物质，是一种潜在的可以成为人的生命物质。操纵胚胎是合乎人道的。佛勒特彻尔（Fletcher）则认为，胚胎不存在人的权利，只不过是输卵管里的一点"物质"而已，把这些"物质"抛掉谈不上损害、浪费人的生命。体外受精技术的首创者爱德华兹（Edwards）也认为，"把胚胎倒掉跟用宫内避孕器把胚胎挤掉是一回事"。他还认为：自然性交受孕的胎儿也有畸形、跛足、智力迟钝的，它并不比体外受精更少"实验"性质。库拉奇（Kurachi）等在1983年调查了339所大学医学院的记录后发现，体外受精妊娠和自然性交妊娠胎儿畸形发生率很近似。

我们认为，后一种看法是合乎新的生命伦理观的。事实上，世界上绝大多数国家和地区早已公认用医学手段进行人工流产是合乎道德的。道德是对那些在道德上和法律上具有一定权利和义务的"社会的人"而言的。即使把受精卵界定为生命，这种生命也只是"生物学生命"，胎儿也仅是"生物的人"，而不是有自我意识、有理性、有社会关系的"社会的人"，因此，它不具有与人一样的道德地位。另外，人体试验有道德与不道德之分，为了医学目的或计划生育及优生的目的对胚胎和胎儿进行处置是合乎道德的。

当然，我们肯定体外受精的道德性，并不意味着可以对胚胎随便"操纵"。我们不能像摆弄一管试剂那样去处理胚胎。研究者应以严谨的科学态度，严密观察体外操作、胚胎植入对未来孩子可能产生的近期和远期影响，把优生作为重要目标，这才符合"对社会负责"这一责任伦理原则。

（三）试管婴儿与父母的人伦关系问题

因配子来源和妊娠场所的不同，试管婴儿的生殖方式有10种之多。这10种试管婴儿分别有 2 ~ 5 个父母。根据遗传关系及孕育、养育的不同,国外有人把母亲分为"遗传母亲"(Xg)、"孕育母亲"(Xc)、"养育母亲"(Xn)及三者合一的"完全母亲"(Xg + Xc + Xn);把父亲分为"遗传父亲"(Yg)、"养育父亲"(Yn)以及二者合一的"完全父亲"(Yg + Yn)。那么,谁是试管婴儿在道德上和法律上具有义务和权利的父母呢?我们知道,道德与法律都是人与人之间的经济关系及由此派生的其他社会关系的产物,并对人与人之间的关系起着协调作用。因此,我们讨论谁是法定父母时,应看试管婴儿与父母有无"社会关系"这一基本点。我们可将试管婴儿的父母分为"生物父母"与"社会父母"两类。"遗传父母"及"孕育母亲"与试管婴儿没有抚养－赡养的社会关系,只有生育关系,属于"生物父母"类;"养育父母"和"完全父母"与试管婴儿间有抚养－赡养的社会关系,属"社会父母"类。父母与子女的亲子关系主要是通过长期的养育过程建立的,因此,"社会父母"应是道德与法律上的合法父母。抚养是亲代对子代的义务,赡养是子代对亲代的义务,因而都有相应的权利。"生物父母"与试管婴儿仅仅凭借生物学意义上的联系,而未尽抚养－赡养的义务,在道德和法律上也就没有相应的权利和义务。事实上,我国历来都是承认养育父母对收养或过继儿女的权利与义务的。

(四)"代理母亲"的伦理问题

"代理母亲"(代理妊娠的妇女)是西方国家 20 世纪 80 年代末开始出现的现象。一般由经纪人出面,让一对不育夫妇与一位"代理母亲"签订契约,出高价雇请"代理母亲"孕育试管婴儿。孩子出生后,"代理母亲"按契约将孩子交由"雇主"夫妇养育。"代理母亲"在英美等西方国家已成为司空见惯的社会现象,征求"代理母亲"的广告时有所见。

那么,征用"代理母亲"是否合乎道德?这是一个争论不休的问题。那些仅仅为了出卖育儿器官而怀孕的"代理母亲",不仅是不道德的,而且是违法的,应严加禁止。因为:

1. 这是对妇女基本权益的损害

"代理母亲"要承担"十月怀胎"的辛苦和风险,妊娠和分娩可能带来比预期更多的痛苦和不良反应。一旦出现意外,远非"租金"可能补偿的。同时,"代理母亲"还要在感情上承受分娩后放弃"亲生骨肉"的痛苦。把子宫商品化,把妇女当作生孩子的机器,是对有理性的人的异化,是生育动机的非人性化,这是社会主义道德所不容许的。

2. 雇用"代理母亲"可能导致种种民事纠纷

譬如,假若在试管婴儿出生前,"雇主"夫妇离异,那么孩子出生后可能出现无人愿意承担抚养义务的情况;由于"代理母亲"在分娩后不愿放弃孩子,或要求增加租金而引起与养育父母之间的纠纷;"代理母亲"由于身体或其他原因要求中止妊娠而养育父母却要坚守契约而引起的纠纷等等,这些都将给社会增加不安定的因素。从伦理学的观点看,这种无益于社会的行为是不道德的。

因此,我国《人类辅助生殖技术管理办法》规定:"禁止任何形式买卖配子、合子、胚胎,禁止医疗机构和医务人员实施任何形式的代孕技术。"1992 年法国《生物伦理法律草案》禁止代孕母亲,那些已替人怀孕的妇女只能将生下的孩子归为己有,否则要追究其法律责任。1985 年英国《代孕协议》法案规定,对从事商业性代孕行为和刊登与代孕有关的广告行为要进行刑事制裁。

(五)"克隆人"试验的伦理问题

克隆技术的发展归根结底是利大于弊,它将被广泛应用在有利于人类的方面。人们已经相信,总有一天,科学家会用人类的一个细胞复制出与提供细胞者一模一样的人来,克隆人已经不是科幻小说里的梦想，而是呼之欲出的现实。2003年意大利和美国的三位科学家公布了其克隆人的计划后，引起各国政府、科学界、宗教界及广大公众的强烈关注。

2007年11月11日，联合国官员说：各国应将人体克隆列为非法行为，或者出台严格措施规范相关技术的应用。

"克隆人"实验，必将带来一系列值得认真研究的伦理问题。如：克隆人自我认同及自身遇到的一系列社会问题如何解决？克隆器官用于移植是否正确？克隆技术用于治疗遗传病、不育症能否被人们认可？克隆技术给社会政治法律带来的难题如何解决……克隆技术伦理学不能因为绝大多数国家已明确禁止克隆人就仅谈禁止，而要以科学进程和社会伦理的接受性对争议进行前瞻性分析，给人以启迪。

1.关于"克隆人"试验是否违背人道主义原则的问题

克隆人试验违背人道主义，理由有三：

其一：克隆胚胎多死于母腹中。即使经过了十年并有十几种哺乳动物被克隆成功，但克隆的效率并不比多莉诞生时高多少。克隆的卵子中只有2%～5%最后能成功地诞生出能存活的动物，大量的克隆胚胎"胎死腹中"。克隆动物胚胎如此，克隆人胚胎培育成功率可能会更低。有人认为进行克隆人的研究就是对这种失败可能性的放任，是对克隆人生命的不负责任。克隆人胚胎也是人的生命，人们制造出它，却又让它在母腹中夭折，这不合人道。

其二："克隆人"寿命可能很短。事实上，科学家开始发现，在克隆动物的染色体中留下了一些小缺陷，每克隆成功一个动物，就会有成百上千的克隆动物在出生后几天或几周后就死亡。

其三："克隆人"的生命质量无保障。在"操纵"胞核、胚胎的过程中，可能造成"克隆人"先天性生理缺陷和遗传缺陷，这样的"克隆人"，即使寿命长，但他的一生是痛苦的，更何况他们的后代会发生什么不幸更难以预测。如果人们在赋予"克隆人"生命时，又使他们承担种种危及生命的风险，那就是对人的尊严的否定，是对人生存权的侵害，是不符合人道主义原则的。

2.关于克隆技术用于器官移植的伦理问题

当今，虽然器官移植已达很高水平，但是异体器官的免疫排斥反应问题仍未从根本上解决。排斥反应的原因是异体组织不配型而导致相容性差。生命科学家预言："克隆人"与核供体的基因配型，组织也配型，把克隆人的组织与器官移植给原核供体者则没有排斥反应。

无论是"人兽混合胚胎"、还是"混种细胞"离开子宫环境如何继续分化发展成为特定的人类三维器官或组织，供人体异种移植，目前的技术没有给出答案。如果利用子宫进行孕育就会"克隆人"。人们普遍认为克隆人也是人，具有人的自然的生命、健康等权利以及婚姻、家庭、财产权、独立、自由和政治上的各种权利，对他们就不能当作基因产品提取器官或作实验对象，任意宰杀。

因此，对异种器官移植克隆、细胞克隆等医学科学技术研究与运用，必须加以规范和引导，使之造福人类，符合人伦。2008年5月23日，世界卫生组织第123次会议上通过了《世界卫生组织人体细胞、组织和器官移植指导原则》，禁止以非医学治疗为目的的人类克隆；不得将人兽嵌合胚胎植入妇女子宫，严格管理与监督人兽杂合体、嵌合体的胚胎研究等已经成为国际社会治疗性克隆的共识。

3.关于改变人类生育模式的问题

千百年来，人类一直遵循着有性繁殖方式，而克隆人却是在实验室里使生育与爱情、婚姻分离，是人为操纵下制造出来的生命。实际上，人们不能接受克隆人实验的最主要原因，在于传统的生命神圣性和性爱神圣性的道德观念失去了有性繁殖的基础。尤其在西方，宗教认为只有上帝才能创造人类生命，人类精子与卵子的结合形成胚胎是神圣的。并且，克隆人与被克隆人之间的关系也有悖于传统的由血缘确定亲缘的伦理方式。所有这些，都使得克隆人无法在人类传统道德里找到合适的安身之地。

其一：导致人类基本性伦理关系的改变。本来，儿女是夫妻情感交融的产物，是爱情的结晶。生儿育女是夫妻爱情不断巩固、升华的凝聚剂和催化剂。夫妻通过性行为的生育方式，把彼此爱恋的情感交往和享受生儿育女天伦之乐的愿望紧密结合在一起。而"克隆人"使这种维系夫妻爱情的纽带切断了。家庭是人性的摇篮，父母在抚育呵护子女过程中培养爱心与温情，父母子女之间的血缘之亲、亲情之爱，是社会上人与人之间互帮互助、互敬互爱的情感基础和源泉。而"克隆人"则失去了父母与子女之间血缘骨肉之情的基础，这必然淡化亲子之爱，进而导致人与人之间感情的淡漠。

其二：导致人类性道德的改变。人类的性行为是一种包括思想道德在内的多种文化因素的特殊社会行为。"克隆人"使性行为与生育分离，使人类的性行为失去其蕴函的思想道德观念特征，变为纯粹追求感官满足的生理行为。人类性行为失去其本质意义，这会导致性道德的倒退。

其三：将会导致家庭的解体。家庭是社会的细胞，是社会精神文化产生、发展的重要源泉。人类许多美好的感情、优良的品德、良好的思想和行为，最初是从家庭中培养发展起来的。如果用克隆技术取代家庭人口再生产的功能，那将会导致传统"双亲"家庭模式的解体。单亲血缘关系和非婚姻生育极有可能使养育单亲化。"克隆人"自幼就可能得不到完整的双亲家庭的温暖和抚育，在社会生活中，他们的行为和心理如出现偏差，难以及时得到矫正，这对孩子身心的健康成长是很不利的。

4.关于造成人伦关系混乱的问题

在"克隆人"过程中，供核者，供去核卵者，孕育者和养育者，四者的排列组合有多种。假如甲的体细胞核植入乙的去核卵中，在丙的子宫中孕育至分娩，由丁养育，那么如下人伦关系难以确定：

其一：出生的"克隆人"是甲的复制品，他（她）是甲的子代还是甲的弟妹或自我？

其二："克隆人"的母亲是乙还是丙？或者甲的母亲就是他（她）的母亲？

其三：假如甲的体细胞核在冷冻库保存几十年乃至上百年后再被移植，那么乙、丙、丁是"克隆人"的父母辈还是子孙后代辈？

另外，假如某单身女子用自身乳腺上皮细胞核，移植到自己的去核卵中，形成重构卵，再移植到自己子宫中着床妊娠至分娩，"自己生自己"，这从伦理上无法确定人伦关系。假如某男子将其体细胞核移植入其女儿的去核卵中，并让重构卵在女儿子宫中孕育至分娩，那么父女和"克隆人"三者的人伦关系如何确定？如此等等，人类将失去确定亲系关系的标准，家庭人伦关系将变得模糊、混乱乃至颠倒，人类现有代际关系的道德规范和法律规范将失去效力。

5.可能造成人口性别比例失调的问题

人类在自然生育中，男女比例基本上是1比1，这是携带X染色体的精子和携带Y染色体的精子与只携带X染色体的卵子有同等概率结合的缘故。克隆技术使移植核来源于男子体细胞的核移植卵孕育成男孩；移植核来源于女子体细胞的核移植卵孕育成女孩，无须进行性别鉴定即可知是男是女。因此，在一个有性别观念偏见的区域或国家，特别是重男轻女封建意识严重的地区，如果滥用克隆技术，必会造成人口性比例的严重失调。

6. 关于破坏自然基因生态平衡的问题

人类基因的多样性使人类从古至今，没有出现过两个完全一样的人。人类个体的多样性和差异性，构成了个体之间在性状与能力上的内在的自我调节与平衡，这就是人类自身的"生态平衡"——自然基因生态平衡。人类遗传学早已证明，由于自然基因生态平衡，使人类性状与能力在个体间具有多样性，且呈正态分布。

而自然基因的生态平衡是靠人的自然生殖来保持的。如果用克隆技术来代替人类自然生殖，就势必会改变人类基因库的多样性，破坏人类基因生态平衡，从而破坏人类的多样性和自动调节。一旦人类多样性遭到破坏，很难想象那将是一种什么样的情景。人类如果破坏自然基因生态平衡，也必将危及人类生存。

7. 关于制造特殊人物的问题

随着"名人精子库""名人卵子库""名人基因库"等的建立，为克隆这些"特殊人物""社会精英"创造了条件和可能。有人设想，为了让某些杰出的政治家、思想家、科学家、社会活动家、影视明星、体育明星等"特殊人物"能永远用他们的聪明才智为人类造福，用克隆技术复制他们，使之"永生"。假如这些杰出人物被复制出来，"复制人"也只是"原版人"的基因型拷贝，那么社会如何对待这批"克隆人阶层"？他们扮演的是一种什么样的社会角色？再者，既然社会能允许复制杰出人物，也就很难制止反社会分子复制他们所需的"特殊人物"。假如犯罪团伙头子复制他们自己，怎么对待？他要复制出一批批带有暴力基因的暴徒怎么办？如果这种善良的愿望付诸实施的话，将会导致社会失控，科幻小说虚构的恐怖场面将成为现实！也必将造成一系列社会伦理问题，如家庭关系、婚姻关系、继承关系、法律地位、权利义务关系等难于确立、发生混乱等问题。

由于克隆人的技术还存在许多未解决的问题，技术伤害也许存在，对克隆的人的生长发育和健康难以预测，因此，"克隆人"试验不但技术上存在问题，而且伦理问题突出，也无法解决。所以世界各国都禁止人类生殖性"克隆人"试验。同样，我国也禁止人类生殖性克隆试验。但是，克隆技术作为一种先进的科学技术，有着造福人类的巨大发展前景，尤其是在治疗人类疾病、维护人类健康方面，有巨大的潜在的经济效益和社会效益，优化人类遗传、重组基因，解决其伦理难题，也是有可能的。

三、人类辅助生殖技术实施中的伦理原则

中华人民共和国卫生部颁布 2003 年 10 月 1 日起正式实施《人类辅助生殖技术伦理原则》。2007 年 11 月卫生部修订人类辅助生殖技术等规范，严禁克隆人，多胎妊娠必须减胎，单身妇女不得实施人类辅助生殖技术，辅助生殖技术要遵守 7 大原则。内容如下：

（一）有利于患者的原则

（1）综合考虑患者病理、生理、心理及社会因素，医护人员有义务告诉患者目前可供选择的治疗手段、利弊及其所承担的风险，在患者充分知情的情况下，提出有医学指征的选择和最有利于患者的治疗方案。

（2）禁止以多胎和商业化供卵为目的的促排卵。

（3）不育夫妇对实施人类辅助生殖技术过程中获得的配子、胚胎拥有其选择处理方式的权利，技术服务机构必须对此有详细的记录，并获得夫、妇或双方的书面知情同意。

（4）患者的配子和胚胎在未征得其知情同意情况下，不得进行任何处理，更不得进行买卖。

（二）知情同意的原则

（1）人类辅助生殖技术必须在夫妇双方自愿同意并签署书面知情同意书后方可实施。

（2）医务人员对人类辅助生殖技术适应证的夫妇，须使其了解：实施该技术的必要性、实施程序、可能承受的风险以及为降低这些风险所采取的措施、该机构稳定的成功率、每周期大致的总费用及进口、国产药物选择等与患者作出合理选择和相关的实质性信息。

（3）接受人类辅助生殖技术的夫妇在任何时候都有权提出中止该技术的实施，并且不会影响对其今后的治疗。

（4）医务人员必须告知接受人类辅助生殖技术的夫妇及其已出生的孩子随访的必要性。

（5）医务人员有义务告知捐赠者对其进行健康检查的必要性，并获取这方面知情同意书。

（三）保护后代的原则

（1）医务人员有义务告知受试者通过人类辅助生殖技术出生的后代与自然受孕分娩的后代享有同样的法律权利和义务，包括后代的继承权、受教育权、赡养父母的义务、父母离异时对孩子监护权的裁定等。

（2）医务人员有义务告知接受人类辅助生殖技术治疗的夫妇，他们通过对该技术出生的孩子（包括对有出生缺陷的孩子）负有伦理、道德和法律的权利和义务。

（3）如果有证据表明实施人类辅助生殖技术将会对后代产生严重的生理、心理和社会损害，医务人员有义务停止该技术的实施。

（4）医务人员不得对近亲间及任何不符合伦理、道德原则的精子和卵子实施人类辅助生殖技术。

（5）医务人员不得实施代孕技术。

（6）医务人员不得实施胚胎赠送助孕技术。

（7）在尚未解决人卵胞浆移植和人卵核移植技术安全性问题之前，医务人员不得实施以治疗不育为目的的人做卵胞移植和人卵核移植技术。

（8）同一供者的精子、卵子最多只能使5名妇女受孕。

（9）医务人员不得实施以生育为目的的嵌合体胚胎技术。

（四）社会公益原则

（1）医务人员必须严格贯彻国家人口和计划生育法律法规，不得对不符合国家人口和计划生育法规和条例规定的夫妇和单身妇女实施人类辅助生殖技术。

（2）根据《母婴保健法》，医务人员不得实施非医学需要的性别选择。

（3）医务人员不得实施生殖性克隆技术。

（4）医务人员不得将异种配子和胚胎用于人类辅助生殖技术。

（5）医务人员不得进行各种违反伦理、道德原则的配子和胚胎实验研究及临床工作。

（五）保密原则

（1）互盲原则：凡使用供精实施的人类辅助生殖技术，供方与受方夫妇应保持互盲、供方与实施人类辅助生殖技术的医务人员应保持互盲、供方与后代保持互盲。

（2）机构和医务人员对使用人类辅助生殖技术的所有参与者（如卵子捐赠者和受者）有实行匿名和保密的义务。匿名是藏匿供体的身份；保密是藏匿受体参与配子捐赠的事实以及对受者有关信息的保密。

（3）医务人员有义务告知捐赠者不可查询受者及其后代的一切信息，并签署书面知情同意书。

（六）严防商业化的原则

机构和医务人员对要求实施人类辅助生殖技术的夫妇，要严格掌握适应证，不能受经济利益驱动而滥用人类辅助生殖技术。

供精、供卵只能是以捐赠助人为目的，禁止买卖，但是可以给予捐赠者必要的误工、交通和医疗补偿。

（七）伦理监督的原则

（1）为确保以上原则的实施，实施人类辅助生殖技术的机构建立生殖护理伦理委员会，并接受其指导和监督。

（2）生殖护理伦理委员会应由护理伦理学、心理学、社会学、法学、生殖医学、护理学专家和群众代表等组成。

（3）生殖护理伦理委员会应依据上述原则对人类辅助生殖技术的全过程和有关研究进行监督，开展生殖护理伦理宣传教育，并对实施中遇到的伦理问题进行审查、咨询、论证和建议。

第二节　遗传工程的伦理问题

遗传工程是 20 世纪 60 年代一门新兴的综合性技术科学，是 20 世纪生物科学研究领域中最有生命力、最引人注目的前沿科学之一，它对农牧业、食品工业、能源开发、医药卫生等领域产生了巨大效益。它在产生巨大作用的同时，也产生负面影响，其引发的一系列伦理问题也越来越引起人们的关注。

一、遗传工程及其在医学上的应用

（一）遗传工程概念

遗传工程有广狭两义：广义的遗传工程指把一种生物的遗传物质（细胞核、染色体、脱氧核糖核酸等）转移到另一种生物的细胞中去，并使这种遗传物质所带的遗传信息在受体细胞中表达，故广义的遗传工程包括细胞核工程、染色体工程和基因工程。狭义的遗传工程专指基因工程或重组脱氧核糖核酸（DNA）。

基因工程一般认为是指体外将核酸分子（目的基因）插入或重组到病毒、细菌质粒或其他载体中形成 DNA 重组体然后再设法导入新的宿主系统内使目的基因在新宿主内呈现稳定复制和高效表达。这种技术使人们能够定向地控制、干预和改变生物体的遗传和变异。

由于基因的化学分子本质是 DNA，基因工程又主要是研究基因的分离、合成、切割、重组、转移、表达等，因此基因工程又叫重组 DNA 技术。

1953 年，英国物理学家沃森（Watson）和美国生化学家柯利克（Crick）发现 DNA 的双螺旋分子结构，宣告遗传学进入一个崭新的时代——分子遗传学时代。沃森和柯利克在提出 DNA

的双螺旋体结构后，又提出了 DNA 的复制过程，并发现 DNA 的复制严格按"碱基互补配对"的原则进行。这一原则决定着 DNA 的复制和转录，也决定着遗传密码的破译。科学家们惊奇地发现，生物界从微生物到人类，在遗传密码上有惊人的统一性，过去认为十分复杂、十分神秘的遗传现象，现在能以简单明确的核酸、蛋白质分子间的信息传递和结构变化而得到阐明。

随后，以 DNA 为对象的生物化学研究突飞猛进地发展，特别是接踵而来的遗传工程工艺过程中所需的"工具"——酶的发现（1967 年发现 DNA 连接酶，1968 年发现限制性内切酶，1970 年发现转录酶），使人们有可能在试管内进行基因操作，从而促进了 DNA 重组技术的研究。1972 年以美国斯坦福大学分子生物学家科恩为首的研究小组，应用限制性内切酶和 DNA 连接酶，首次实现了 DNA 的重组。这一重组 DNA 技术的诞生，标志着人类开始进入按照自己设计的蓝图改造或制造生物的时代——基因工程的时代。把人类的物质生产、疾病诊断与治疗推向分子水平。科学家们预言，各种各样的物质，包括世界上现在还不存在的物质，都可以通过重组 DNA 而产生。

（二）遗传工程在医学上的应用及其前景

基因工程是分子遗传学研究的一种有效技术，对动植物育种、控制癌症以及控制和治疗人类遗传性疾病以及环境保护等方面提供了可能。具体来说，这一技术在生命科学领域里，产生前所未有的重大变革，使人们从认识与利用生物，进入改造和控制生物的新阶段。在农业生产领域里为物种的改造、濒危动植物保护、产量的大幅提升作出了巨大贡献，而在工业生产上为发酵工业提供新的高产菌株，用工业化生产各种肽类激素、干扰素、白介素及其他昂贵药物成为可能；也为人类所需要的各种蛋白质的合成提供了最先进的方法和技术。

当今，基因工程在医药、临床方面的应用已举世瞩目。

1. 人类基因组计划（Human Genome Project, HGP）

1990 年，被誉为生命科学"登月计划"的伟大科学工程——"人类基因组计划"正式启动。2000 年 6 月 26 日，美、英、法、德、日、中六国科学家同时向世界公布：人类基因组"工作框架图"（亦称"工作草图"）绘制成功，90% 的基因组序列已被测定；2001 年 11 月，六国科学家又进一步公布了人类基因组图谱的研究结果，初步确定人类基因总数为 3 万 2 千～4 万个左右，而一个更准确到 99.9% 的人类基因组 DNA 碱基序列图基本完成，2006 年 5 月美、英两国共 150 名科学家完成了 1 号染色体超过 2.23 亿个碱基对的测序工作。以上六国的政府首脑正式宣布：人类基因组序列图测定完成。它预示人类破译了生命的天书：人们弄清人类所有基因并搞清每个基因在染色体上的定位，为人类基因系、基因库的建立提供技术基础和条件。因此，我们对人的健康与疾病起因有更深入的认识，随之而来的将是更多的新防治药物的产生和新疗法的问世，为基因工程制药产业带来新的发展契机。

2. 基因工程药物的研究进展

所谓基因工程药物就是先确定对某种疾病有预防和治疗作用的蛋白质，然后将控制该蛋白质合成过程的基因取出来，经过一系列基因操作，最后将该基因放入可以大量生产的受体细胞中去，在受体细胞不断繁殖过程中，大规模生产具有预防和治疗某些疾病的蛋白质，即基因疫苗或药物。

近十几年来，世界在利用生物技术制取新药方面取得了惊人的成就，已有不少药物应用于临床。例如人胰岛素、人生长激素、干扰素、乙肝疫苗、人促红细胞生成素（EPO）、GM -

集落刺激因子(GM-CSF)、组织溶纤酶原激活素、白细胞介素-2、或白细胞介素-3及白细胞介素-11等；正在研究的有降钙素基因相关因子、肿瘤坏死因子、表皮生长因子等几百种，主要用于治疗癌症、血液病、艾滋病、乙型肝炎、丙型肝炎、细菌感染、骨损伤、创伤、代谢病、外周神经病、矮小症、心血管病、糖尿病、不孕症等疑难病。基因工程药物因为其疗效好，不良反应小，应用范围广泛而成为各国政府和企业投资研究开发的热点领域，大量的基因工程药品连续问世，年产值达几百亿美元。

3. 基因检测、基因诊断和基因治疗

现代医学认为：疾病是由于先天的基因体质和后天的外来因素共同作用的结果，几乎所有疾病的发生都与基因有关。

基因检测是利用分子遗传检测技术在 DNA 水平或 RNA 水平对某一基因进行分析，从而对特定的疾病进行诊断。分子遗传检测技术大致可分为酶谱分析法、聚合酶链反应(PCR)、探针杂交分析法、DNA 测序等方法。实际上，临床上多将这几种技术联合应用于基因检测。基因检测的目的就是对特定的疾病进行诊断与预防，广义的基因检测包括了基因诊断。

基因诊断是用基因检测技术检测引起遗传性疾病的突变基因。基因诊断始于 1978 年，美国科学家首先将限制性片段长度多态性(RFLP)用于基因诊断，从而揭开了基因诊断的序幕。基因诊断不仅可以明确指定个体是否患病，存在基因缺陷并揭示基因状态，而且可以对表型正常的携带者、对某种疾病的易感者作出诊断和预测。

一般认为，"基因治疗"是通过基因转移技术将外源正常基因(治疗基因)导入到病变部位的特定细胞(靶细胞)并有效表达，以纠正或补偿基因缺失或异常，从而达到治疗疾病的目的的一种新型疗法。基因治疗就像给基因做了一次手术，可以达到治病治根的目的，所以有人形容其为"分子外科"。

21 世纪，基因治疗的范围也从单基因遗传病，如血友病、ADA 酶缺乏症，扩展到多基因遗传病，如恶性肿瘤等；从遗传病的治疗扩展到非遗传病的治疗，如心血管疾病、造血重建等。到 2003 年为止，全世界的临床治疗方案已达 700 多个，病例超过 6000 个。基因治疗已从幻想走向了现实，并从实验室向临床过渡。

二、基因工程的伦理问题

基因是控制一切生命运动形式的物质，基因工程直接拥有了对人的受孕、出生、身体构造、疾病控制及人类历程等加以控制和把握的能力，是人类控制自身和自然的终极象征。当人们对基因工程的"神奇"力量惊叹不已的同时，也对它可能会带来的"灾难"而感到惧怕，如果基因工程技术被滥用，就可能制造出"基因武器"或"种族武器"，给人类造成一个黑暗恐怖的或自我毁灭性的世界。因此，基因工程所引发的疑虑远远超过历史上任何一次技术革命带来的伦理困惑，以至于没有人能够否认当代最大的伦理挑战来自于基因工程。争论的焦点是它究竟是造福人类还是危害人类这一带根本性的伦理问题。但是作为一种科学技术，基因工程总是会发展的，它的"灾难"不是来自于技术本身，而是研究、制造和使用它的人。人类可以通过制定伦理的、法律的规范对之加以指导和调控，使之真正为人类造福。

近年来，我国对基因工程伦理学的研究和应用已十分重视，不但中国遗传学会成立了伦理、法律、社会问题委员会，南方和北方人类基因组中心也成立了伦理、法律、社会问题委员会或研究部，这些委员会针对遗传工程亟待解决的我国的热点问题，向政府提出了伦理学建议，受到了相当的重视。

（一）人类后基因组研究的伦理问题

人类基因组是一个浩瀚的遗传信息库，通过人类基因组计划，6000多个单基因遗传病和多种大面积危害人类健康的多基因遗传病的疾病基因已经定位克隆。HGP在顺利实现遗传图和物理图的制作后，已开始进入由结构基因组学向功能基因组学过渡、转化的后基因组计划。功能基因组学研究的核心任务包括：基因组的表达及其调控、基因组的多样性、模式生物体基因组研究等。通过功能基因组学的研究，人类最终不仅能够认识生物体是如何构成和进化的，而且能够产生构建新的生物体的可能潜力。该计划是一项改变世界，影响人类生活的壮举，在人类科学史上又竖起了一座新的里程碑。但是，这一壮举又使我们面临着许多严峻的伦理学问题，比如遗传信息的隐私权问题，基因图谱和信息的使用与人的社会权利问题，基因组信息的医学解释与心理、名誉损害问题，基因资源外流、垄断问题，DNA银行管理问题等。其中最突出的伦理问题在于如何以平等和尊重原则去对待不同基因的个人，如何确立基因拥有者的自主、有利、保密等的伦理规则和行为规范等。

中国有56个民族，有许多完整的遗传病家系，有许多未经干预与治疗的疾病发病群体，基因资源十分丰富，对人类基因组的研究极为有利。一些国家正在就中国人的地方病、易感染病进行研究，并偷取相应的基因资源，如血液、器官、毛发乃至尸体。争夺人类基因已经在国际上成为"一场没有硝烟的战争"。如何对本国的基因资源进行开发和保护，如何参与国际遗传学合作就显得十分重要。我国在国际遗传学合作项目中，中国项目组、受试者和参与社区的利益如何确保应该有伦理规范和法律上的支持。

（二）基因检测与诊断的伦理问题

遗传病基因诊断最直接的应用就是在优生领域。在全球范围内，3%～4%新生儿有严重先天性疾病，遗传病与先天性疾病正在成为危害人类健康与致死率最高的三种疾病之一。在我国，出生缺陷调查提示各种先天性缺陷与遗传病约占13%。目前，已有20种遗传性疾病的致病基因被应用于胚胎植入前基因诊断（PGD），包括脊髓小脑萎缩症、杜氏肌营养不良症、先天性肾上腺增生症、亨廷顿舞蹈症等100%确定能导致遗传病的基因，进行植入前的诊断与筛选。

胚胎植入前基因诊断带来的是人类对这种技术的纵深发展的担忧。有人认为基因筛选会在不久的将来愈演愈烈，最终变成从相貌、智力等方面对人类胚胎事先进行筛选，新生儿将可能变成名副其实的"定制婴儿"。这类技术若继续发展，难保望子成龙的父母不会进一步要求筛选出最佳基因组合的胚胎，从而导致有钱的父母能生养出比一般人更优秀、健康及长寿的下一代，产生人类优生不平等及基因歧视等新问题。2009年1月9日，英国首例抗癌"定制婴儿"诞生了。"无癌宝宝"的诞生，是一项划时代的里程碑，同时也引发了有关伦理方面的争议声浪。

人类有6000多种遗传性疾病及恶性肿瘤、心脑血管疾病和其他严重威胁人类健康的疾病，都能通过基因检测，做到早预防、早诊断、早治疗。将来，人们到医院看病，除了要带病历，还要带一张个人的"基因芯片"。医生把你的基因图与正常基因图作比较，就能将病诊断出来。这比现在的听诊、问诊、仪器检查要快捷又准确得多。2009年4月，全球首张个性化基因诊断芯片在长沙国家生物产业基地投产。该项目由中南大学周宏灏院士领衔研发。利用这种芯片，可以准确地检测出患者之间的个体差异，使医师诊断和用药准确，且检测结果让患者终身受用。它将引领一个新的用药时代。

基因检测与诊断的伦理重点，在于如何尊重人权、保障被测试者的自主权利和知情同意。医师如何在尊重个人和家庭隐私的前提下，给予被测试者和家庭充分的必要的信息，如何保护被测试者的隐私不受雇主、保险公司、学校不正当的侵犯等。

（三）基因治疗的伦理问题

目前，基因治疗技术尚不完善，还存着许多问题，最主要的有以下四方面：

其一：突变基因定位、定点修复技术尚未解决，因此，在导入正常基因时，不能去掉或纠正缺陷基因，技术安全存在隐患。

其二：外源基因（治疗基因）在细胞内的表达难以控制，有一定的随机性，治疗效果不稳定。

其三：导入治疗基因的细胞在体内持续生存时间太短，不能一次彻底根治。

其四：导入治疗基因的载体一般为病毒载体，病毒载体导入人体将在人体内表达，有可能损害宿主基因，其损害不可逆转无法挽回，存在着安全隐患。

这些问题和风险的存在，"不伤害原则"能否贯彻？人被拿到实验室进行基因"重组"或"拼接"，成了实验物，尊严何在？基因治疗的技术与药物的专利保护或垄断的正当性伦理问题如何解决？"基因决定论"者把人混同为一堆基因的混合物，人成了基因的奴隶，人独立的生命价值和人权如何体现和保障？等等一系列社会伦理与法律问题不能解决，基因治疗就难以真正为全人类造福。

三、医学基因工程的伦理原则

医学基因工程的研究和临床应用的最新成果不断涌现，为人类征服疾病、保障健康带来了福音，也存在以上暂时无法逾越的观念和规范难题。通过伦理及法律调整，规范科学家在应用基因工程中的行为，尤其是制定具有法律效力的国际法规限制和制止此技术的滥用，是一项不容忽视的任务。医学基因工程的基本伦理原则主要有：

（一）尊重原则

医学科研人员和医务工作者应该对胚胎、受试者、遗传病患者、残障人及相关的所有人采取尊重的态度，尊重其人格和权利，不能把他们仅仅作为研究或试验的对象，更不能在某种利益或压力的驱使下损害患者利益，获取个人名利。尤其是在遗传家系普的建立、基因检测和基因治疗等方面，要珍视生命，高度对生命负责，尊重患者的选择权。1999 年 11 月 11 日，联合国教科文大会于法国巴黎发表基因研究的伦理准则文件 《世界人类基因组与人权宣言》，指出人类基因组是人类大家庭共同的人类遗产，应对人的尊严和权利、对人类的特点和多样性予以尊重。

（二）知情同意原则

在实施胚胎植入前的基因筛选，在其他基因检测与治疗之前，医务人员必须向患者及其家属作出相应的适当的解释，让他们对相关主要问题的信息充分理解，自主作出选择，医务人员不得干预患者的选择。

（三）非邪恶性原则

有的医学科研工作者有着鲜为人知的欲望、虚荣，以至妒忌、争夺、欺骗等人的某些恶性。而改变人遗传方面的错误指导或险恶企图，都可能给后代带来重大危险。基因工程的研究不得具有邪恶目的,基因技术的应用也不得制造"基因武器"或"种族武器"危害人类的安全,基因治疗技术也不应该用于非治疗目的的基因增强,基因重组时应防止新的危害人类或环境的病毒的出现或泄漏。在基因工程的研究和运用领域要按照《日内瓦宣言》(1969)提出的精神,践履道德原则和道德规范。用良心和尊严履行"救死扶伤"的崇高职责,即使在受威胁的情况下也坚决不做违反人道主义的事情。

（四）有利原则

它是"不伤害原则"的高级形式。科研、医务人员有义务尽量做到不伤害并使受试者获益,而且有义务从当前和长远,从个人到社会,去权衡利弊,将风险降到最小,益处达到最大,并有益于整个社会。

（五）保密原则

保守秘密是医务工作者的道德义务。在基因检测、基因治疗过程中必然会获知患者或受试者的遗传信息,这一遗传信息的泄漏必然会极大影响患者或受试者原本正常的婚姻、生活、就业、保险等等。某人的遗传信息,实属个人隐私,未经本人许可而透露则侵犯了他人的隐私权,不仅在道德上不允许,而且在法律上属于违法行为。

第三节　人类干细胞研究和应用的伦理问题

1999 年 12 月,《Science》杂志公布了当今世界科学发展的评定结果,干细胞的研究成果名列十大科学进展榜首。短短几年,干细胞研究取得辉煌成就,除原来造血干细胞移植技术运用稳定,而且又有新的突破以外,科学家预言,用神经干细胞替代已被破坏的神经细胞,有望使因脊髓损伤而瘫痪的患者重新站立起来;不久的将来,免疫缺陷疾病、失明、帕金森综合征、艾滋病、老年性痴呆、心肌梗死和糖尿病等绝大多数疾病的患者,都可望借助干细胞移植手术获得康复。尽管干细胞研究将给人类带来潜在的巨大价值,但是它的基础研究始终涉及胚胎干细胞和成体干细胞克隆的进一步开发和利用,已引起社会强烈关注和伦理道德、法律规范的争论。

一、干细胞研究和临床应用的意义

（一）干细胞研究及其发展

1. 干细胞(stem cells)

干细胞即起源细胞,一般而言是指那些同时具有自我更新和产生多向分化细胞能力的细胞。根据干细胞来源于胚胎、胎儿组织和成年组织可以把干细胞分为两大类型:胚胎干细胞和成体干细胞。根据分化潜能的大小,干细胞还可分为三种类型:全能性干细胞(totipotent stem cells)、多能性干细胞(pluripotent stem cells)和单能干细胞(也称专能或偏能干细胞,u-nipotent stem cells)。

胚胎干细胞(embryonic stem cells, ESC)是指当受精卵分裂发育成囊胚时内细胞团(inner cell mass)的细胞,它具有体外培养无限增殖、自我更新和多向分化的特性,可分化为成熟个体体内几乎全部 200 多种以上的成熟细胞类型,被生物学家称为"全能干细胞"。目前科学家已经能够在体外鉴别、分离、纯化、扩增和培养人体胚胎干细胞,并以这样的干细胞为"种子",培育出一些人的组织器官。

成体干细胞（somatic stem cell，STC）是一类成熟较慢但能自我维持增殖的未分化的细胞。这种细胞存在于各种组织的特定位置上，一般都维持静止休眠状态直到组织受到损伤或发生疾病时被激活，才开始分裂，负责组织的更新和修复，又称"多能干细胞"。目前发现的成体干细胞有造血干细胞、神经干细胞、胰腺干细胞、间质干细胞、皮肤干细胞等。已经报道的含有干细胞的成体组织包括脑、骨髓、血管、骨骼肌、皮肤、肝脏、脐带、胎盘、羊水和脂肪。造血干细胞（hematopoietic stem cells，HSC）的研究是目前研究得最为清楚、应用最为成熟的成体干细胞，它移植治疗血液系统及其他系统恶性肿瘤、自身免疫病和遗传性疾病等均取得令人瞩目的进展，极大促进了这些疾病的治疗，同时也为其他类型成体干细胞的研究和应用奠定了坚实的基础。

2. 干细胞研究的发展

干细胞技术最显著的作用就是：能再造一种全新的、正常的甚至更年轻的细胞、组织或器官，用以治疗诸如脑瘫、脑卒中（中风）、白血病、心肌梗死、糖尿病、帕金森病等多种用传统方法难以治愈的疾病，具有不可估量的医学价值。美国总统奥巴马 2009 年 3 月 9 日在白宫签署行政命令，允许政府联邦经费资助人类胚胎干细胞研究。中国把干细胞研究列入了国家 863 和 973 计划。近年来，中国干细胞研究不断进步，整体上已排名世界前十，其中从脐带中提取干细胞和从骨髓中提取干细胞的技术水平处于世界前列。目前我国设立了三大干细胞研究中心，包括天津中国医学科学院血液学研究所国家干细胞工程技术研究中心、天津昂赛细胞基因工程有限公司细胞产品国家工程研究中心和中南大学人类胚胎干细胞国家工程研究中心。

成体干细胞临床医疗技术（包括异种干细胞治疗技术、异种基因治疗技术、人类体细胞克隆技术等），大多属于涉及重大伦理问题，其安全性和有效性属于尚需验证的医疗技术，目前除自体干细胞治疗、骨髓干细胞移植治疗之外，成体干细胞临床治疗技术总的来说尚处于研究阶段。但新的研究成果不断产生，新的技术不断突破。主要成就有：

其一，干细胞来源组织不断被发现，各种组织中多能干细胞的研究也有较大的进展，皮肤干细胞能诱导定向分离出皮肤组织细胞，治疗皮肤组织的损伤，脑脊髓干细胞移植能治疗脑胶质瘤等疾病。间充质干细胞（MSC）的来源更加广泛，除骨髓和脐带血外，还发现成人膝关节滑膜、胎儿、成人及老人的骨骼肌和皮肤的结缔组织内也存在多潜能的 MSC。

其二，干细胞分化、诱导技术不断取得新成就。除造血干细胞研究与应用基本成熟外，神经干细胞、皮肤干细胞、间充质干细胞等的体外分化、培养和移植技术不断突破，有些已经进入临床应用。目前，间充质干细胞用于治疗数十种难治性疾病的治疗研究，除了用来促进恢复造血，与造血干细胞共移植治疗白血病和难治性贫血等以外，还用于心脑血管疾病、肝硬化、骨和肌肉衰退性疾病、脑及脊髓神经损伤、老年性痴呆以及红斑狼疮和硬皮病等自身免疫性疾病的治疗研究，已经取得的部分临床试验结果令人鼓舞。

其三，干细胞系、新的生物疾病模型不断丰富。各国都建立了干细胞库来储存各干细胞系。2002 年 10 月，中国中山大学第二附属医院用人工受精卵发育成的囊胚内细胞团建立了首个中国人胚胎干细胞系，使中国在该领域跻身世界前列。目前我国有四个干细胞库。在疾病模型方面，除原来的小鼠疾病模型外又新增了小白兔疾病模型等。

其四，干细胞异种移植研究有新进展，即"人兽混合胚胎""混种细胞"等的嵌合体研究开始松动并有新的进展，为人体异种器官移植进行科学与技术上的准备。

不过，值得警惕的是，干细胞移植最新的研究已证实：细胞核移植后的胚胎细胞具有绝大部分的供者(人的体细胞)来源遗传物质,但线粒体内遗传物质对细胞的发育、衰老、凋亡等具有重要的调控作用,因此,动物卵母细胞内线粒体的遗传物质和信息对人胚胎发育的影响不能忽视。"人兽混合胚胎""混种细胞"存在物种间病原微生物的传播危险,尤其是种间"跳跃"病毒和人类未知的逆转录病毒,由于其可能整合到人类的基因组中,并可能转化为条件性致病因素,因此,杂合体、嵌合体等的干细胞移植目前存在极大危险,难以预料其严重后果。为了人类尊严,为了对人们的健康负责,主张禁止将人的体细胞与动物卵母细胞质结合所产生的胚胎、胚胎干细胞及其衍生物、组织和器官用于人体移植。

(二)干细胞临床应用的意义

干细胞的研究与应用几乎涉及了所有的生命科学和生物医药学领域,并将在细胞治疗、组织器官移植、基因治疗、新基因发掘与基因功能分析、发育生物学模型、新药开发与药效、毒性评估等领域产生极其重要的影响。世界各国的科学家对此研究乐此不疲,积极探索帕金森病、糖尿病、心脏病、肝多样硬化症、烧伤和脊髓损伤等疾病的新疗法,其临床应用意义主要表现在:

(1)人胚胎细胞系的建立及人胚胎干细胞研究,可以帮助我们理解人类发育过程中的复杂机制;干细胞的研究和临床移植技术将成为人类拯救生命的有效手段,对人类战胜疾病顽症意义重大。大多数科学家和患者热情支持治疗性克隆,反对生殖性克隆。

(2)干细胞移植治疗技术改变了药物研发的方式,提高了安全性和药效。

利用人类干细胞或其衍生的组织、器官测试各种药物的药效、毒理特性,也会比用其他动物更能反映人体状况,可能发展成为一种新的药物筛选模式,大大降低了药物检测成本;胚胎干细胞体外培养和调控技术的发展,使干细胞体外诱导和体内治疗更加安全有效,是从根本上治疗许多疾病的有效方法;还能揭示哪些药物干扰胎儿发育和引起出生缺陷,使药物更新换代;人胚胎干细胞的无限增殖与分化还可以为发现稀有人类蛋白并制造珍贵稀有的人类蛋白提供技术支持和条件,开辟了新兴的人类保健和治疗药物的新途径和新方法,国际上许多制药公司、学者都瞄准了这一重要的研究领域。

(3)干细胞基因治疗可能对人类最难控制的疾病的攻克具有潜在的光明前景。

人类胚胎干细胞是细胞替代治疗和基因治疗的载体。胚胎干细胞最诱人的前景和用途是生产组织和细胞,用于"细胞疗法",为细胞移植提供无免疫原性的材料。任何涉及丧失正常细胞及其功能的疾病,都可以通过移植由胚胎干细胞分化而来的特异组织细胞来治疗。如用神经细胞治疗神经退行性疾病(帕金森病、亨廷顿舞蹈症、阿尔茨海默病等),用胰岛细胞治疗糖尿病,用心肌细胞修复坏死的心肌等。

胚胎干细胞还是基因治疗最理想的靶细胞。这种遗传改造包括纠正患者体内存在的基因突变,或使所需基因信息传递到某些特定类型细胞,将来还可能配合基因修饰,提供原有干细胞不具备的功能,或是运用培养技术,使其成为人造器官组织的来源。当然,干细胞技术的最理想阶段是希望在体外进行"器官克隆"以供患者移植。如果这一设想能够实现,将是人类医学中一项划时代的成就,它将使器官培养工业化、器官供应专一化,使人体中的任何器官和组织一旦出现问题,可像更换损坏的零件一样随意更换和修理。

二、干细胞研究和应用的伦理争论

人类胚胎干细胞研究和临床应用的伦理争论的焦点集中在胚胎是不是生命、是不是人,应不应该得到尊重，胚胎是否具备"道德人格"以及胚胎干细胞研究是否损害人类尊严，什么样的嵌合体研究合乎道德，可以接受。对此，有赞成和反对两种完全相反的看法。

反对进行胚胎干细胞研究和应用的人认为：获取胚胎干细胞是扼杀生命，等于杀人；对胚胎干细胞进行定向分化和处置是亵渎神灵、侮辱和践踏生命尊严，如果允许该项研究迟早会导致克隆人，滥用为克隆人，社会将面临何等灾难。即使胚胎干细胞技术成熟，当它走出实验室开始商业化应用时，就会出现买卖人体胚胎这种丑恶行径。如果人的胚胎被当作商品进行交易，何谈人的尊严？在西方国家，持反对意见的人中，基督教、神职人员及女权运动者诸多。

赞成进行胚胎干细胞研究和应用的人认为：胚胎干细胞研究及其运用的目的在于治疗严重的、难以治愈的人类疾病。如世界上每年有成千上万名尿毒症患者，他们需依赖透析疗法而生存，仅此一项每年的医药费用数以亿元计，给患者、家庭和社会带来了极大的负担。肝肾等移植技术虽已成熟，但供体脏器的来源少和免疫排斥反应等问题一直难以解决。如果掌握了胚胎干细胞技术，就可以解决脏器来源少和免疫排斥反应的问题。还有，胚胎干细胞技术为探索人类发育的规律提供了一个独特的研究系统，为千千万万人造福，不但对医学，而且对全人类的人道主义事业具有无比深远的意义，其本身是符合道德的，符合人类社会发展要求的，因而也应该得到全社会的承认和尊重。

通过研究发现，胚胎发育至囊胚期（14天内）是胚胎外部组织（外胚层）发育时期，此时胚胎细胞尚未分化发育为各种组织和器官，尤其是神经组织。所以，14天内的胚胎还不是生物学意义上的人，只是一种不具备人格的生命形态，尚不构成道德主体，不具有与人相同的价值，对其进行研究并不侵犯人的尊严，毁掉胚胎不是杀人。不过，人类胚胎毕竟具有发展为生命的潜力，具有一定的内在价值，应该得到一定的尊重。持赞成意见者中，大多是世界著名科学家。

三、人类胚胎干细胞研究和应用的伦理原则

鉴于干细胞研究具有巨大的临床应用价值和社会效益、经济效益，已吸引政府和私人机构投入大量的人力和精力进行干细胞研究。国际组织和各国政府通过制定规则和严格审查引导人类干细胞研究与临床应用。

我国的干细胞研究虽然起步较晚但起点比较高，有些成果已达到世界最先进水平。我国的干细胞研究者和伦理学家等提出了一系列得到国际社会高度肯定的伦理原则。比如：国家人类基因组南方研究中心2003年3月提出的"上海准则"，2008年12月关于异种器官移植的"长沙宣言"，都得到了国际社会组织与专家的一致肯定。2003年12月科技部和卫生部联合发布了十二条《人胚胎干细胞研究伦理指导原则》。该文件指出中国政府支持以预防、治疗疾病为目的的人类胚胎干细胞研究；但是要求研究部门及其人员遵守国际国内的伦理准则；明确禁止人的生殖性克隆；禁止人胚胎的研究超过14天；禁止将研究用胚胎植入人和其他动物生殖系统；禁止人的生殖细胞与其他物种生殖细胞的结合；禁止买卖人类配子、受精卵、胚胎和胎儿组织；强调贯彻知情同意和知情选择原则；保护隐私以及要求成立伦理委员会。

因此，在人类胚胎干细胞的研究和应用中，除了要遵守国际社会规定的"不伤害、有利、公平公正"等原则以外，更应遵循以下伦理原则。

（一）尊重原则

胚胎是人类生物学生命，具有一定的价值，应该得到人的尊重，没有充分的理由就不能随意操纵和毁掉胚胎。

（二）知情同意和保密原则

凡涉及胚胎捐献者，流产死亡胎儿的捐献者及卵母细胞的捐献者，均应视同组织器官捐献者和供精、供卵者一样，认真贯彻知情同意原则，在签署知情同意书后，方可实行，并给予保密；同样，在将干细胞研究用于临床时，也必须将有关信息告知受试患者及其亲属，尊重患者及其亲属知情的自愿选择，杜绝引诱、强迫，获得他们同意，并给予保密。

（三）安全和有效原则

使用人类胚胎干细胞治疗疾病时，必须经动物实验有效、安全，并得到了有关科学评估或论证，避免给患者带来伤害。如果在试验中出现意外，应立即停止试验。临床试验应遵照国家药品管理局及国家卫生部颁发的相关规范性文件严格保障试验安全、有效。决不能为了研究把一些不成熟的技术应用于人类。我国卫生部颁布2009年5月1日实施的《特殊医疗技术临床应用管理办法》明确规定：涉及重大伦理问题，安全性、有效性尚需经规范的临床试验研究进一步验证的医疗技术：克隆治疗技术、自体干细胞和免疫细胞治疗技术、基因治疗技术、中枢神经系统手术戒毒、立体定向手术治疗精神病技术、异基因干细胞移植技术、瘤苗治疗技术等必须重新进行审核与登记。

（四）防止商品化原则

应提倡捐赠进行人类胚胎干细胞研究所需的组织和细胞，禁止一切形式的生产、制造、销售、买卖配子、买卖胚胎和胎儿组织的行为。

（五）严格禁止人的生殖性克隆的原则

在人类胚胎干细胞研究中，会涉及体细胞核移植技术，因此要对克隆技术严加管理，反对滥用体细胞克隆技术用于以复制人类为目的的任何研究；严格禁止借胚胎干细胞研究之机进行"人体－动物"细胞融合性的克隆。

（六）严格准入原则

一切涉及重大伦理问题、其安全性、有效性尚需验证的医疗技术，进入临床应用之前，都应接受严格的科学评估和伦理评估。科学上不可靠，伦理上也必然是不合格。要严格执行世界卫生组织（WHO）和国际医学科学组织理事会（Cioms）在2002年制定的《涉及人的生物医学研究国际伦理准则》。未经过合格评估，不准进入临床应用。现在，在我国，《特殊医疗技术临床应用管理办法》将我国的医疗技术分为三类，卫生部负责第三类医疗技术的临床应用管理工作。医疗机构已经进行的第三类医疗技术必须向卫生部提出申请，经过审核予以登记的医疗项目才能开展此项医疗服务，未经申请审核不得进行。而异种干细胞治疗技术、异种基因治疗技术、人类体细胞克隆技术等医疗技术暂不得应用于临床。

（七）伦理监督的原则

人类胚胎干细胞研究项目必须经过本单位伦理委员会审查，报请有关机构审批后方可实施，并随时接受国家科技部和卫生部有关职能机构的监督和检查。从事人类胚胎干细胞研究的科研人员必须经过伦理培训，严格遵循有关伦理原则。要杜绝弄虚作假，2006年韩国首席科学家黄禹锡因涉嫌伪造干细胞研究成果等被检察机关追诉，就是最严厉的监督与制裁，科研人员应引以为戒。

第十四章　死亡的伦理问题

现代医学不仅要深入探索人体生命的奥秘，而且要进一步揭开人的死亡之谜。医学工作者对人从生到死的整个生命过程负有神圣的职责。怎样对待临终患者？如何确诊死亡？这是十分重要的医学和伦理学问题。分析和评价死亡的伦理问题，是当代医学伦理学的重要内容之一。

第一节　死亡的定义与标准的伦理分析

一、传统的死亡定义及标准

死亡是一种生物学现象。病理学上把死亡定义为"机体生命活动和新陈代谢的终止"。医学上把死亡过程分为濒死、临床死亡和生物学死亡三个时期。濒死期是死亡过程的开始，是人在临死前痛苦挣扎阶段，又称濒死挣扎期。随着意识和反射的逐渐消失，呼吸和脉搏的渐次停止，而过渡到临床死亡期。临床死亡期，是指在生物学死亡前的一个短暂阶段，此时患者心跳、呼吸停止，反射完全消失，但机体组织细胞尚进行微弱的代谢过程。生物学死亡期，是指整个机体的生理功能停止并陷于不能恢复的状态。生物学死亡是细胞群体的死亡，外表征象是躯体逐渐变冷，发生尸僵、形成尸斑。这就是传统的死亡定义的内容。

从上述"心肺死亡"定义可以看出死亡的判断标准就是把心、肺功能作为生命最本质的特征。心跳、呼吸的停止就是死亡的同义词，从原始时代直至今日，这个标准沿袭了数千年之久。如早在1951年，美国Black氏法律词典定义死亡为"血液循环的完全停止，呼吸、脉搏的停止"。我国出版的《辞海》中，也是把心跳、呼吸的停止作为死亡的重要标准。然而，现代医学的发展已经使得传统的心肺死亡标准显得偏颇狭隘，甚至有碍于医学科学的进一步发展。其理由是：许多临床抢救病例说明，有些呼吸、心跳停止的患者，经过积极抢救后，重新恢复了生命的并不少见；尤其是在创伤或意外(触电、车祸)所致的心脏骤停，经抢救恢复心跳功能的可能性更大。此外，现代人工低温技术将人的体温降至5℃～6℃时，心跳呼吸即完全停止，但这并不意味着人的死亡，若干小时后，经过复温，人的一切生命活力都可以完全恢复。另一方面，一个脑部大面积或全部受损伤的人，在医疗技术的帮助下仍然可以维持他的心肺功能，从而使机体其他脏器和组织不至于因缺氧而相继死亡。本来，脑与心肺功能是密切联系的，但现代医学科学技术则可把这种内在联系分离开来。由此可见，传统的"呼吸、心跳停止"标准并不是确定临床死亡的唯一标准，从而导致死亡伦理问题的提出。

二、死亡伦理问题的提出

(一)尊严死的提出

人从生到死，是整个生命的必然过程。死亡的痛苦是生命痛苦的一部分，医学本来的目的就是解除患者的痛苦使之达到正常状态。由于现代复苏技术的开展，人工辅助器和心脏起搏器的使用，以及现代医疗器械和生命支持疗法的应用，一方面使许多停止呼吸和心跳的患者重获生命；另一方面，又使那些脑细胞广泛坏死、不可逆地丧失意识的患者维持着植物状态，让这些生命苟延残喘地继续延长着死亡过程，而不能达到正常死亡。这样，势必花费大量的医疗资源，造成社会和家庭的沉重负担。必须指出，这里只是指那些不可逆地丧失意识的患者，而对那些有可能复苏的植物状态患者，以及丧失生活能力的瘫痪患者，则应实行"社会主义医学人道主义"，尽力救治。

现代医学伦理观认为，一个人重要的是在有限的生命之中，对他人及人类是否有意义、有价值。对待死亡的态度应该是在生物学死亡的基础上强调社会死亡，重视价值创造，而不应该在毫无意义的存活上花大力气，这才是科学的死亡观。

人是自然和社会的统一体，作为个人的权利意志，人应有生和死的自由，但人是社会的一部分，又必须服从人类整体发展的需要。目前，社会对人的生的权利已经公开化、合法化，如计划生育。但对人的死亡权利、死亡质量的控制却没有相应的规定。在1976年日本东京举行的安乐死国际会议发表的宣言中，人们呼吁应当尊重"生的意志"和有"尊严死的权利"。那种以往医务界提倡的"不惜一切代价抢救病人生命"、"尽量让病人多活一分钟"的现象，在特定的环境和条件下，对特定的病种和患者并不都适应。并不是对一切生命，包括不可逆地丧失意识的病人的生命，都要不惜一切代价去抢救。事实上，尊严死的提出，则是为了更多、更需要医疗照顾的普通患者的利益以及社会的利益。

（二）传统的死亡标准丧失权威性的问题的提出

20世纪以来，人类器官移植技术取得了突破性的进展。目前，世界上除了"换头术"外，包括心肺在内的其他的器官，几乎都能移植。器官移植技术的发展，对传统的心肺死亡标准提出了挑战：一是心肺移植手术的成功，使传统的心肺死亡标准不再构成人体整体性死亡的威胁，从而打破了心肺功能丧失必导致整体死亡的标准的权威性，取而代之的应该是更高层次的脑死亡标准。二是传统的心肺死亡标准往往延长了确诊死亡的时间，延误了摘取供体器官的时间，从而影响了器官移植的成功率。为了及时摘取"活"器官，必须确定更科学的死亡标准。

（三）生物人与社会人死亡分离问题的提出

人既有生物属性，又具有社会属性。人的死亡应既包括人的生物学生命的死亡，也包括人的社会学生命的死亡。这是因为人的生命的本质特征是具有自我意识。大脑功能的丧失，意味着生命本质特征的消失。没有自我意识的人类有机体（植物状态的病人）只是一个生物学意义上的人，但不是社会意义上的人。产生"生物人"与"社会人"死亡分离现象是由于脑死亡后，在医疗技术的干预下，呼吸、循环功能得以维持，机体的生物学生命依然存在，作为"生物人"并没有死，从而造成了心肺死亡与脑死亡的分离。那么，在"生物人"与"社会人"死亡分离的条件下，怎样选择死亡标准？大多数学者认为"社会人"死亡更符合科学死亡标准，从而导致了脑死亡概念的出现，促使传统的心肺死亡标准过渡到脑死亡标准。

三、脑死亡概念及其伦理分析

（一）脑死亡概念

所谓脑死亡，是指某种病理原因引起脑组织缺氧、缺血坏死，致使脑组织功能和呼吸中枢功能达到不可逆转的消失阶段，最终必然导致的病理死亡。也就是脑的功能停止先于呼吸、循环功能停止而引起的死亡。

（二）脑死亡标准

1. 悉尼宣言（死亡的确定）

1968 年 8 月世界医学大会在澳大利亚悉尼市召开了第 22 次会议，讨论了"死亡的确定"问题，发表了著名的《悉尼宣言》（全文见附录）。宣言的实质内容包括 5 个方面：

（1）在大多数国家，死亡时间的确定将继续是医师的法律责任；

（2）近代的医学实践使得进一步研究死亡时间成为必要；

（3）临床的兴趣并不在于维持孤立的细胞而在于患者的命运；

（4）死亡的确定应建立在医师的全面临床判断和必要的辅助诊断上；

（5）指明了脑死亡的道德意义及立法问题。

2. 哈佛标准

1968 年，美国哈佛大学医学院死亡定义特别委员会就一些棘手难办的病例中如何确定死亡是否发生，提交了一份以脑死亡定义为准的定义死亡的新标准的报告，即著名的哈佛标准。它提出了 4 条诊断标准：

（1）对外部的刺激和身体内部的需要均无感受和反应。

（2）无自发的肌肉运动和无自主呼吸。

（3）反射消失，主要是诱导反射消失。

（4）脑电图平直或等电位。

以上测试要求在 24 小时内反复进行而结果不出现变化，并要排除患者体温过低（32.2℃以下）或大量服用中枢神经抑制药（如巴比妥类药物）这两种情况。除这两种情况外，脑电图平直可作为不可逆脑损伤的确切证据。人们称哈佛委员会提出的这一新概念为"死亡的脑干定义"或"脑死亡定义"。

（三）脑死亡标准的伦理分析

1. 使死亡标准更趋科学化

人的死亡是人体这一多层次的生命物质系统不可逆转的崩溃过程。确定一个人是否死亡，关键在于这一多层次的生命物质系统中，究竟哪一层次的什么器官、什么组织死亡之后，就可以宣布人的生命已经终结，也就是说要找到区分生与死的临界点。

如果死亡过程越过了临界点，即使某些组织器官还"活"着，也不能认为生命还存在；反之，如果死亡过程没有达到这个临界点，即使某些组织器官已死，也不能认为生命已经结束。这个临界点就是脑死亡。因为脑死亡是不可逆的，它最终必定导致呼吸和心跳停止，整个生命系统不可逆转的崩溃。从心肺死亡标准到脑死亡标准提出，是人类对死亡的一次观念转变。但人们对科学和新观念的认识和接受，需要有一个过程。特别是目前在我国大多数医院里，众多的医务人员一直熟悉和习惯于传统的心肺死亡标准。因此，在推广脑死亡标准的过程中，必须顾及人们对这一观念的认识水平和心理承受能力。所以，从我国目前情况看，确认以脑死亡标准为主，结合心肺死亡标准判断死亡是较合适的，在这个基础上，使死亡标准更趋科学化。

2. 有利于合理使用有限的医疗资源

那种全靠生命支持技术维持、不可逆转的脑死亡者的生命是无意识状态下的"植物性生命"，这种生命可以说是无价值甚至是负价值的。由于我国当前经济水平不高，在卫生资源和经济有限的情况下，为了维持这种"植物状态生命"不惜花费巨大费用，这是有限资源的不合理、不公正的分配现象，是一种人力、物力、财力上的浪费。这既影响了广大人民卫生保健水平的提高，也为家庭、社会带来了沉重的经济负担和巨大的压力。脑死亡标准一旦确定，无疑会改变人们对死亡标准的习惯认识。以此为根据，医学不去拖延脑死亡者的死亡过程，这有利于医疗资源的合理应用，无论从道德上、科学上讲都是合理的。

3. 有利于器官移植的开展

脑死亡标准确定有利于器官移植。因为脑组织对缺血、缺氧最敏感，当缺氧还没有引起其他组织、器官损害或坏死时，脑组织便出现死亡。所以，依照脑死亡标准对供体作出死亡诊断，就能及时为器官移植提供"活"器官，从而提高器官移植的成功率。这既对活者(受体)有益，又对死者(供体)无害，无疑是符合社会功利主义伦理原则的。

4. 有利于法律的实施

科学地、准确地判断一个人的死亡时间，在司法实践中具有极其重要的意义。

现行法律中规定的"心肺死亡标准"的局限性，妨碍了法律的正确实施，使一些案件处理中出现了合法但不符合科学的情况。例如，从科学意义上讲，在脑死亡患者身上进行各类医疗抢救处理，根本就无任何回生的希望，所谓"抢救无效"本不存在医疗差错事故之类的事情。但正因为脑死亡标准没有被确认，就必须对这类"活尸体"作出积极抢救的姿态。当医务人员关闭脑死亡患者的人工心肺机时，将被指控为故意杀人。在现实面前，医务人员常常被判有过错。所以，医学科学的发展迫切需要法律的保障。脑死亡标准的确立，将为这一类问题提供科学依据，有助于防止和处理这一类医疗纠纷，有助于法律的正确判断。

第二节　安乐死的伦理问题

一、安乐死的概念和分类

(一)安乐死的概念

安乐死(euthanasia)一词源于希腊文。eu 是"好"的意思，thanasia 是"死"的意思，合起来就是"好死"。我国原译为无痛致死术，现在通译为安乐死。

从某种意义上说，死亡是生命过程的一部分。因此，对待死亡的痛苦也应像对待生命过程中其他各种痛苦一样，用积极的办法来解决。显然，从概念上应明确地将安乐死理解为死亡过程中的一种良好状态和达到这种状态的方法。这种方法是对"死"的控制，而不是对"生"的侵犯。更不能把安乐死理解为死亡的原因。从观念上应将安乐死理解为是人类理性意识的觉醒，而不是消极厌世的产物。那么，从医学伦理学的角度我们为安乐死下一个具体的定义：患不治之症的患者在危重濒死的状态下，由于精神和躯体的极端痛苦，在患者和亲属的要求下，经过医师的认可，用人为的方法使患者在无痛苦状态下度过死亡阶段而终结生命的全过程。

从以上定义看出，安乐死的目的在于避免死亡时痛苦的折磨，维护死亡时的尊严。安乐死的对象仅仅是限于无法医治的濒死患者或脑死亡患者，即因备受痛苦的折磨，本人强烈希望死去，且亲属也同意的人。安乐死定义的严格性、完整性避免了由于人们认识和理解上的不同而造成评价和判断上的困难。同时，也看到安乐死的实质是一种源于医学又远远超出医学范围的社会现象。

(二)安乐死的分类

安乐死是在人为控制之下的死亡过程，依照控制方式的不同，一般把它分为两大类。

1. 主动安乐死

主动安乐死亦称积极安乐死，是指患者或其他人，鉴于疾病治愈无望而用药物或其他方法主动结束痛苦的生命，让其舒适地死去。

主动安乐死根据临终患者是否自愿，分为两种类型：

(1)自愿的主动安乐死。临终患者自愿接受安乐死，并采用主动方式完成。这种安乐死又包括两种情况：一种是患者自愿并自己执行的安乐死；第二种是患者自愿，由他人执行的安乐死。后者是因为在医治无望而机体极端痛苦、无法忍受的情况下，自己无能为力执行，立下遗嘱要求有人以慈悲为怀，借助医学的、无痛苦的手段消除其痛苦，帮助其结束生命。故有人把这种自愿的、他人执行的主动安乐死称为"仁慈助死"。

(2)非自愿的主动安乐死。临终患者没有许诺，由他人采取直接行动结束其生命。这种方式多用于不可逆的昏迷患者或刚出生的有严重缺陷的新生儿。采取这种行动的前提是患者的生命不再有"意义"，或者是患者假若能说话，他一定会表达求死的愿望。有人把这种情况称之为"仁慈赐死"。

2. 被动安乐死

被动安乐死亦称消极安乐死，是指医务人员或其他人停止对临终患者的抢救和撤除一切维持生命的设施，只给一般的维持治疗(如止痛等)，任其自然地死去。即当确认抢救已无助于挽救垂危患者生命时，则停止这种努力，听任处于这种状况的患者在平静和尊严中自然死亡。

被动安乐死根据临终患者是否自愿，也分为两种类型：

(1)自愿的被动安乐死。在临终患者同意的前提下，停止用药，撤除维持生命的设施，任其自然死亡。

(2)非自愿的被动安乐死。未经临终患者许诺，停止用药，撤除维持生命的设施，任其自然死亡。

二、安乐死的道德问题之争

患者为减轻临终前的痛苦，希望安乐死，这种要求是否合理？医务人员让其施行安乐死术是否违背道德？对于这些问题国内外医学界、法学界和伦理学界存在着反对和赞成两种对立的意见。

(一)赞成安乐死的理由

1 安乐死是临终患者的权利

死亡是生命运动的末端——生命过程的最后部分。既然死亡对每一个人都是不可避免的，那么，追求无痛苦地度过死亡过程——安乐死的权利，也是不可剥夺的权利。患者的权利，就是医务人员的义务，这种义务不仅仅是维持患者的生命，当患者死亡已不可避免，且又遭受到无比痛苦时，医师为他解除痛苦，比延长苟延残喘的生命更重要。国外有人主张医院设"安乐师"一职，如同助产士一样，前者管"死"，后者管"生"。一个人既有追求"好生"

的权利，也应有要求"好死"的权利。

2.安乐死符合生命质量和价值原则

生命的质量是人对个体生命价值的一种评价，属于价值判断范围。从个体角度来衡量生命质量，主要看健康程度。从群体角度来衡量生命价值，主要看他的生命活动给他周围的人和社会带来多少利益，为一个民族、国家以至整个人类生命质量的提高作出多大贡献，贡献越大的人，他的生命价值越高。由重视生命数量到重视生命的质量和价值的观点，是当今人类自我认识的一大进步。显然，"好死不如赖活着的人"，其生命质量和价值是最低层次的，延长这种人的生命实际上是延长其痛苦、延长其死亡。从生命质量和价值原则出发，我们要的是人的社会学生命。所以，安乐死完全符合生命质量和价值原则。

3.安乐死符合社会、家庭利益

运用现代生命支持技术让毫无生命价值的植物状态患者长期活下去，对社会和家庭造成了沉重的负担。如果对这些已失去生命价值的人施行安乐死，则可使社会将有限的资源合理使用于人类防病治病的急需之处，这有利于社会的稳定和发展。当然，有望复苏的植物状态患者不在此列。

家属对家庭生病的成员有照料的义务，但为了一个无意义的生命去消耗有意义的生命，则是过分的。对于这类患者的亲属已承担了极大的感情和经济压力，他们处于十分为难的境地。实施安乐死可以把家属从这种压力和为难的处境中解脱出来。

4.安乐死是人类自身生产文明化的必要环节

计划生育、优生优育等，都是人类自身文明化的产物和表现，是人类对自身生产的调节和控制。既然我们对生育控制责无旁贷，那么，死亡作为每一个人必经的阶段，对其进行调节、控制岂能甘居落后？使每一个人死得科学、死得安乐，这不仅是个体的愿望，也是社会文明化必然要解决的课题。在实际生活中，死亡控制的实践正逐步增加，这是由于医疗上的压力以及人类的需要而产生的。安乐死应和计划生育、优生优育、文明葬等一样，成为人类自身生产文明化的一个环节加以肯定，并给予道德和法律地位。

（二）反对安乐死的理由

1.安乐死违背人道主义原则

反对安乐死的人认为，我国人民历来有尊老爱幼、孝敬父母的美德。在传统观念上，家属对于病者只要一息尚存，不论其疾病的预后如何，总是要求医师尽力抢救直到断气为止，这才算尽情尽孝。此外，医师的职责是救死扶伤，延续患者的生命，在任何时候、任何情况下都不能主动促其死亡，否则就是违背了医学人道主义原则。

2.安乐死会导致错过三个机会

当代医学的诊断率还没有达到100%正确，即使是最好的诊断和治疗有时也会出现失误。再加上国家、地区之间医学发展的不平衡，技术设备和诊断能力之间的差异，故在疾病预后判断上肯定有误差。对某些患者"生还无望"的宣布，还不能达到完全信赖的程度。因此，安乐死势必会使一些患者错过三个机会：①病情自然改善的机会；②继续治疗可望恢复的机会；③新技术、新方法的产生使该病得到治疗的机会。

3.安乐死会阻碍医学对不治之症的攻克

所谓"不治之症"，一般是指在一定的医疗技术条件下，人们对某种疾病尚无特效疗法使其痊愈而言。从发展的眼光看，真正的不治之症是不存在的。因为认识总是受一定的条件限制而有限，但人类的认识能力却是无限的。世上只有尚未被认识的事物，而不存在不可认识的事物。在医学领域里，只有在一定条件下还没有认识的疾病，而没有绝对不可认识、不能治疗的疾病。今天的不治之症，定会成为明天的可治之症。但由不治之症转化为可治之症有一个医疗实践过程，而安乐死恰恰使医学减少了这种实践机会，从而削弱了医学对不治之症的努力，阻碍了医学在这方面的发展。

4. 安乐死会被滥用

有人担心安乐死会被滥用而导致变相杀人。如果允许安乐死，意味着授权给予某人或某部门结束"无价值人"的生命，这就有可能造成借安乐死之名，行杀人之实的难以控制的局面，这就难以保护一些孤弱无辜的生命。例如，对于有丰厚遗产的患者，如果其子女、亲属心术不正，望其早死可分财产而要求医师处死患者也可说成是安乐死。总之，允许安乐死，就有可能被那些无情郎、负心妻或不孝子孙、不法医师等钻空子，为借刀杀人开了方便之门，这不利于社会的安定和法制的维护。

以上赞成者和反对者所提出的理由，都有一定的道理。但由于各自只强调这一面而忽视另一面，因而有的立论失之偏颇。安乐死问题是一个涉及医学、伦理学、社会学、心理学和法学等多学科的复杂问题。只有从多学科、多方面、多层次地进行综合分析，才能对其作出科学的道德评价，持绝对肯定和绝对否定的态度都不足取。

三、实施安乐死需要研究和注意的问题

在我国，尽管安乐死没有得到普遍承认和接受，但从近几年的资料看，赞成者呈增加趋势。实际上有的医疗单位，消极安乐死的形式已在实践中潜行。如对晚期癌症患者拒收入院治疗，或放弃对某些晚期垂危患者的抢救等。有的医师还大胆尝试实施积极安乐死。不过这类安乐死一旦公开，往往遭到社会舆论的谴责，甚至诉诸法律。1986年6月，陕西汉中市某医院两位医师应一位患者家属的要求，用药物注射方法加速了这位无法救治的患者的死亡，结果受到指控。这起"安乐死事件"在我国社会各界引起了极大反响，历时五年，于1992年6月经汉中地区中级人民法院终审裁定，才宣告被告无罪。这一案例的发生，说明安乐死问题已成为不能回避的现实问题；同时也说明，安乐死不仅仅是医学问题，它还涉及伦理、法律、社会等学科问题。推行安乐死应从以下几方面开展有关工作和研究。

（一）加强宣传教育，更新观念

对安乐死的理论研究应超前于具体实施，具体实施的程度取决于人们对安乐死的认知程度和心理承受力的大小。因此，首先要结合中国国情，提高全民族文化、科学知识水平。其次，应进行有关安乐死知识的科普宣传和死亡教育，破除"生就是一切"的传统观念，树立生命神圣论、质量论与价值论统一的全新的生命观，使现代安乐死概念逐渐为人们所接受。

（二）开展安乐死法律依据的研究

从国外安乐死立法情况看，不少国家和地方政府对此十分重视。荷兰政府为此建立了一个委员会专门研究安乐死的立法问题。2000年11月荷兰议会下院、2001年4月荷兰议会上院先后表决通过"安乐死"法，允许自愿的主动安乐死。1976年9月30日，美国加利福尼亚州州长签署了第一个《自然死亡法》。该法规定：当有两个以上的医师证明患者处于不可逆转的临终状态时，根据患者的愿望而中止维持生命的措施是合法的。后来美国有40个州都提出了类似的法案。在我国，因对安乐死问题还缺乏全国性立法条件，可采取两种过渡形式：

一是在现行法律中增加适当条款，给予安乐死以"有条件的认可"。如明确安乐死的法律地位；规定施行安乐死的法律程序；赋予患者要求安乐死的权利；赋予医师受理这类患者要求的权利等。二是地方立法，即在条件成熟的省、市制定地方性安乐死法规。

（三）制定实施安乐死的制度和程序

安乐死一旦得到伦理学和法学的证明之后，接着要建立有关制度和程序。在有些方面亦可借鉴国外经验，如制定坚持自愿原则的规定（"生前预嘱"——一个人在头脑清醒、健全时用书面形式表示的安乐死愿望），建立完善的申请、审批制度和实施程序，执行严密的监督制度，使安乐死置于法律监督和保护之下，以防止有人利用安乐死自杀或谋杀，避免安乐死引发的民事、刑事案件和医疗纠纷。

必须指出，在国家未颁发安乐死法规的情况下，医疗机构和医务人员不能对患者实施安乐死。

第三节　临终关怀的伦理问题

一、临终关怀的含义及其伦理意义

（一）临终关怀的含义

临终关怀（hospice care）是针对临终患者死亡过程中诸多问题和痛苦，对其提供温暖的人际关系、舒适的医护环境和坚强的精神支持，帮助患者走完人生旅途的最后历程，并对其亲属给予安慰和关怀的一种综合性卫生服务行为。临终关怀不以延长临终者的生命时间为重，而以提高临终阶段的生命质量、减轻临终者躯体和精神的双重痛苦为宗旨，它从生理、心理、社会等方面对临终患者进行综合的全方位的"关怀"，它是帮助临终患者"优死"和其亲属"好生"。

（二）临终关怀组织的创始

现代较健全的临终关怀组织始于1967年英国伦敦的"圣·克里斯多弗临终关怀机构"（St. Christopher Hospice），其创始人是桑德斯博士（D. C. Saunders）。她之所以创建临终关怀院，是因为她看到在医院里许多濒死患者受到不恰当的护理，同时亲属们也不知道如何照顾在家中濒死的亲人。于是，她创建了临终关怀院，以此来满足患者及其亲属们对精神支持与心理辅导的需求。

"圣·克里斯多弗临终关怀机构"成为各国临终关怀组织的榜样并得到迅速发展。世界上已建立的"临终关怀"组织的国家（美国、加拿大、南非、荷兰、印度等）和地区已达40多个。仅美国就有1600多个以多种发展形式存在的临终关怀组织。在我国，1988年7月天津医学院成立了第一所"临终关怀研究中心"，并于次年建立了"临终关怀病房"。其他城市如上海、北京、长春、济南、重庆相继有类似机构建立。临终关怀是一门新兴学科，它对患者、亲属及社会各方面都起着积极的作用，有着重要的社会伦理意义。

（三）临终关怀的社会伦理意义

1. 临终关怀彰显生命真义，体现了人道主义宗旨

当一个人处于濒死阶段时，他所受的痛苦是双重的，一方面是疼痛造成的肉体上的痛苦，另一方面是面临死亡的不安和孤独而承受着的极大的精神痛苦。在双重痛苦的折磨下，

大部分患者最需要的是亲切的感情上的照护，这种需要往往超过对药石的依赖。对于一些已经药石罔效的末期患者，这种需要尤为迫切。不幸的是，现代医学使患者必须面对冰冷的仪器、管线，医务人员往往疏忽了医疗的人道面。临终关怀则正是展现了人道的新起点，它使患者知道在生命的最后阶段处于医疗保护之下，消除了对死亡的恐惧感。临终关怀在人道主义宗旨的驱动下，医务人员尽量满足患者的一切要求和希望，从而使他们在精神上获得一种道德的力量并感到宽慰和温暖，直至他们最后安宁地走完人生旅程。正是这种道德的力量充实了社会道德的意义，所以临终关怀为社会所提倡和认可。

2.临终关怀避开法律争议，为建立有中国特色的临终关怀体系奠定了基础

安乐死作为临终患者一种择优的临终方式(优死)，虽然在道德方面的争议已趋于肯定，但法律问题仍使之步履维艰。临终关怀的实施，则可扬安乐死之长，抑安乐死之短，既解除临终患者的疼痛，又不刻意以浪费医药资源来延长患者生命，也不放任或加速病情恶化。安乐死偏重死的尊严，临终关怀偏重活的尊严；安乐死是终止患者生命，而临终关怀是既延长生命的量亦提高生命的质，同时兼顾患者亲属的照护，达到共同努力，这样易于为人们所接受，为法律所认可。所以在对安乐死进行深入讨论并准备付诸实践的同时，可先推行临终关怀。临终关怀作为人生临终旅程的一个理想模式，它适应了当代生物心理社会医学模式的要求，为建立有中国特色的临终关怀体系奠定了基础。

3.临终关怀把对患者亲属的关怀纳入工作范围，体现了崇高的道德价值

传统的医疗护理模式，往往只注意对临终患者的病情和情绪反应，却忽视患者亲属的情绪反应。这时，亲属往往比患者更难接受患者面临死亡的事实，经受比患者更强烈的精神痛苦的煎熬。患者死亡时，亲属经受着生离死别的痛苦。有许多调查表明，丧失家庭成员是人生最痛苦的经历，有的人为失去非常亲近的人悲伤而致严重的疾病，甚至死亡，包括自杀。强烈和持续的悲伤压抑会产生许多不良反应，包括大幅度地削弱工作能力和降低效率。

为此，在临终关怀工作中，医务人员在对临终患者关怀为主的同时，注重对亲属提供安抚服务。安抚服务的内容包括：积极安慰和疏导，减轻家庭成员的悲痛，使其尽快度过悲伤阶段。此外，对亲属予以感情上的支持，尽量帮助他们解决一些困难，如提供守护和陪伴患者的方便；患者去世后，帮助其亲属料理死者遗体等，使亲属深切感受到人间的情谊。临终关怀全方位的安抚工作，具有重要的道德价值。

二、临终关怀的道德要求

从事临终关怀工作的医务人员，要出于爱心、善心，不怕脏、不怕累地为患者服务，如果没有强烈的责任感和高尚的道德水准是难以胜任这项工作的。因此，对医务人员提出了更高的道德要求。

(一)理解患者心理，同情体贴宽容

医务人员在把握临终患者的心理特点及不同阶段的基础上，对患者的某些失常、情绪变化及愤怒情绪的发泄，应有充分的理解，要宽容大度，以真挚、慈爱、亲切的态度和温馨和蔼的语言耐心解释、劝慰。要使患者始终在身体上得到最好的护理，在精神上得到最好的慰藉，使他们在生命的最后时刻享受人间的真情和爱，在极大的宽慰中告别人世。

(二)维护患者的尊严，尊重他们的权利

医务人员应尊重和维护临终患者的权利。尤其是那些虽已进入临终期但未进入昏迷状

态、有思想、有感情的患者，特别看重自己的权益是否得到维护。任何对其权益不尊重的言行，都是对他们的一种伤害。医务人员应允许患者保留自己的生活方式，参与医疗护理方案的制定，选择死亡的方式(除主动安乐死外)，维护他们的隐私权和知情权等。是否应该将病情如实地告诉临终患者的问题，涉及是否尊重临终患者享受个人权利的道德问题。有的人认为仍应坚持保护性医疗制度，不能将真实病情告诉患者，以免产生不良后果。但大多数人认为，当患者迫切想知道真情，并对自己的病情严重性早有疑虑时，应如实地告诉患者真情。这是临终患者的基本权利。如果不将病情真实状况告诉患者，只会给患者增加心理痛苦，那就是剥夺他们的尊严，损害了他们的人格地位，因而是不道德的。医务人员要根据患者的心理状态和心理承受力，用平静、温和的语言，适时地告诉患者病情，并及时给予解释和劝慰，用恰当的语言进行死亡教育，使者能接受死亡的事实，不仅能以平静的心情对待死亡，而且能把握生命的最后时期，提高生命质量，争取时间处理各项事宜，如工作的安排、遗产的安排、子女的抚养和老人的赡养等，使他们不至于满腹心事离开人世。

（三）尽量满足患者的生活需求，提高生命质量

满足临终患者的生活需求，是医务人员应尽的职责。临终时期的生活是一种特殊的生活状态，对临终患者来说显得特别珍贵。患者要求提高生命最后时刻的生活质量，是他们的基本权利。任何人都有尊重他们这种权利的义务。尽量满足他们最后生活的需求，就是对患者人格的尊重。医务人员与临终患者接触最多，应成为患者可依赖的贴心人。医务人员应经常与患者亲切交谈，让患者感受到生命弥留之际的生存意义和价值，让希望充满他们的最后生活。当患者尚能自理时，尽量帮助他们实现自我护理，以增加自主生活的乐趣，至死保持人的尊严。要尽量增加或积极安排他们与亲属见面的机会和时间，让他们倾诉衷肠、互相慰藉。要让他们参加力所能及的社交活动，从中感受生命的活力。总之，医务人员要像对待其他可治愈的患者一样，热情地对待临终患者，赋予他们临终生活丰富的内容，从而提高他们生命最后时刻的质量。

第十五章　医德评价、教育与修养

医德评价、教育与修养，是医学伦理学体系的重要组成部分，是医务人员医德实践活动的基本形式，三者互为补充，相辅相成，使医务人员知晓的医德理论、原则和规范等，内化为医德认识、医德信念、医德意志、医德情感，形成良好的医德品质，并外化为自觉的医德行为。因此，正确地进行医德评价、教育和修养，对于促进医德水准的提高，树立社会主义医德医风具有十分重要的意义。

第一节　医德评价

医德评价是医德活动的一种重要形式，是使医德原则和规范转化为医德行为的重要杠杆，是维护医德规范的保障。因此，研究医德评价问题是医学伦理学的重要内容，具有重大的理论和实践意义。

一、医德评价的含义和作用

（一）医德评价的含义

所谓评价，是指对事物或人物的价值的判定或判断。医德评价是人们依据一定的标准和原则，对医务人员或医疗卫生单位的行为活动及各种医德现象进行道德价值和善恶判断。通过医德评价，人们可以认识他人或自我的行为是否符合医德的要求。医德评价一般有两种类型：一种是社会性的评价，即医务行为当事人之外的组织或个人通过各种形式的社会舆论，对行为者进行善恶判断。另一种是自我评价，即医务人员对自己的行为所进行的善恶判断。这里所讲的善恶，是指医德的善与恶。所谓医德的善，就是指符合社会主义的医德原则和医德规范的医务行为。所谓医德的恶，就是指违背社会主义医德原则和医德规范的医务行为。

医德评价需要有医德评价的主体、客体和依据及标准。医德评价的主体是社会上的"人们"，这些人既可以是医务人员，也可以是非医务人员。医德评价的客体是"医务行为"，这种行为也可以是医务人员本人的行为，也可以是非医务人员的行为。总之，只要是医务活动，就是医德评价的对象。但是，作为医德评价的对象，最终是要落实到医务活动的行为人，触及行为人的心灵。

（二）医德评价的作用

医德评价是　种无形的精神力量，在医务人员的医德品质的形成过程中，起着巨大的作用。

1. 教育和调整作用

医德评价对医务人员具有深刻的教育和调整作用。医德评价能够帮助医务人员正确地认识医德，深刻地理解善与恶的含义，自觉地弃恶从善，准确地进行医德行为的选择。当医务人员在履行医德义务的过程中，遇到阻碍和挫折时，可以通过医德评价及时疏通和排解。当某种行为违背医德并发生蔓延时，可通过医德评价，即社会舆论和良心的谴责给予约束和阻止，使医德行为及时得到弃恶扬善的调整。

2. 监督和裁决作用

医德评价对医务人员的医德行为起着监督和裁决作用。社会主义医德基本原则和医德规范是医务人员的行为准则。那么，医务人员的行为是否合乎医德，则由医德评价去监督和裁决。因此，如果把一定的医德原则和医德规范比作"法"，则医德评价就是"道德法庭"，从而对医务人员的医德行为是善还是恶作出公正的"判决"，维护医德基本原则和医德规范的权威。

3. 推动和发展作用

医德评价对医学科学和医疗事业起着推动和发展作用。随着医学科学事业的发展，现代医学模式对医务人员的医德提出了更高的要求。特别是在改革开放的新形势下，医务人员如何冲破旧的传统的伦理观念，树立新的伦理思想，这就需要医德评价的杠杆作用。还有在医学科学的发展中，常常遇到一些和传统的伦理观念相矛盾的医学行为，如果对这些行为作出正确的伦理分析，作出正确的医德评价，形成新的医德观念，那么就会推动医学科学和医疗事业的发展。例如，分清残疾新生儿处理、器官移植、人工授精等行为的道德是非，作出恰当的医德评价，不仅对医学科学的发展起着促进作用，而且也会促进新的医德观念的形成。

二、医德评价的客观标准

社会主义医德的基本原则和规范是医务人员医德评价的总原则标准。那么，什么样的医学行为才符合医德基本原则和规范的要求呢？这就要用客观标准进行评价。医德评价的客观标准主要有以下三项。

1. 疗效标准

疗效标准是指医务人员的医疗行为是否有利于患者疾病的缓解或治愈。凡是有利于患者病情的缓解、身体的康复的医疗行为就是道德的。反之，如果医务人员采取某些能意识到的对疾病的缓解和身体康复不利的医疗措施，则是不道德的。

2. 社会标准

社会标准是指医务人员的行为是否有利于人类生存环境的保护和改善，是否有利于人类的健康、长寿和优生。新的医学模式要求医务人员把健康与疾病放在一个更广阔的背景下加以考虑，因此，医务人员不仅要重视治疗，更要重视预防。医院也不再单纯是治病救人的诊疗机构，同时它还担负着预防、保健、提高人口素质的重要任务。人类离不开赖以生存的环境，包括自然、社会环境和生活环境。人们的健康是由身体内外环境所决定的，内环境是健康的根据，外环境是健康的条件，外环境通过内环境对身体发生作用，从而影响人们的身体健康。可见，人类生存环境对人类身体健康是非常重要的。凡是保护和造就良好的环境，有利于人们的身心健康和长寿的行为则是道德的。反之，破坏和损害自然环境和社会环境，妨碍防病治病和影响人们健康长寿的行为则是不道德的。如医院的废气、废水、废物应进行妥善处理。那种不经无害化处理，只顾把有害物质排出医院了事，置自然环境和社会环境以及人们健康而不顾的行为，显然是不道德的。因此，必须褒扬那些维护、创造良好环境的高尚道德行为，谴责那些破坏良好环境的不道德行为。

3.科学标准

科学标准是指医务人员的医学行为是否有利于医学科学的发展。医务人员在医学科研中，如果有刻苦钻研、勇闯难关的毅力，有不图名利、相互协作的精神，有坚持真理、实事求是的科学态度，有严肃认真、一丝不苟的治学精神，就一定能很好地完成科研任务，为医学科学的发展和社会的进步作出贡献。反之，沽名钓誉、弄虚作假、相互嫉妒等恶劣行为，不利于医学科学的发展，是极不道德的。

上述医德评价的三项标准，其基本要求和总的精神是有利于患者疾病的缓解、治愈和人类的健康、长寿、优生。我们在进行医德评价时，必须遵循这一根本标准。

三、医德评价的依据和方式

(一)医德评价的依据

医德评价的依据是医学行为的基本构成要素，而医学行为的基本构成要素主要是医学动机和效果、目的和手段问题。

1.医学动机和效果

所谓医学动机，是指医务人员所趋向的一定医学行为目的的主观愿望或意向，是激励行动的主要动力。所谓医学效果，是指医务人员的医学行为造成的客观结果。在医学实践中，医学动机和效果都是极其复杂的。从道德的角度看，有合乎医德的动机和不合乎医德的动机，即合乎社会主义医德要求的主观愿望和违背社会主义医德要求的主观愿望。医学效果有直接和间接效果、目前和长远效果、局部和整体效果、良好和不良效果，等等。

医学动机和效果是医务人员在医学实践中两个不可分割的方面，是对立统一的辩证关系。

医学动机和效果是统一的，表现在两个方面：一是两者相互包含、相互渗透。医学动机是从医疗实践中产生的，它本身包含着对一定的医疗效果的追求，并指导医疗行为达到预期效果。从而，医学效果体现了医学动机。一般情况下，合乎医德的动机，常常会引出合乎医德的效果；不合乎医德的动机，难于引出合乎医德的效果。二是医学动机和效果又是相互转化的。医务人员符合医德的动机，通过医疗实践过程，一般来说总是要转化为符合医德的好效果；好效果受到社会舆论的赞扬，转化为医务人员的内心信念，则可推动医务人员不断提高医德境界，从而可转化为更好的医学动机。

医学动机与效果又是对立的、互为矛盾的。这种矛盾具体表现在，并不是任何时候的动机和效果都是一致的。往往出现良好的医学动机，却产生不良的医疗效果；不好的医学动机，却产生了好的医疗效果；同样的动机可以得到不同的效果；同样的效果也可以由不同的动机产生等等复杂情况。

马克思主义伦理学彻底批判了唯动机论和唯效果论的片面理论，强调必须以动机和效果的辩证统一为道德评价依据。正如毛泽东同志指出："唯心论者是强调动机否认效果的，机械唯物论者是强调效果否认动机的，我们和这两者相反，我们是辩证唯物主义的动机和效果的统一论者。为大众的动机和被大众欢迎的效果，是分不开的，必须使二者统一起来。"(《毛泽东选集》第3卷，第825页)我们必须科学地运用马克思主义关于动机与效果辩证关系的原理，具体分析医务人员的医德行为。在医德评价中，既要看效果，又要看动机，做到在医疗实践的基础上把动机和效果结合起来，只有这样，才能对医务人员的医德行为作出正确的评价。

2. 医学目的和手段

医学目的，是指医务人员经过自己的努力要达到所期望的某种目标。医学手段是指医务人员为了达到某种预期的医疗目标所采用的方法、措施和途径。医学目的和手段，从道德的角度看，有合乎和不合乎医德的目的，合乎与不合乎医德的手段。在医疗实践过程中，凡是有利于防病治病、保障人民健康的，可称之为符合医德的医学目的；反之则是不符合医德的医学目的。一般来说，医务人员在合乎医德的医学目的的指导下所采用的方法和措施，都是合乎医德的手段。相反，在不合乎医德的医学目的的指导下，所采用的不利、妨碍甚至破坏防病治病的医学手段，都是不合乎医德的医学手段。

在医疗实践中，医学目的和手段是对立统一的。首先，医学目的和手段是相互联系、相互依存的，手段离不开目的。医务人员选择的任何一种手段，总是为了达到一定的目的。同样，目的也离不开手段。医务人员为了达到某种医学目的，若离开了一定的手段就会变成空洞的、无法实现的遐想。

其次，医学目的和手段又是矛盾的、对立的。在医疗实践中，有些医学目的所要求的手段，由于当时当地科学技术水平的限制，或某些药物的影响，或由于病情的变化等客观因素，使医疗手段达不到医学目的的要求，以致手段和目的发生矛盾。

医学目的和手段的关系是极为复杂的，它受到各种主观和客观因素的影响和制约。因此，在医德评价时，必须坚持具体情况具体分析，防止两种不良倾向。一种是目的决定论，认为只要目的正确，就可以不择手段，甚至采用不道德手段。另一种是手段决定论，认为手段就是一切，否认手段和目的的内在联系。这两种倾向都是片面的、错误的。前者夸大了目的的作用而否定了手段的作用，后者夸大了手段的作用而否定了目的的作用，其结果只能导致医学行为选择上的非道德性。

医务人员在合乎医德目的的指导下，选择合乎医德目的的有效手段时，应遵循两条原则：

第一，选择的诊治手段应该是经过医学实践证明最有效的、最佳的。所谓"最有效的"，就是医务人员所采用的医学方法和措施，必须经过医学实践所证明，对防病治病是最有成效的。所谓"最佳的"，就是医务人员所采用的医疗方法和措施，在当时当地技术水平及医疗设备条件下，医学效果是最好的。防治对象付出的代价最少，如无不良反应或最大限度地减少不良反应，无痛苦或最大限度地减少痛苦，少花钱或尽量减少经济消耗等。

第二，选择治疗手段应该实事求是。所谓"实事求是"，就是要求医务人员在诊断明确的情况下，一定要对症下药。那种大病小治、小病大治或见病乱治的做法，都是不合乎医德的医疗手段。"实事求是"的精神还要求医务人员选择诊治手段必须和病情发展程度相一致，既要从患者的利益出发，同时也要考虑到社会后果。

(二) 医德评价的方式

医德舆论、医德信念和医德传统，是医德评价的三种重要方式；另外还有医德考核、评估和定量化方法。

1. 医德社会舆论

所谓医德的社会舆论，是指人们依据一定的医德原则和标准，对医务人员的医德行为所作的合乎医德或不合乎医德的一种议论。医德社会舆论是一种精神力量，也是医务人员与患者和社会之间一种客观存在关系的反映。

在阶级社会里，医德社会舆论是有阶级性的，不同的阶级总是根据一定的社会经济关系所形成的阶级利益进行医德评价，总是从维护本阶级的利益出发，指责对本阶级不利的医德行为，倡导对本阶级有利的社会舆论。在阶级对立的社会中，存在着两种不同的舆论，并且又总是占统治地位的阶级的舆论占主导地位。

医德社会舆论的形式不外乎两种：其一是有领导、有组织、有目的的医德社会舆论。主要是由国家党政机构或相应的社会团体，通过广播、电视、报刊、杂志、书籍等宣传工具进行广泛的赞扬、肯定或谴责、否定等形式公开议论。其二是无组织、自发的、随意的医德社会舆论。这类舆论是通过街谈巷议、口传耳闻，多渠道、多形式广为进行的。以上两种医德舆论虽然其特点不同，但是，其实质不外乎是褒、贬、扬、抑的舆论。

这些舆论既反映了医务人员与医卫领域里人们之间的道德关系，又对调整医务人员的医德行为起着监督作用。也就是人们通常所讲的"舆论裁判""道德法庭"的威力。

正确的社会舆论体现着今天社会主义医德品质的客观要求，表达了社会或集体中绝大多数人的愿望和意志。一般来说，高尚的医德行为就会得到社会舆论的赞扬，低劣的医德行为则要受到社会舆论的谴责。作为一个医务人员应该正确地对待各种社会舆论，自觉地尊重社会舆论，严格地检查自己的医德行为，努力使自己成为一名受人民爱戴和尊敬的医务工作者。

2. 医德信念

医德信念是医务人员发自内心的对医德义务的真诚信仰和自觉意识的强烈责任感，是对自己行为进行善恶判断的精神力量，是一个人据以进行道德行为选择的内在动机和道德品质构成的基本要素。

在阶级社会里，不同阶级有着不同的道德信念。社会主义医德信念是对为人民健康服务的真心信仰和自觉意识的强烈责任感，是医务人员依据社会主义医德原则、规范和标准进行内心的自我反省，即通过医德良心自觉起作用。人们通常所说的受到"良心的责备""内疚"就是这种力量之所在。这种良心的自责，往往比社会舆论对行为人的影响要深刻得多。

如果说医德社会舆论具有外在压力的强制监督作用的话，那么医德信念以其内在特有方式发挥着医德评价的特殊作用。其表现为：

第一，医德信念的评价起着"良心法庭"的作用。这种作用就是医务人员对自己的医德动机、行为和效果的评价。即使没有人发现自己的思想和行为违背医德要求，也会受到"良心"的责备，感到"内疚"，从而使自己吸取教训，避免重犯。

第二，只有当外在舆论的评价变成医务人员的内心医德信念时，才能形成自觉的医德意识和强烈的医德责任感；只有外在医德舆论同医德的内心信念沟通时，才能使医务人员感到高尚的医德受到赞誉、颂扬的欣慰和满足，低劣的医德受到贬斥的不安和羞辱。可见，医德信念与医德舆论是紧密相联的，正确的医德舆论，能增强医务人员的内心信念。历史上那些献身祖国医学事业的人与他们坚定的医德信念是分不开的。

3. 医德传统

医德传统是医务人员在长期的医学实践中形成的稳定的、习以为常的医德行为方式。医德传统是不成文的医德要求，又是自发重复的医务活动行为，是医务人员特殊的生活方式，具有稳定性、继承性和自觉性，在医德评价中起着独特的作用。

第一，医德传统是医德原则和规范标准的补充。在医疗实践过程中，有些医德行为不能以明显的医德原则和规范为善恶尺度加以衡量，却能以医德传统为标准，加以判断。

第二，医德传统在进行医德评价时简明可行，无须讲更多的道理，"合乎医德传统者"为善，反之为恶，具有特殊的褒贬力量。它的扬弃像是职业本身的宣判，像是悠久历史的裁决。

医德传统有新旧两种，存在着进步与落后、积极与消极的对立。进步的、积极的医德传统，有利于社会主义医德建设；落后的、消极的医德传统，则阻碍社会主义医德建设。因此，医务人员应抛弃医德传统中落后、消极的内容，继承和弘扬进步的、积极的内容，使良好的医德传统发挥积极的医德评价作用。

4. 医德评价的其他具体形式

医德如同其他事物一样，不仅有质的规定性，而且也有量的规定性，是质与量的对立统一。所谓医德的质，就是善与恶。所谓医德的量就是医德善恶的程度。以往人们对医德的善恶判断只停留在定性分析上，而忽视或难以对医德的善恶作出量的分析判断。因此，不利于医务人员医德境界的提高和医疗卫生事业的迅速发展。

在医疗卫生改革和医德建设中，有人提出医疗行为道德评价的定量化方法。要使医德评价定量化，必须使医疗行为的道德标准定量化。事实上，不同的医疗卫生单位或部门，根据自己本单位或本部门的特点，正在积极探索科学的、适用的、易行的医德定量化。如有的单位或部门实行医德目标管理，对医务人员实行岗位责任制，进行考核评估，执行优奖劣惩的方法。还有的单位或部门利用统计学原理和模糊数学计算方法，制定量化内容，规定量化指标，采取多种评价形式，如自我评价、医务人员之间的评价以及患者和亲属对医务人员的评价，评出每个医务人员的分数，然后根据积分的多少来评价医务人员的医德的优劣程度。

实践证明，采用医德评价的定量化方法，无疑是对医德更加科学的认识，这对于医务人员的自我认识和医德修养，对于医德的精神判断和各种奖惩措施的正确实施，对于医德培养的提高和医学科学技术的发展，是具有重大意义的。

医德评价的定量化，使医德评价由自发的、客观的转化为有组织的、有计划的活动，逐渐地把"软任务"变成"硬指标"，从虚到实，从无形到有形，从而使医德评价达到科学化、规范化、制度化，并在医疗实践中显示出巨大的精神力量和物质力量。

第二节　医德教育和修养

医德教育和医德修养是两种不同形式的医德活动。医务人员的良好医德品质主要是通过医德教育和医德修养形成的，是将医学道德理论转化为医务人员的道德行为的必不可少的重要环节。

一、医德教育

（一）医德教育的含义与医德教育的过程

医德教育是对医务人员有计划、有步骤、有系统地施加影响的活动，是一个灌输医学道德的持续过程，其目的是使社会主义医德的基本原则和规范更好地转化为医务人员高尚的思想品质和道德行为。

医德教育的过程是医务人员医德品质形成和发展的过程。由于医务人员中思想意识的多层次差异，以及影响医务人员思想的外界因素的多样性，决定了医学道德教育是一个非常复杂的过程。但也有其一般规律性，即医德认识→培养情感→树立信念→增强意志→养成习惯→形成品质→付诸行动。

1. 提高医学道德认识

医学道德认识是指医务人员对医学道德的理论、原则、规范、范畴和准则的接受、理解和掌握。医务人员行为是受思想支配的，认识是行为的先导，没有正确的医学道德认识，就不会有正确的医学道德行为。因此，提高医务人员的医学道德的认识水平，是医德教育的首要环节。必须通过各种途径与方式，提高医务人员的医学道德的认识水平，掌握社会主义医学道德理论，从而在复杂的医疗实践中能正确处理各种不同的道德矛盾。

2. 培养医学道德情感

医学道德情感是医务人员对客观事物的态度，也就是在心理上对自己道德义务的一种爱憎、好恶的情感。一个医务人员对自己所从事的事业，怀有什么样的情感，就会化为一种什么样的态度。因此，培养医务人员的医德情感，是促使医德品质形成的重要因素，必须通过医学道德教育，激励医务人员对自己的职业产生一种强烈的情感。

3. 锻炼医学道德意志

医学道德意志是指医务人员自觉地克服医疗工作中所遇到的困难和障碍的毅力。一个医务人员在医疗实践过程中，会遇到许多困难和挫折，如果意志坚强，就能坚韧不拔，战胜困难，顽强地履行自己的医德责任，直到最后成功。医务人员的医学道德意志的坚毅与否是关系到医德水平高低的重要条件。因此，在医德教育中，必须抓住锻炼医学道德意志这一环节。

4. 树立医学道德信念

医德信念是医务人员对所遵循的医德原则、规范和理想的信仰以及发自内心的强烈责任感，是根据一定的医学道德认识、情感、意志而确立的，是推动医德行为的动力。一个医务人员只有树立了坚定的医德信念，其医德行为才能稳定和持久，才能自觉地按照确定的信念去选择自己的医德行为，并评价自己和他人的行为的善恶。所以，在医德教育过程中必须抓住树立医学道德信念这一中心环节。

5. 养成良好的医学道德行为和习惯

医德行为是医务人员在医德认识、情感、意志、信念支配下的自觉行动，是衡量医务人员医德水平高低的重要标志。医德习惯是指医务人员在医疗实践中形成的一种经常的、持续的、自然而然的日常行为。在工作中医务人员应自觉地遵循医学道德原则，严格要求自己，养成良好的医德习惯。当然，这也不是一件容易的事，需要付出艰苦努力。因此，医德教育必须以此为最终目的，坚持不懈地进行下去。

总之，医德教育由教育者、受教育者和周围的教育环境等因素构成。医德教育过程由认识、情感、意志、信念、行为和习惯等要素构成，彼此相互联系、制约和依赖。医德认识是医德品质形成的前提，医德情感和医德意志是医德品质形成的必要条件，医德信念则是医德品质的核心，医德行为和习惯是医德教育的目的和归宿。

(二)医德教育的原则

1. 正面教育为主的原则

以正面教育为主，积极引导有利于医务人员医德品质的形成，是医德教育过程中最主要的原则。贯彻以正面教育为主的原则，就是要以先进模范人物的典型感人事迹为教材，讲清道理，循循诱导，动之以情，晓之以理，说服教育，以理服人，发挥榜样的作用，从中受到高尚医德的感染和熏陶，调动广大医务人员的医德积极性和自觉性，从而养成良好的医德行为和习惯。

坚持正面教育为主，对违背医德的个别医务人员要从爱护的观点出发，做耐心细致的思想工作，不要一棍子打死，要全面辩证地分析，充分调动其积极性，以取得医德教育的更好效果。

2. 目的性原则

在阶级社会里，任何教育都有阶级性。社会主义医德教育是为社会主义政治经济服务，必须以共产主义思想为指导，培养有理想、有道德、有文化、有纪律的医务工作者。离开共产主义这个远大目标，脱离社会主义轨道，医德教育就会偏离方向。因此，坚持目的性原则，是社会主义医德教育中的根本和方向问题，是医德教育的关键。

3. 理论与实践相结合的原则

理论与实践相结合的原则是任何教育都应遵守的原则，医德教育也不例外，必须坚持从实际出发，有的放矢地对各种不同类型、不同层次、不同基础和年龄者施以不同的医德教育，即因人施教。在进行医德教育时，要强调理论联系实际，付诸行动，将理论知识运用于医疗实践中，使理论知识得以升华，更快地形成高尚的社会主义医学道德品质。

二、医德修养

医德修养是医务人员医德活动的一种重要形式，直接关系到个人的品质形成和医德医风的好坏。所以，正确认识医德修养的含义与方法，对培养医务人员良好的社会主义医德医风具有重要意义。

（一）医德修养与医德境界

社会主义医德修养是指医务人员依据社会主义医德的基本原则和规范所进行的自我教育、自我反省、自我解剖、自我陶冶、自我塑造，以及经过长期实践和修养锻炼而形成的医德境界和医德情操。

医德境界是指医务人员在实现医德理想的全过程中，按照一定的医德原则和规范去行动，并且自觉认识和理解自己行为的意义，从而表现出的医德觉悟水平和医德情操的状态。

在阶级社会里，不同阶级有着不同的医德境界，就是同一个阶级不同阶层的医德境界也不相同；一个人在不同历史时期也会有不同层次的医德境界，并且在不断发展变化。马克思主义认为，客观事物是一个多层次的复杂总体。在人类社会这个复杂的总体中，各种事物之间存在着千差万别，人们的思想在各个历史阶段都要受到政治、经济、文化、教育等各种因素的影响和制约。所以，人们的思想觉悟、政治态度、道德水平也必然有高低之分。于是，医德境界也就呈现得参差不齐，这是客观存在的。

医德境界的高低也是医德修养水平的反映，加强医德修养，提高医德境界，需要有最高的医德理想，而理想的实现不可能一蹴而就，只能一步一步地攀登，这个攀登过程需要付出艰苦的努力。先进的医德境界是对当代历史进程的客观需要进行自觉认识的产物。一个医务人员如果对这种社会需要认识浅，适应各种需要的自觉性就差，责任感就弱，所达到的医德境界就低。反之亦然。

那么，如何提高医务人员的医德境界呢？必须联系社会历史条件和现实状况。从我国国情来看，目前还是处于社会主义初级阶段，生产力水平不够高，文化教育、科学技术还不够发达，还存在封建主义意识形态和西方资产阶级思想的影响，人们普遍的道德境界还不能超越这个历史时期的条件限制。所以，要提高医务人员的医德境界需要从以下几方面努力。

第一，提高医务人员对人生、生命、幸福的价值和意义的正确认识，树立马克思主义的世界观和共产主义人生观。

第二，医务人员只有对自己的道德行为意义有深刻的认识，才能产生高尚的思想感情和精神情操，才能有较高的医德境界。因此，必须对医务人员进行医德教育，提高对是非、善恶、荣辱、美丑等道德的认识和判断能力，做到有是非之辨、善恶之分、荣辱之感、羞耻之心。

第三，实践证明，一个不热爱自己职业的医务人员，是不可能具备高尚的职业道德境界的。所以，要加强忠诚医疗卫生事业和医学科学事业的理想、前途教育，提高对医疗职业的性质和社会作用的认识，激发热爱本职工作、自觉学习的积极性。

在社会主义初级阶段，医务工作者的医德境界，大体上可分为三种不同的层次，即唯利自图的医德境界、公私兼顾的医德境界和大公无私的医德境界。

处于唯利自图这种境界的医务人员是少数。这种人缺乏远大理想和献身精神，个人利益第一，把医疗技术当作自己的私有财产，为了谋取私利不择手段，践踏医德原则，甚至丧失起码的人道主义精神。这种医德境界是腐朽思想在医德关系上的反映，是对社会主义事业有百害而无一利的，应遭到人们的批判和唾弃。

具有公私兼顾医德境界的人往往是先公后私、先人后己的境界，是目前大多数医务人员具有的医德境界。这种人能够比较正确地认识和处理个人与国家、集体的关系，个人与病人的关系，并且总是愿意多作贡献，以集体利益和人民的健康利益为重，为人民卫生事业积极地工作。与此同时，他们也考虑个人的正当利益，并从社会领取应得的合理报酬。但是，当个人利益与国家、集体、患者的利益发生矛盾时，能够做到先集体后个人，先别人后自己，或多或少地作出一定的自我牺牲。对于已达到这种医德境界的医务人员来说，必须认识到，这只是做到具有共产主义道德的起码要求，绝不能满足于这种境界而停滞不前，而是要不断地努力，不断地超越，向更高层次的医德境界攀登。

大公无私的医德境界，是人类历史上最高的医德境界。达到此境界的医务人员，一切言行都是以有利于人民卫生事业为准则，牢记全心全意为人民服务的宗旨，行动中闪耀着"毫不利己、专门利人"的精神。这种境界对无产阶级先锋战士来说，是应该而且也应当达到的境界。当然，这是不容易的事，但只要坚定共产主义信念，自觉地加强医德修养，自我砥砺，最高层次的医德境界是能够达到的。医疗卫生战线的许多先进模范人物的实践已经证明了这一点。

(二)提高医德修养的方法

1.学习楷模，提高觉悟

榜样的力量是无穷的。医务人员要使自己成为一个高尚的人，必须树立理想的目标，并将其具体化为一种理想的人格。白求恩精神为医疗卫生战线树立了光辉的楷模，感召和激励了多少白衣战士不懈追求，涌现了一批又一批白求恩式的好医师，如林巧稚、李月华等。这些先进人物的模范事迹闪烁着共产主义医德的光辉，体现着时代的精神。广大医务人员应向这些模范人物学习，加强医德修养，使自己成为社会主义医药卫生事业的一代新人。

2. 重视实践，自觉改造

医德修养是自觉地改造自我的过程。医疗卫生实践是产生高尚的医德的源泉。离开实践，医务人员行为的善恶就无从产生，也无法改变。只有在实践中，才能真正进行医德修养，实现自我改造，离开这个实践源泉，医德修养只能是一句空话。

医疗卫生实践是医德修养的目的，医德修养是一种手段，是为了更好地进行改造客观世界的实践活动。所以，离开了这个目的，就是为了修养而修养，便毫无实际意义。

医疗卫生实践是检验医德修养客观效果的标准，也是推动医务人员的医德修养不断发展的动力。实践是检验真理的唯一标准，医疗卫生实践也是检验医德修养成效的唯一标准。医务人员医德修养程度如何，只有通过医疗实践才能得到检验；离开实践的检验，医德修养就会失去客观的依据，甚至变成虚妄的东西。

医务人员的医德修养是一个从实践到认识，又从认识到实践的反复曲折的过程，随着医疗实践的发展而不断修养、不断完善和提高。所以，实践是推动修养的动力，是医德修养的根本途径。

3. 兼听闻过，反躬内省

所谓"兼听"就是要勇于接受别人对自己的批评。所谓"内省"就是要经常进行自我批评。一个医务人员要想使自己具备高尚的医德，没有批评与自我批评的精神是不可能的；相反，只会使人陷入骄傲自满、故步自封的境地，因而也就失去医德上的可靠性和纯洁性。所以，在医德修养中，对于批评要做到兼听闻过，有则改之，无则加勉。同时，还要经常地反躬内省，自觉揭露矛盾，自我解剖，自我认识，自我教育，做到"吾日三省吾身"。

(三) 医德修养中的"慎独"

"慎独"一词出自《礼记·中庸》中"莫见乎隐，莫显乎微，故君子慎其独也"。这就是说，当"君子"单人独处、无人监督的时候，总是小心谨慎地不做任何不道德的事情。中国历代思想家都非常强调"慎独"在道德修养中的地位和作用。"慎独"是一种道德修养的方法，在医德修养中此方法也是适用的。那就是广大医务人员在单独工作、无人监督的情况下，自觉地遵守社会主义医德原则和规范，不做任何有损患者的不道德行为。

"慎独"既是医德修养的方法，又是一种更高的医德境界。"慎独"的医德境界是医务人员进行医德修养的努力方向。只要广大医务人员具有不断地提高社会主义医德修养的自觉性，这种"慎独"的境界一定能达到。

附录 I: 国内外医学道德资料选辑

一、医务人员医德规范及实施办法
（1988 年 12 月 15 日卫生部发布）

第一条　为加强卫生系统社会主义精神文明建设，提高医务人员的职业道德素质，改善和提高医疗服务质量，全心全意为人民服务，特制定医德规范及实施办法（以下简称"规范"）。

第二条　医德，即医务人员的职业道德，是医务人员应具备的思想品质，是医务人员与病人、社会以及医务人员之间关系的总和。医德规范是指导医务人员进行医疗活动的思想和行为的准则。

第三条　医德规范如下：

（一）救死扶伤，实行社会主义的人道主义。时刻为病人着想，千方百计为病人解除病痛。

（二）尊重病人的人格与权利，对待病人，不分民族、性别、职业、地位、财产状况，都应一视同仁。

（三）文明礼貌服务。举止端庄，语言文明，态度和蔼，同情、关心和体贴病人。

（四）廉洁奉公。自觉遵纪守法，不以医谋私。

（五）为病人保守医密，实行保护性医疗，不泄露病人隐私与秘密。

（六）互学互尊，团结协作。正确处理同行同事间的关系。

（七）严谨求实，奋发进取，钻研医术，精益求精。不断更新知识，提高技术水平。

第四条　为使本规范切实得到贯彻落实，必须坚持进行医德教育，加强医德医风建设，认真进行医德考核与评价。

第五条　各医疗单位都必须把医德教育和医德医风建设作为目标管理的重要内容，作为衡量和评价一个单位工作好坏的重要标准。

第六条　医德教育应以正面教育为主，理论联系实际，注重实效，长期坚持不懈。要实行医院新成员的上岗前教育，使之形成制度。未经上岗前培训不得上岗。

第七条　各医疗单位都应建立医德考核与评价制度，制定医德考核标准及考核办法，定期或者随时进行考核，并建立医德考核档案。

第八条　医德考核与评价方法可分为自我评价、社会评价、科室考核和上级考核。特别要注重社会评价，经常听取患者和社会各界的意见，接受人民群众的监督。

第九条　对医务人员医德考核结果，要作为应聘、提薪、晋升以及评选先进工作者的首要条件。

第十条　实行奖优罚劣。对严格遵守医德规范、医德高尚的个人，应予表彰和奖励。对于不认真遵守医德规范者,应进行批评教育。对于严重违反医德规范,经教育不改者,应分别情况给予处分。

第十一条 本规范适用于全国各级各类医院、诊所的医务人员,包括医师、护士、医技科室人员,管理人员和工勤人员也要参照本规范的精神执行。

第十二条 各省、自治区、直辖市卫生厅局和各医疗单位可遵照本规范精神和要求,制定医德规范实施细则及具体办法。

第十三条 本规范自公布之日起实行。

二、中国医学生誓词

(1991年中华人民共和国国家教育委员会高等教育司颁布)

健康所系,性命相托。

当我步入神圣医学学府的时刻,谨庄严宣誓:

我志愿献身医学,热爱祖国,忠于人民,恪守医德,尊师守纪,刻苦钻研,孜孜不倦,精益求精,全面发展。

我决心竭尽全力除人类之病痛,助健康之完美,维护医术的圣洁和荣誉。救死扶伤,不辞艰辛,执著追求,为祖国医药卫生事业的发展和人类身心健康奋斗终生。

三、孙思邈《大医精诚》

学者必须博极医源,精勤不倦,不得道听途说,而言医道已了,深自误哉!凡大医治病,必当安神定志,无欲无求,先发大慈恻隐之心,誓愿普救含灵之苦。若有疾厄来求救者,不得问其贵贱贫富,长幼妍媸,怨亲善友,华夷愚智,普同一等,皆如至亲之想;亦不得瞻前顾后,自虑吉凶,护惜身命。见彼苦恼,若己有之,深心凄怆,勿避崄巇、昼夜寒暑、饥渴疲劳,一心赴救,无作功夫形迹之心,如此可为苍生大医;反此则是含灵巨贼……其有患疮痍、下痢,臭秽不可瞻视,人所恶见者,但发惭愧凄怜忧恤之意,不得起一念芥蒂之心,是吾之志也。夫大医之体,欲得澄神内望,望之俨然;宽裕汪汪,不皎不昧。省病诊疾,至意深心;详察形候,纤毫勿失,处判针药,无得参差。虽曰病宜速救,要须临事不惑,唯当审谛覃思;不得于性命之上,率尔自逞俊快,邀射名誉,甚不仁矣!又到病家,纵绮罗满目,勿左右顾眄,丝竹凑耳,无得似有所娱;珍馐迭荐,食如无味;醽醁兼陈,看有若无。……夫为医之法,不得多语调笑,谈谑喧哗,道说是非,议论人物,炫耀声名,訾毁诸医,自矜己德;偶然治瘥一病,则昂头戴面,而有自许之貌,谓天下无双。此医人之膏肓也。……医人不得恃己所长,专心经略财物,但作救苦之心。

四、陈实功《医家五戒十要》

(一)五 戒

一戒:凡病家大小贫富人等,请观者便可往之,勿得迟延厌弃,欲往而不往,不为平易。

药金毋论轻重有无，当尽力一例施与，自然阴骘日增，无伤方寸。

二戒：凡视妇女及孀妇尼僧人等，必候侍者在旁，然后入房诊视，倘旁无伴，不可自看。假有不便之患，更宜真诚窥睹。虽对内人不可谈，此因闺阃故也。

三戒：不得出脱病家珠珀珍贵等送家合药，以虚存假换，如果该用，令彼自制入之。倘服不效，自无疑谤，亦不得称赞彼家物色之好，凡此等非君子也。

四戒：凡救世者，不可行乐登山，携酒游玩，又不可非时离去家中。凡有抱病至者，必当亲视用意发药，又要依经写出药帖，必不可杜撰药方，受人驳问。

五戒：凡娼妓及私伙家请看，亦当正己视如良家子女，不可他意见戏，以取不正，视毕便回。贫窘者药金可壁，看回只可与药，不可再去，以希邪淫之报。

（二）十　要

一要：先知儒理，然后方知医理，或内或外，勤读先古明医确论之书，须旦夕手不释卷，一一参明融化机变，印之在心，慧之于目，凡临证时自无差谬矣。

二要：选买药品，必遵雷公炮炙，药有依方脩合者，又有因病随时加减者，汤散宜近备，丸丹须预制，常药愈久愈灵，线药越陈越异，药不吝珍，终久必济。

三要：凡乡井同道之士，不可生轻侮傲慢之心，切要谦和谨慎，年尊者恭敬之，有学者师事之，骄傲者逊让之，不及者荐拔之，如此自无谤怨，信和为贵也。

四要：治家与治病同，人之不惜元气，斫丧太过，百病生焉，轻则支离身体，重则丧命。治家若不固根本而奢华，费用太过，轻则无积，重则贫窘。

五要：人之受命于天，不可负天之命。凡欲进取，当知彼心顺否，体认天道顺逆，凡顺取，人缘相庆。逆取，子孙不吉。为人何不轻利远害，以防还报之业也？

六要：里中亲友人情，除婚丧疾病庆贺外，其余家务，至于馈送往来之礼，不可求奇好胜。凡飧只可一鱼一菜，一则省费，二则惜禄，谓广求不如俭用。

七要：贫穷人家及游食僧道衙门差役人等，凡来看病，不可要他药钱，只当奉药。再遇贫难者，当量力微赠，方为仁术。不然有药而无伙食者，命亦难保也。

八要：凡有所蓄，随其大小，便当置买产业以为根本，不可收买玩器及不紧物件，浪费钱财。又不可做银会酒会，有妨生意，必当一例禁之，自绝谤怨。

九要：凡室中所用各样物具，俱要精备齐整，不得临时缺少。又古今前贤书籍，及近时明公新刊医理词说，必寻参看以资学问，此诚为医家之本务也。

十要：凡奉官衙所请，必要速去，无得息缓，要诚意恭敬，告明病源，开具方药。病愈之后，不得图求扁礼，亦不得言说民情，全生罪庆。闲不近公，自当守法。

五、希波克拉底誓言

仰赖医神阿波罗、埃斯克雷彼斯及天地诸神为证，鄙人敬谨宣誓愿以自身能力及判断力所及，遵守此约。凡授我艺者敬之如父母，作为终身同业伴侣，彼有急需我接济之。视彼儿女，犹如兄弟，如欲受业，当免费并无条件传授之。凡我所知无论口授书传俱传之吾子、吾师之子及发誓遵守此约之生徒，此外不传与他人。

我愿尽余之能力及判断力所及，遵守为病家谋利益之信条，并检束一切堕落及害人行为，我不得将危害药品给与他人，并不作该项之指导，虽有人请求亦必不与之。尤不为妇人

— 155 —

施堕胎手术。我愿以此纯洁与神圣之精神，终身执行我职务。凡患结石者，我不施手术，此则有待于专家为之。

无论至于何处，遇男或女，贵人及奴婢，我之唯一目的，为病家谋幸福，并检点吾身，不作各种害人及恶劣行为，尤不作诱奸之事。凡我所见所闻，无论有无业务关系，我认为应守秘密者，我愿保守秘密。倘使我严守上述誓言时，请求神祇让我生命与医术能得无上光荣，我苟违誓，天地鬼神实共殛之。

六、胡佛兰德医德十二箴

1. 医师活着不是为了自己，而是为了别人，这是职业的性质所决定的。

不要追求名誉和个人利益，而要用忘我的工作来救活别人，救死扶伤，治病救人，不应怀有别的个人目的。

2. 在病人面前，该考虑的仅仅是他的病情，而不是病人的地位和钱财。

应该掂量一下有钱人的一撮金钱和穷人感激的泪水，你要的是哪一个？

3. 在医疗实践中应当时刻记住病人是你服务的靶子，并不是你所摆弄的弓和箭，绝不能去玩弄他们。

思想里不要有偏见，医疗中切勿眼光狭窄地去考虑问题。

4. 把你那博学和时兴的东西搁在一边。学习如何通过你的言语和行动来赢得病人的信任。而这些并不是表面的、偶然的或是虚伪的。切不可口若悬河、故弄玄虚。

5. 在晚上应当想一想白天所发生的一切事情，把你一天中所得的经验和观察到的东西记录下来，这样做有利于病人，有益于社会。

6. 一次慎重仔细的检查与查房比频繁而又粗疏的检查好得多。

不要怕降低你的威信而拒绝病人经常的邀请。

7. 即使病入膏肓无药救治时，你还应该维持他的生命，解除当时的痛苦来尽你的义务。如果放弃就意味着不人道。当你不能救他时也应该去安慰他，要争取延长他的生命，哪怕是很短的时间，这是作为一个医师的应有表现。

不要告诉病人他的病情已处于无望的情况。要通过你谨慎的言语和态度，来避免他对真实病情的猜测。

8. 应尽可能地减少病人的医疗费用。当你挽救他生命的同时，而又拿走了他维持生活的费用，那有什么意思呢？

9. 医师需要获得公众的好评。无论你有多大学问、多光彩的行为，除非你得到人民的信任，否则就不能获得大众有利的好评。

你必须了解人和人们的心理状态，一个对生命感到兴趣的你，就应当听取那质朴的真理，就应当承认丢面子的过失，这需要高贵的品质和善良的性格。

避免闲扯，沉默更为好些。

不需再告诉你了，你应该去反对热衷赌博、酗酒、纵欲和为名誉而焦虑。

10. 尊重和爱护你的同行。如不可能，最低限度也应该忍让，不要谈论别人，宣扬别人的不足是聪明人的耻辱。只言片语地谈论别人的缺点和小小的过失可能使别人的名誉造成永久损害，应当考虑到这种后果。

每个医师在医疗上都有他自己的特点和方法，不宜去作轻率的判断。要尊重比你年长的和爱护比你年轻的医师，要发扬他们的长处。当你还没有看过这个病人，你应当拒绝评论他们所采取的治疗。

11. 一次会诊不要请很多人，最多三名，要选合适的人参加，讨论中应该考虑的是病人的安全，不必作其他的争论。

12. 当一个病人离开他的经治医师来和你商量时，你不要欺瞒他。应叫他听原来医师的话，只有发现那医师违背原则并确信在某方面的治疗有错误时，再去评论他，这才是公平的，特别在涉及对他的行为和素质的评论时更应如此。

七、迈蒙尼提斯祷文

永生之上天既命予善顾世人与生命之康健，惟愿予爱护医道之心策予前进，无时或已。毋令贪欲、吝念、虚荣、名利侵扰予怀，盖此种种胥属真理与慈善之敌，足以使予受其诱惑而忘却为人类谋幸福之高尚目标。

愿吾视病人如受难之同胞。

愿天赐予以精力、时间与机会，俾得学业日进、见闻日广，盖知也无涯，涓涓日积，方成江河，且世间医术日新，觉今是而昨非，至明日又悟今日之非矣。

神乎，汝既命予善视世人之生死，则予谨以此身许职。予今为予之职业祷告上天：

事功艰且巨，愿神全我功。

若无神佑助，人力每有穷。

启我爱医术，复爱世间人。

存心好名利，真理日沉沦。

愿绝名利心，服务一念诚。

神清求体健，尽力医病人。

无分爱与憎，不问富与贫。

凡诸疾病者，一视如同仁。

八、世界医学会1949年采纳的
医学伦理学日内瓦协议法

我庄严地宣誓把我的一生献给为人道主义服务。

我给我的老师们以尊敬和感谢。这些都是他们应该赢得的。

我凭着良心和尊严行使我的职业。

我首先考虑的是我的病人的健康。

凡是信托于我的秘密我均予以尊重。

我将尽我的一切能力维护医务职业的荣誉和崇高传统。

我的同行均是我的兄弟。

在我的职责和我的病人之间不允许把对宗教、国籍、种族、政党和社会党派的考虑掺进去。

即使受到威胁，我也将以最大的努力尊重从胎儿开始的人的生命，决不利用我的医学知识违背人道法规。

我庄严地、自主地并以我的名誉作出上述保证。

九、纽伦堡法典（1946 年）

（这是审判纳粹战争罪犯的纽伦堡军事法庭决议中的一部分，这个牵涉到人体试验的十点声明，被称为《纽伦堡法典》，它制定的关于人体试验的基本原则有二，一是必须有利于社会，二是应该符合伦理道德和法律观点。这个文件的精神在某种程度上被赫尔辛基宣言所接受，成为人体试验的指导方针。）

1. 受试者的自愿同意绝对必要。这意味着接受试验的人有同意的合法权利；应该处于有选择自由的地位，不受任何势力的干涉、欺瞒、蒙蔽、挟持、哄骗或者其他某种隐蔽形式的压制或强迫；对于试验的项目有充分的知识和理解，足以作出肯定决定之前，必须让他知道试验的性质、期限和目的，试验方法及采取的手段，可以预料得到的不便和危险，对其健康或可能参与实验的人的影响。

确保同意的质量的义务和责任，落在每个发起、指导和从事这个实验的个人身上。这只是一种个人的义务和责任，并不是代表别人，自己却可以逍遥法外。

2. 实验应该收到对社会有利的富有成效的结果，用其他研究方法或手段是无法达到的，在性质上不是轻率和不必要的。

3. 实验应该立足于动物实验取得的结果，对疾病的自然历史和别的问题有所了解的基础上，经过研究，参加实验的结果将证实原来的实验是正确的。

4. 实验进行必须力求避免在肉体和精神上的痛苦和创伤。

5. 事先就有理由相信会发生死亡或残废的实验一律不得进行，除了实验的医师自己也成为受验者的实验不在此限。

6. 实验的危险性，不能超过实验所解决问题的人道主义的重要性。

7. 必须作好充分准备和有足够能力保护受试者排除哪怕是微之又微的创伤、残废和死亡的可能性。

8. 实验只能由在科学上合格的人进行。进行实验的人员，在实验的每一阶段都需要有极高的技术和管理。

9. 当受试者在实验过程中，已经到达这样的肉体与精神的状态，即继续进行已经不可能的时候，完全有停止实验的自由。

10. 在实验过程中，主持实验的科学工作者，如果他有几分理由相信即使操作是诚心诚意的，技术也是高超的，判断是审慎的，但是实验继续进行，受试者照样还要出现创伤、残废和死亡的时候，必须随时中断实验。

十、悉尼宣言
（死亡的确定）

世界医学会第二十二次会议采纳于澳大利亚悉尼，1968 年 8 月。

1.在大多数国家,死亡时间的确定将继续是医师的法律责任。通常,他可以用所有医师均知晓的经典的标准无须特别帮助地确定病人的死亡。

2.然而近代的医学实践使得进一步研究死亡时间成为必要。①有能力人工地维护含氧血液循环通过不可恢复性损伤的组织。②尸体器官的应用,如作移植用的心或肾脏。

3.问题的复杂性在于:死亡是在细胞水平上的逐渐的过程。组织对于氧供断绝的耐受能力是不同的。但是临床的兴趣并不在于维持孤立的细胞而在于病人的命运。这里,不同细胞或组织的死亡时刻不是那么重要的。因为不管采用什么复苏技术总归确定无疑地不可恢复了。

4.死亡的确定应建立在临床判断和必要时的辅助诊断上。近来最有帮助的是脑电图。然而还没有一种技术性的标准能完全满足目前医学的状况,也没有一种技术操作能取代医师的全面临床判断。若涉及到器官移植那么应由两名以上的医师作出死亡诊断,而且医师对死亡的决定不能与移植手术发生直接联系。

5.人的死亡时刻的确定使得停止抢救在伦理上被许可,以及在法律允许的国家内从尸体中取出器官被许可,并得以满足法律同意的需要。

除抑制(如给巴比妥类药物)这种情况外,脑电图平直可以作为不可逆性脑损害的确切证据。

十一、东京宣言

关于对拘留犯和囚犯给予折磨、虐待、非人道的对待和惩罚时,医师的行为准则。

本宣言为第二十九届世界医学大会 1975 年 10 月东京会议所采纳。

序言

实行人道主义而行医,一视同仁地保护和恢复躯体和精神的健康、去除病人的痛苦是医师的特有权利,即使在受到威胁的情况下也对人的生命给予最大的尊重,并绝不应用医学知识做相反于人道法律的事。

本宣言认为折磨应定义为经精心策划地、有系统地或肆意地给以躯体的或精神的刑罚。无论是个人或多人施行的或根据任何权势施行的强迫他人供出情报、坦白供认等行为。

宣言

1.不论受害者受到什么嫌疑、指控或认什么罪,也不论受害者的信仰或动机如何,医师在任何情况下不赞助、容忍或参与折磨、虐待或非人道的行为,包括引起军事冲突和内战。

2.医师绝不提供允诺、器械、物资或知识帮助折磨行为或其他虐待、非人道地对待或降低受害者的能力去抵抗这些对待。

3.医师绝不出席任何折磨、虐待、非人道的对待的应用或威胁。

4.医师对其医疗的病人有医疗的责任。在作治疗决定时是完全自主的。医师的基本仼务是减轻他的病人的痛苦并不得有任何个人的、集体的或政治的动机反对这一崇高的目的。

5.当囚犯绝食时,医师认为可能形成伤害和作出后果的合理判断时,不得给予人工饲喂。囚犯能够作出决定的能力需要至少两位医师作出独立的证实性的判断,医师应向囚犯作绝食后果的解释。

6.世界医学会将支持、鼓励国际组织、各国医学会和医师,并当这些医师和其亲属面临威胁或因拒绝容忍折磨或其他形式的虐待、非人道的对待而面临报复时支持他们。

十二、赫尔辛基宣言
——指导医务工作者从事包括以人
作为受实验者的生物医学研究方面的建议①

引言

维护人们的健康是医药卫生人员的光荣使命。他或她的知识和道德心是为了实现这个使命的。

世界医学协会的日内瓦声明，对于医药卫生人员在道义上具有约束力。病人的健康必须是我们首先认真考虑的事。国际医学道德标准的规定接连宣称"任何有可能减弱人们身体上或精神上的抵抗力的行为或意见，只有当它是为了受实验者本身的利益时，才可以使用"。

包括以人作为受实验者的生物医学研究的目的，必须是旨在用以增进诊断、治疗和预防等方面的措施，以及为了针对疾病病因学与发病机制的了解。

在现行的医学习惯做法方面，大部分的诊断、治疗和预防性的过程含有偶然性因素在内，因此要把上述指导精神以果敢的行动应用到医药卫生的科学研究中去。

基于医药卫生方面研究工作的继续不断发展，在某种程度上最后必然会导致取决于以人作为受实验者的这种实验方法。

在实验研究工作的进行过程中，应该特别注意要使受实验者或受试验动物的外界环境和生活福利不致受到影响，对此必须高度重视。

为了促进医药卫生科学知识和提高对患者治疗的水平，通过实验室试验所取得的可靠成果加以有选择的应用，是必不可少的步骤与手段。世界医学协会所制定的下述建议，对每个医药卫生工作人员从事包括以人作为受实验的生物医学科学研究工作，可当作一个指南。必须特别强调指出的是，协会所设计的这项标准草案，对世界各地的医药卫生工作者来说，也只是个手册。医药卫生工作人员，在他们自己国家有关的法令指导下，也不会减轻或解除他们出于刑事的、民事的以及合乎职业道德等方面所应负的责任。

一、基本原则

1. 包括以人作为受实验者的生物医学科学研究工作，必须符合普遍认可的科学原理，应该建立在足以胜任地履行实验室任务和动物实验法的基础之上；并且，对于有关的科学文献，要有详尽的了解。

2. 包括以人作为受实验者的每个实验程序的设计和行动，应该在有实验根据的备忘录中明白地和系统地作出说明；为了取得尊重、评议和指导，这份备忘录应该送给一个特别委任而又不承担义务的专门委员会。

3. 包括以人作为受实验者的生物医学科学研究工作，只有通过曾受严格训练的有资格的人们和在临床上一个被认可的医师的监督下，才可进行。对受实验者应负的责任，即使他或她本人已经同意，也总应当委托一个医务上胜任的工作者，而不能依据这项研究工作的进行

---

① 注：这个宣言于 1964 年芬兰赫尔辛基召开的第十八届世界医学大会上正式通过，并于 1975 年在日本东京举行的第二十九届世界医学大会上作过修订。

是有理由的。

4. 除非研究目的的重要性与受实验者可能受到的内在风险相称，生物医学科学研究工作就不能合乎法理地进行到底。

5. 包括以人作为受实验者的生物医学研究工作进行之前，应细致比较可预测的风险与可预见到的利益。对于受实验者或其他人们利害关系的重要性，一定要始终压倒对科学研究和人类社会方面的影响。

6. 科学研究工作的正义性服从于保护他或她的完整，这个原则必须永远受到重视。一切预防措施应予采用，使受实验者的独处或秘密，不致受到干扰与妨碍，而且在研究工作进行过程中受实验者身体上与精神上的完整以及他或她的人格所可能受到的影响与冲击，要减少到最低限度。

7. 除非受实验者已被说服同意参加，对在实验工作进行过程中所遇风险或出现偶然性事故是可预报的情况有所了解，否则，参加这项研究计划的医药卫生工作者就应弃权，无论哪项调查研究，如果确已查明或者发觉它有可能碰到风险，在重要性上或许会超过所达到的效果，从事这项科学研究的工作者就应停止进行。

8. 在发表或公布他或她的科学研究结果时，医药卫生工作者对于保证研究成果的准确性负有极大的责任。和本宣言中所规定的基本原则不符合的实验报道，不被接受发表。

9. 在通过人们进行的无论哪项科学研究中，每个可能的被实验者，对于参加这项研究的目标、方法、预期好处、潜在的危险以及他或她可能承担的不舒适与困难等，都必须足够充分地被告知。他或她也应该了解他们有权不参加这个研究，而且任何时候都可以撤销他或她的承诺。如仍需要他或她继续参加这项实验的话，医药卫生工作者到那时就应该得到他们慷慨签订的承诺，更可取的是书面形式的承诺。

10. 对于这个科学研究计划在得到该项情报有所了解以后的承诺时，如果受实验者对他或她是处在一个从属的亲属关系之中，或者是在强迫情况下同意的，主持此项科学研究的工作人员应特别谨慎从事。处于上述情况时，一个不参加这项调查研究工作而且对于这个法定关系完全不受约束的医药卫生工作者，应该得到了解这项科学研究目的性的情报人员的承诺。

11. 万一作证人在法律上无资格时，法定的监护人应该根据国家律例取得书面承诺。受实验者如因身体上或精神上的缘故，或系尚未达到成年，依据国家法律的规定，可从他或她可信赖的亲属那里，得到许可参加实验的证明。

12. 本研究工作的备忘录，永远应该包含合乎职业道德方面所必须包括的一切需要考虑的事情；并应指出这个宣言中所宣布的基本原则均已遵守。

二、医学科学研究工作结合专业性的管理（临床性研究工作）

1. 在对病人治疗的过程中，医务工作者有使用新发现的诊断技术和治疗方法的自由，如果按照这个医师的判断认为这些措施能提供希望来挽救病人生命，恢复健康，或者能减轻痛苦的话。

2. 一个新发明的措施或方法所带来的可能的好处、风险以及使患者的不舒适感，应与现有最好的诊断技术与治疗方法加以对比权衡。

3. 在任何医学科学研究中，每个病人——包括对照组中的那些病人（若有的话）——都应保证使他们得到最好的和被证实了的诊断技术和治疗方法。

4.病人对某项科学研究工作拒绝参加时，绝对不能使医师和病人之间的关系受到影响或妨碍。

5.假如医务工作者认为取得受实验者的书面同意书是不必要的，对于提出这项建议的具体理由，应在该实验备忘录中加以说明，以供专题委员会审查。

6.医务工作者在医学科学研究工作中，可以结合业务服务进行，它的目标是为了获得新的医学科学知识；但是这种医学科学研究工作的进行应到达的程度，只能是使得病人在诊断技术或（和）治疗方法方面所得到的益处，被证明是正当的。

三、以人作为受实验者的无疗效性生物医学科学研究工作（非临床性生物医学研究工作）

1.在一个人身上进行医学科学研究工作这种纯科学上的应用方面，医师的责任在于当他或她被当作生物医学研究工作的对象时，他始终是受实验者的生命与健康的保护者。

2.受实验者们，应是些自愿参加者——不论是健康人，还是病人，因为这个实验（或试验）设计，对于病人所患疾病是无关的。

3.调查研究人员，或者是调查研究专题小组，根据他的（她的）或他们的判断，这项研究工作如果继续进行下去，会对受实验者产生不良影响，就应该立即停止。

4.对于通过任何人进行的研究工作，它在科学方面与人类社会方面的重要性，永远也不应该放在对受实验者的应有的尊重之上。

十三、夏威夷宣言

（1977年在夏威夷召开的第六届
世界精神病学大会上一致通过）

人类社会自有文化以来，道德一直是医疗技术的重要组成部分。在现实社会中，医师持有不同的观念，医师与病人间的关系很复杂。由于可能用精神病学知识、技术做出违反人道原则的事情，今天比以往更有必要为精神科医师订出一套高尚的道德标准。

精神科医师作为一个医务工作者和社会的成员，应探讨精神病学的特殊道德含义，提出对自己的道德要求，明确自己的社会责任。

为了制定本专业的道德内容，以指导和帮助各个精神科医师树立应有的道德标准，特作如下规定：

1.精神病学的宗旨是促进精神健康，恢复病人自理生活的能力。精神科医师应遵循公认的科学、道德和社会公益原则，尽最大努力为病人的切身利益服务。

为此目的，也需要对保健人员、病人及广大公众进行不断的宣传教育工作。

2.每个病人应得到尽可能好的治疗，治疗中要尊重病人的人格，维护其对生命和健康的自主权利。

精神科医师应对病人的医疗负责，并有责任对病人进行合乎标准的管理和教育。必要时，或病人提出的合理要求难以满足，精神科医师即应向更富有经验的医师征求意见或请会诊，以免贻误病情。

3.病人与精神科医师的治疗关系应建立在彼此同意的基础上。这就要求做到相互信任、开诚布公、合作及彼此负责。病重者若不能建立这种关系，也应像给儿童进行治疗那样，同病人的亲属或为病人所能接受的人进行联系。

如果病人和医师关系的建立并非出于治疗目的，例如在司法精神病业务中所遇到的，则应向所涉及到的人员如实说明此种关系的性质。

4. 精神科医师应把病情的性质、拟作出的诊断、治疗措施，包括可能的变化以及预后告知病人。告知时应全面考虑，使病人有机会作出适当的选择。

5. 不能对病人进行违反其本人意愿的治疗，除非病人因病重不能表达自己的意愿，或对旁人构成严重威胁。在此情况下，可以也应该施以强迫治疗，但必须考虑病人的切身利益，且在一段适当的时间后，再取得其同意；只要可能，就应取得病人或亲属的同意。

6. 当上述促使强迫治疗势在必行的情况不再存在时，就应释放病人，除非病人自愿继续治疗。

在执行强迫治疗和隔离期间，应由独立或中立的法律团体对病人经常过问，并将实行强迫治疗和隔离的病人情况告知上述团体。允许病人通过代理人向该团体提出申诉，不受医院工作人员或其他任何人的阻挠。

7. 精神科医师绝不能利用职权对任何个人或集体滥施治疗。也绝不允许以不适当的私人欲望、感情或偏见来影响治疗。精神科医师不应对没有精神病的人采用强迫的精神病治疗。如病人或第三者的要求违反科学或道德原则，精神科医师应拒绝合作。当病人的希望和个人利益不能达到时，不论理由如何，都应如实告知病人。

8. 精神科医师从病人那里获悉的谈话内容、在检查或治疗过程中得到的资料均予以保密，不得公布，要公布得征求病人同意，或因别的普遍理解的重要原因，公布后随即通知病人有关泄密内容。

9. 为了增长精神病知识和传授技术，有时需要病人参与其事。在病人服务于教学，将其病历公布时，应事先征得同意，并应采取措施，不公布姓名，保护病人的名誉。

在临床研究和治疗中，每个病人都应得到尽可能好的照料，把治疗的目的、过程、危险性及不利之处全部告诉病人后，接受与否，应根据自愿，对治疗中的危险及不利之处与研究的可能收获，应作适度的估计。

对儿童或其他不能表态的病人，应征得其亲属同意。

10. 每个病人或研究对象在自愿参加的任何治疗、教学和科研项目中，可因任何理由在任何时候自由退出。此种退出或拒绝，不应影响精神科医师继续对此病人进行帮助。

凡违反本宣言原则的治疗、教学或科研计划，精神科医师应拒绝执行。

十四、美国医师会医学伦理原则

（一）医师应抱着对人类尊严的同情和尊重进行精确的医疗，并献身于此事业。

（二）医师应对患者和共事医师正直相待，必须对人格或工作能力有缺陷的医师及有诈骗、欺瞒行为的医师进行揭发。

（三）医师在遵守法纪的同时，有责任要求对违反患者根本利益的各种重要条件作出变更。

（四）医师必须尊重患者的权利、共事医师和其他保健专业专家的权利，而且维护在法制限定范围内的患者秘密。

（五）医师必须不断学习，运用和促进科学知识，使一般人获得有关情报，根据需要必须充分发挥其他保健专业专家的力量。

（六）医师除了急救时对患者提供适当护理外，对其共事伙伴和医疗环境有自由选择权利。

（七）医师有责任参与旨在更好地改善社区的各项活动。

十五、护士伦理学国际法

（1953 年 7 月国际护士会议采纳，1965 年 8 月
德国法兰克福大议会会议修订并采纳）

护士护理病人，担负着建立有助于康复的物理的、社会的和精神的环境。并着重用教授和示范的方法预防疾病，促进健康。他们为个人、家庭和居民提供保健服务并与其他保健行业协作。

为人类服务是护士的首要职能，也是护士职业存在的理由。护理服务的需要是全人类性的。职业性护理服务以人类的需要为基础，所以不受对国籍、种族、信仰、肤色、政治和社会状况的考虑的限制。

本法典固有的基本概念是：护士相信人类的本质的自由和人类生命的保存。全体护士均应明了红十字原则及 1949 年日内瓦协议条款中的权利和义务。

本行业认为国际法规并不能包括护士活动和关系中的一切细节。有些人将受到个人哲学观和信仰的影响。

1. 护士的基本职责包括三方面：保存生命、减轻病痛和促进康复。

2. 护士应始终保持高标准的护理和职业实践。

3. 护士不仅应该有良好的操作而且应把知识和技巧维持在恒定的高水平。

4. 病人的宗教信仰应受到尊重。

5. 护士应对信托给他们的个人情况保守秘密。

6. 护士不仅要认识到职责，而且要认识到他们职业功能的限制。若无医嘱，不予推荐或给予医疗处理，除非在紧急情况下并将这些行动尽快地报告给医师。

7. 护士有理智地、忠实地执行医嘱的义务，并应拒绝参与非道德的行动。

8. 护士受到保健小组中的医师和其他成员的信任，同事中的不适当的和不道德的行为应向主管当局揭发。

9. 护士接受正当的薪金和接受例如契约的实际的或包含的供应补贴。

10. 护士不允许将他们的名字用于商品广告中或作其他形式的自我广告。

11. 护士与其他职业的成员和同行合作并维持和睦的关系。

12. 护士坚持个人道德标准。这反映了对职业的信誉。

13. 在个人行为方面，护士不应有意识地轻视在他所居住和工作居民中所接受的行为方式。

14. 护士应参与并与其他公民和其他卫生行业分担责任以促进满足公共卫生需要的努力——无论是地区的、州的、国家的和国际的。

十六、人体器官移植条例

（中华人民共和国国务院令　第 491 号）

第一章　总　则

第一条　为了规范人体器官移植，保证医疗质量，保障人体健康，维护公民的合法权益，制定本条例。

第二条　在中华人民共和国境内从事人体器官移植，适用本条例；从事人体细胞和角膜、骨髓等人体组织移植，不适用本条例。

本条例所称人体器官移植，是指摘取人体器官捐献人具有特定功能的心脏、肺脏、肝脏、肾脏或者胰腺等器官的全部或者部分，将其植入接受人身体以代替其病损器官的过程。

第三条　任何组织或者个人不得以任何形式买卖人体器官，不得从事与买卖人体器官有关的活动。

第四条　国务院卫生主管部门负责全国人体器官移植的监督管理工作。县级以上地方人民政府卫生主管部门负责本行政区域人体器官移植的监督管理工作。

各级红十字会依法参与人体器官捐献的宣传等工作。

第五条　任何组织或者个人对违反本条例规定的行为，有权向卫生主管部门和其他有关部门举报；对卫生主管部门和其他有关部门未依法履行监督管理职责的行为，有权向本级人民政府、上级人民政府有关部门举报。接到举报的人民政府、卫生主管部门和其他有关部门对举报应当及时核实、处理，并将处理结果向举报人通报。

第六条　国家通过建立人体器官移植工作体系，开展人体器官捐献的宣传、推动工作，确定人体器官移植预约者名单，组织协调人体器官的使用。

第二章　人体器官的捐献

第七条　人体器官捐献应当遵循自愿、无偿的原则。

公民享有捐献或者不捐献其人体器官的权利；任何组织或者个人不得强迫、欺骗或者利诱他人捐献人体器官。

第八条　捐献人体器官的公民应当具有完全民事行为能力。公民捐献其人体器官应当有书面形式的捐献意愿，对已经表示捐献其人体器官的意愿，有权予以撤销。

公民生前表示不同意捐献其人体器官的，任何组织或者个人不得捐献、摘取该公民的人体器官；公民生前未表示不同意捐献其人体器官的，该公民死亡后，其配偶、成年子女、父母可以以书面形式共同表示同意捐献该公民人体器官的意愿。

第九条　任何组织或者个人不得摘取未满 18 周岁公民的活体器官用于移植。

第十条　活体器官的接受人限于活体器官捐献人的配偶、直系血亲或者三代以内旁系血亲，或者有证据证明与活体器官捐献人存在因帮扶等形成亲情关系的人员。

第三章　人体器官的移植

第十一条　医疗机构从事人体器官移植，应当依照《医疗机构管理条例》的规定，向所在地省、自治区、直辖市人民政府卫生主管部门申请办理人体器官移植诊疗科目登记。

医疗机构从事人体器官移植，应当具备下列条件：

（一）有与从事人体器官移植相适应的执业医师和其他医务人员；

（二）有满足人体器官移植所需要的设备、设施；

（三）有由医学、法学、伦理学等方面专家组成的人体器官移植技术临床应用与伦理委员会，该委员会中从事人体器官移植的医学专家不超过委员人数的 1/4；

（四）有完善的人体器官移植质量监控等管理制度。

第十二条　省、自治区、直辖市人民政府卫生主管部门进行人体器官移植诊疗科目登记，除依据本条例第十一条规定的条件外，还应当考虑本行政区域人体器官移植的医疗需求和合法的人体器官来源情况。

省、自治区、直辖市人民政府卫生主管部门应当及时公布已经办理人体器官移植诊疗科目登记的医疗机构名单。

第十三条　已经办理人体器官移植诊疗科目登记的医疗机构不再具备本条例第十一条规定条件的，应当停止从事人体器官移植，并向原登记部门报告。原登记部门应当自收到报告之日起 2 日内注销该医疗机构的人体器官移植诊疗科目登记，并予以公布。

第十四条　省级以上人民政府卫生主管部门应当定期组织专家根据人体器官移植手术成功率、植入的人体器官和术后患者的长期存活率，对医疗机构的人体器官移植临床应用能力进行评估，并及时公布评估结果；对评估不合格的，由原登记部门撤销人体器官移植诊疗科目登记。具体办法由国务院卫生主管部门制订。

第十五条　医疗机构及其医务人员从事人体器官移植，应当遵守伦理原则和人体器官移植技术管理规范。

第十六条　实施人体器官移植手术的医疗机构及其医务人员应当对人体器官捐献人进行医学检查，对接受人因人体器官移植感染疾病的风险进行评估，并采取措施，降低风险。

第十七条　在摘取活体器官前或者尸体器官捐献人死亡前，负责人体器官移植的执业医师应当向所在医疗机构的人体器官移植技术临床应用与伦理委员会提出摘取人体器官审查申请。

人体器官移植技术临床应用与伦理委员会不同意摘取人体器官的，医疗机构不得做出摘取人体器官的决定，医务人员不得摘取人体器官。

第十八条　人体器官移植技术临床应用与伦理委员会收到摘取人体器官审查申请后，应当对下列事项进行审查，并出具同意或者不同意的书面意见：

（一）人体器官捐献人的捐献意愿是否真实；

（二）有无买卖或者变相买卖人体器官的情形；

（三）人体器官的配型和接受人的适应证是否符合伦理原则和人体器官移植技术管理规范。

经 2/3 以上委员同意，人体器官移植技术临床应用与伦理委员会方可出具同意摘取人体器官的书面意见。

第十九条　从事人体器官移植的医疗机构及其医务人员摘取活体器官前，应当履行下列义务：

（一）向活体器官捐献人说明器官摘取手术的风险、术后注意事项、可能发生的并发症及其预防措施等，并与活体器官捐献人签署知情同意书；

（二）查验活体器官捐献人同意捐献其器官的书面意愿、活体器官捐献人与接受人存在本条例第十条规定关系的证明材料；

（三）确认除摘取器官产生的直接后果外不会损害活体器官捐献人其他正常的生理功能。

从事人体器官移植的医疗机构应当保存活体器官捐献人的医学资料，并进行随访。

第二十条　摘取尸体器官，应当在依法判定尸体器官捐献人死亡后进行。从事人体器官移植的医务人员不得参与捐献人的死亡判定。

从事人体器官移植的医疗机构及其医务人员应当尊重死者的尊严；对摘取器官完毕的尸体，应当进行符合伦理原则的医学处理，除用于移植的器官以外，应当恢复尸体原貌。

第二十一条　从事人体器官移植的医疗机构实施人体器官移植手术，除向接受人收取下列费用外，不得收取或者变相收取所移植人体器官的费用：

（一）摘取和植入人体器官的手术费；

（二）保存和运送人体器官的费用；

（三）摘取、植入人体器官所发生的药费、检验费、医用耗材费。

前款规定费用的收取标准，依照有关法律、行政法规的规定确定并予以公布。

第二十二条　申请人体器官移植手术患者的排序，应当符合医疗需要，遵循公平、公正和公开的原则。具体办法由国务院卫生主管部门制订。

第二十三条　从事人体器官移植的医务人员应当对人体器官捐献人、接受人和申请人体器官移植手术的患者的个人资料保密。

第二十四条　从事人体器官移植的医疗机构应当定期将实施人体器官移植的情况向所在地省、自治区、直辖市人民政府卫生主管部门报告。具体办法由国务院卫生主管部门制订。

第四章　法律责任

第二十五条　违反本条例规定，有下列情形之一，构成犯罪的，依法追究刑事责任：

（一）未经公民本人同意摘取其活体器官的；

（二）公民生前表示不同意捐献其人体器官而摘取其尸体器官的；

（三）摘取未满 18 周岁公民的活体器官的。

第二十六条　违反本条例规定，买卖人体器官或者从事与买卖人体器官有关活动的，由设区的市级以上地方人民政府卫生主管部门依照职责分工没收违法所得，并处交易额 8 倍以上 10 倍以下的罚款；医疗机构参与上述活动的，还应当对负有责任的主管人员和其他直接责任人员依法给予处分，并由原登记部门撤销该医疗机构人体器官移植诊疗科目登记，该医疗机构 3 年内不得再申请人体器官移植诊疗科目登记；医务人员参与上述活动的，由原发证部门吊销其执业证书。

国家工作人员参与买卖人体器官或者从事与买卖人体器官有关活动的，由有关国家机关依据职权依法给予撤职、开除的处分。

第二十七条　医疗机构未办理人体器官移植诊疗科目登记，擅自从事人体器官移植的，依照《医疗机构管理条例》的规定予以处罚。

实施人体器官移植手术的医疗机构及其医务人员违反本条例规定，未对人体器官捐献人进行医学检查或者未采取措施，导致接受人因人体器官移植手术感染疾病的，依照《医疗事故处理条例》的规定予以处罚。

从事人体器官移植的医务人员违反本条例规定，泄露人体器官捐献人、接受人或者申请人体器官移植手术患者个人资料的，依照《执业医师法》或者国家有关护士管理的规定予以处罚。

违反本条例规定,给他人造成损害的,应当依法承担民事责任。

违反本条例第二十一条规定收取费用的,依照价格管理的法律、行政法规的规定予以处罚。

第二十八条 医务人员有下列情形之一的,依法给予处分;情节严重的,由县级以上地方人民政府卫生主管部门依照职责分工暂停其6个月以上1年以下执业活动;情节特别严重的,由原发证部门吊销其执业证书:

(一)未经人体器官移植技术临床应用与伦理委员会审查同意摘取人体器官的;

(二)摘取活体器官前未依照本条例第十九条的规定履行说明、查验、确认义务的;

(三)对摘取器官完毕的尸体未进行符合伦理原则的医学处理,恢复尸体原貌的。

第二十九条 医疗机构有下列情形之一的,对负有责任的主管人员和其他直接责任人员依法给予处分;情节严重的,由原登记部门撤销该医疗机构人体器官移植诊疗科目登记,该医疗机构3年内不得再申请人体器官移植诊疗科目登记:

(一)不再具备本条例第十一条规定条件,仍从事人体器官移植的;

(二)未经人体器官移植技术临床应用与伦理委员会审查同意,作出摘取人体器官的决定,或者胁迫医务人员违反本条例规定摘取人体器官的;

(三)有本条例第二十八条第(二)项、第(三)项列举的情形的。

医疗机构未定期将实施人体器官移植的情况向所在地省、自治区、直辖市人民政府卫生主管部门报告的,由所在地省、自治区、直辖市人民政府卫生主管部门责令限期改正;逾期不改正的,对负有责任的主管人员和其他直接责任人员依法给予处分。

第三十条 从事人体器官移植的医务人员参与尸体器官捐献人的死亡判定的,由县级以上地方人民政府卫生主管部门依照职责分工暂停其6个月以上1年以下执业活动;情节严重的,由原发证部门吊销其执业证书。

第三十一条 国家机关工作人员在人体器官移植监督管理工作中滥用职权、玩忽职守、徇私舞弊,构成犯罪的,依法追究刑事责任;尚不构成犯罪的,依法给予处分。

第五章 附 则

第三十二条 本条例自2007年5月1日起施行。

十七、基因工程安全管理办法
(中华人民共和国科技部 1993 年 12 月 24 日)

第一章 总则

第一条 为了促进我国生物技术的研究与开发,加强基因工程工作的安全管理,保障公众和基因工程工作人员的健康,防止环境污染,维护生态平衡,制定本办法。

第二条 本办法所称基因工程,包括利用载体系统的重组体DNA技术,以及利用物理或者化学方法把异源DNA直接导入有机体的技术。但不包括下列遗传操作:

(一)细胞融合技术,原生质体融合技术;

(二)传统杂交繁殖技术;

(三)诱变技术,体外受精技术,细胞培养或者胚胎培养技术。

第三条 本办法适用于在中华人民共和国境内进行的一切基因工程工作,包括实验研究、中间试验、工业化生产以及遗传工程体释放和遗传工程产品使用等。

从国外进口遗传工程体，在中国境内进行基因工程工作的，应当遵守本办法。

第四条　国家科学技术委员会主管全国基因工程安全工作，成立全国基因工程安全委员会，负责基因工程安全监督和协调。

国务院有关行政主管部门依照有关规定，在各自的职责范围内对基因工程工作进行安全管理。

第五条　基因工程工作安全管理实行安全等级控制、分类归口审批制度。

第二章　安全等级和安全性评价

第六条　按照潜在危险程度，将基因工程工作分为四个安全等级：

安全等级Ⅰ，该类基因工程工作对人类健康和生态环境尚不存在危险；

安全等级Ⅱ，该类基因工程工作对人类健康和生态环境具有低度危险；

安全等级Ⅲ，该类基因工程工作对人类健康和生态环境具有中度危险；

安全等级Ⅳ，该类基因工程工作对人类健康和生态环境具有高度危险。

第七条　各类基因工程工作的安全等级的技术标准和环境标准，由国务院有关行政主管部门制定，并报全国基因工程安全委员会备案。

第八条　从事基因工程工作的单位，应当进行安全性评价，评估潜在危险，确定安全等级，制定安全控制方法和措施。

第九条　从事基因工程实验研究，应当对DNA供体、载体、宿主和遗传工程体进行安全性评价。安全性评价重点是目的基因、载体、宿主和遗传工程体的致病性、致癌性、抗药性、转移性和生态环境效应，以及确定生物控制和物理控制等级。

第十条　从事基因工程中间试验或者工业化生产，应当根据所用遗传工程体的安全性评价，对培养、发酵、分离和纯化工艺过程的设备和设施的物理屏障进行安全鉴定，确定中间试验或者工业化生产的安全等级。

第十一条　从事遗传工程体释放，应当对遗传工程体安全性、释放目的、释放地区的生态环境、释放方式、监测方法和控制措施进行评价，确定释放工作的安全等级。

第十二条　遗传工程产品的使用，应当经过生物学安全检验，进行安全性评价，确定遗传工程产品对公众健康和生态环境可能产生的影响。

第三章　申报和审批

第十三条　从事基因工程工作的单位，应当依据遗传工程产品适用性质和安全等级，分类分级进行申报，经审批同意后方能进行。

第十四条　基因工程实验研究，属于安全等级Ⅰ和Ⅱ的工作，由本单位行政负责人批准；属于安全等级Ⅲ的工作，由本单位行政负责人审查，报国务院有关行政主管部门批准；属于安全等级Ⅳ的工作，经国务院有关行政主管部门审查，报全国基因工程安全委员会批准。

第十五条　基因工程中间试验，属于安全等级Ⅰ的工作，由本单位行政负责人批准；属于安全等级Ⅱ的工作，报国务院有关行政主管部门批准；属于安全等级Ⅲ的工作，由国务院有关行政主管部门审批，并报全国基因工程安全委员会备案；属于安全等级Ⅳ的工作，由国务院有关行政主管部门审查，报全国基因工程安全委员会批准。

第十六条　基因工程工业化生产、遗传工程体释放和遗传工程产品使用，属于安全等级

Ⅰ至Ⅲ的工作，由国务院有关行政主管部门审批，并报全国基因工程安全委员会备案；属于安全等级Ⅳ的工作，由国务院有关行政主管部门审查，报全国基因工程安全委员会批准。

第十七条　从事基因工程工作的单位应当履行下列申报手续：

（一）项目负责人对从事的基因工程工作进行安全性评价，并填报申请书；

（二）本单位学术委员会对申报资料进行技术审查；

（三）上报申请书及提交有关技术资料。

第十八条　凡符合下列各项条件的基因工程工作，应当予以批准，并签发证明文件：

（一）不存在对申报的基因工程工作安全性评价的可靠性产生怀疑的事实；

（二）保证所申报的基因工程工作按照安全等级的要求，采取与现有科学技术水平相适应的安全控制措施，判断不会对公众健康和生态环境造成严重危害；

（三）项目负责人和工作人员具备从事基因工程工作所必需的专业知识和安全操作知识，能承担本办法规定的义务；

（四）符合国家有关法律、法规规定。

第四章　安全控制措施

第十九条　从事基因工程工作的单位，应当根据安全等级，确定安全控制方法，制定安全操作规则。

第二十条　从事基因工程工作的单位，应当根据安全等级，制定相应治理废弃物的安全措施。排放之前应当采取措施使残留遗传工程体灭活，以防止扩散和污染环境。

第二十一条　从事基因工程工作的单位，应当制定预防事故的应急措施，并将其列入安全操作规则。

第二十二条　遗传工程体应当储存在特定设备内。储放场所的物理控制应当与安全等级相适应。

安全等级Ⅳ的遗传工程体储放场所，应当指定专人管理。

从事基因工程工作的单位应当编制遗传工程体的储存目录清单，以备核查。

第二十三条　转移或者运输的遗传工程体应当放置在与其安全等级相适应的容器内，严格遵守国家有关运输或者邮寄生物材料的规定。

第二十四条　从事基因工程工作的单位和个人必须认真做好安全监督记录。安全监督记录保存期不得少于十年，以备核查。

第二十五条　因基因工程工作发生损害公众健康或者环境污染事故的单位，必须及时采取措施，控制损害的扩大，并向有关主管部门报告。

第五章　法律责任

第二十六条　有下列情况之一的，由有关主管部门视情节轻重分别给予警告、责令停止工作、停止资助经费、没收非法所得的处罚：

（一）未经审批，擅自进行基因工程工作的；

（二）使用不符合规定的装置、仪器、试验室等设施的；

（三）违反基因工程工作安全操作规则的；

（四）违反本办法其他规定的。

第二十七条　审批机关工作人员玩忽职守、徇私舞弊的，由所在单位或者其上级主管部门对直接责任人员给予行政处分。情节严重，构成犯罪的，依法追究刑事责任。

第二十八条　违反本办法的规定，造成下列情况之一的，负有责任的单位必须立即停止损害行为，并负责治理污染、赔偿有关损失；情节严重，构成犯罪的，依法追究直接责任人员的刑事责任；

（一）严重污染环境的；

（二）损害或者影响公众健康的；

（三）严重破坏生态资源、影响生态平衡的。

第二十九条　审批机构的工作人员和参与审查的专家负有为申报者保守技术秘密的责任。

第六章　附则

第三十条　本办法所用术语的含义是：

（一）DNA，系脱氧核糖核酸的英文名词缩写，是储存生物遗传信息的遗传物质。

（二）基因，系控制生物性状的遗传物质的功能和结构单位，是具有遗传信息的 DNA 片段。

（三）目的基因，系指以修饰宿主细胞遗传组成并表达其遗传效应为目的的异源 DNA 片段。

（四）载体，系指具有运载异源 DNA 进入宿主细胞和自我复制能力的 DNA 分子。

（五）宿主细胞，系指被导入重组 DNA 分子的细胞，宿主细胞又称受体细胞。

（六）重组 DNA 分子，系指由异源 DNA 与载体 DNA 组成的杂种 DNA 分子。

（七）有机体，系指能够繁殖或者能够传递遗传物质的活细胞或者生物体。

（八）重组体，系指因自然因素或者用人工方法导入异源 DNA 改造其遗传组成的有机体。

（九）变异体，系指因自然或者人工因素导致其遗传物质变化的有机体。

（十）重组体 DNA 技术，系指利用载体系统人工修饰有机体遗传组成的技术，即在体外通过酶的作用将导源 DNA 与载体 DNA 重组，并将该重组 DNA 分子导入宿主细胞内，以扩增异源 DNA 并实现其功能表达的技术。

（十一）遗传工程体，系指利用基因工程的遗传操作获得的有机体，包括遗传工程动物、遗传工程植物和遗传工程微生物。

下列变异体和重组体不属于本办法所称遗传工程体：用细胞融合或者原生质体融合技术获得的生物；传统杂交繁殖技术获得的动物和植物；物理化学因素诱变技术改变其遗传组成的生物；以及染色体结构畸变和数目畸变的生物。

（十二）遗传工程产品，系指含有遗传工程体、遗传工程体成份或者遗传工程体目的的基因表达产物的产品。

（十三）基因工程实验研究，系指在控制系统内进行的实验室规模的基因工程研究工作。

（十四）基因工程中间试验，系指把基因工程实验研究成果和遗传工程体应用于工业化生产（生产定型和鉴定）之前，旨在验证、补充相关数据，确定、完善技术规范（产品标准和工艺规程）或者解决扩大生产关键技术，在控制系统内进行的试验或者试生产。

（十五）基因工程工业化生产，系指利用遗传工程体，在控制系统内进行医药、农药、兽药、饲料、肥料、食品、添加剂、化工原料等商业化规模生产，亦包括利用遗传工程进行冶金、采油和处理废物的工艺过程。

（十六）遗传工程体释放，系指遗传工程体在开放系统内进行研究、生产和应用，包括将遗传工程体施用于田间、牧场、森林、矿床和水域等自然生态系统中。

（十七）遗传工程产品使用，系指遗传工程产品投放市场销售或者供人们应用。

（十八）控制系统，系指通过物理控制和生物控制建立的操作体系。

物理控制，系指利用设备的严密封闭、设施的特殊设计和安全操作，使有潜在危险的DNA供体、载体和宿主细胞或者遗传工程体向环境扩散减少到最低限度。

生物控制，系指利用遗传修饰，使有潜在危险的载体和宿主细胞在控制系统外的存活、繁殖和转移能力降低到最低限度。

不具备上述控制条件的操作体系，称为开放系统。

第三十一条　国务院有关行政主管部门按照本办法的规定，在各自的职责范围内制定实施细则。

第三十二条　本办法由国家科学技术委员会解释。

第三十三条　本办法自发布之日起施行。

十八、人类遗传资源管理暂行办法

中华人民共和国科学技术部　卫生部（1998年6月10日）

第一章　总则

第一条　为了有效保护和合理利用我国的人类遗传资源，加强人类基因的研究与开发，促进平等互利的国际合作和交流，制定本办法。

第二条　本办法所称人类遗传资源是指含有人体基因组、基因及其产物的器官、组织、细胞、血液、制备物、重组脱氧核糖核酸（DNA）构建体等遗传材料及相关的信息资料。

第三条　凡从事涉及我国人类遗传资源的采集、收集、研究、开发、买卖、出口、出境等活动，必须遵守本办法。

第四条　国家对重要遗传家系和特定地区遗传资源实行申报登记制度，发现和持有重要遗传家系和特定地区遗传资源的单位或个人，应及时向有关部门报告。未经许可，任何单位和个人不得擅自采集、收集、买卖、出口、出境或以其他形式对外提供。

第五条　人类遗传资源及有关信息、资料，属于国家科学技术秘密的，必须遵守《科学技术保密规定》。

第二章　管理机构

第六条　国家对人类遗传资源实行分级管理，统一审批制度。

第七条　国务院科学技术行政主管部门和卫生行政主管部门共同负责管理全国人类遗传资源，联合成立中国人类遗传资源管理办公室，负责日常工作。

第八条　中国人类遗传资源管理办公室暂设在国务院科学技术行政主管部门。在国务院科学技术和卫生行政主管部门领导下，中国人类遗传资源管理办公室行使以下职责：

（一）起草有关的实施细则和文件，经批准后发布施行，协调和监督本办法的实施；

（二）负责重要遗传家系和特定地区遗传资源的登记和管理；

（三）组织审核涉及人类遗传资源的国际合作项目；

（四）受理人类遗传资源出口、出境的申请，办理出口、出境证明；

（五）与人类遗传资源管理有关的其他工作。

第九条 中国人类遗传资源管理办公室聘请有关专家组成专家组，参与拟定研究规划，协助审核国际合作项目，进行有关的技术评估和提供技术咨询。

第十条 各省、自治区、直辖市科学技术行政主管部门和卫生行政主管部门（以下简称地方主管部门）负责本地区的人类遗传资源管理工作。

国务院有关部门负责本部门的人类遗传资源管理工作。

第三章 申报与审批

第十一条 凡涉及我国人类遗传资源的国际合作项目，须由中方合作单位办理报批手续。中央所属单位按隶属关系报国务院有关部门，地方所属单位及无上级主管部门或隶属关系的单位报该单位所在地的地方主管部门，审查同意后，向中国人类遗传资源管理办公室提出申请，经审核批准后方可正式签约。

国务院有关部门和地方主管部门在审查国际合作项目申请时，应当征询人类遗传资源采集地的地方主管部门的意见。

本办法施行前已进行但尚未完成的国际合作项目须按规定补办报批手续。

第十二条 办理涉及我国人类遗传资源的国际合作项目的报批手续，须填写申请书，并附以下材料：

（一）人类遗传资源材料提供者及其亲属的知情同意证明材料；

（二）合同文本草案；

（三）审批机关要求的其他材料。

第十三条 依本办法第十二条提出的申请，有下列情况之一的，不予批准：

（一）缺乏明确的工作目的和方向；

（二）外方合作单位无较强的研究开发实力和优势；

（三）中方合作单位不具备合作研究的基础和条件；

（四）知识产权归属和分享的安排不合理、不明确；

（五）工作范围过宽，合作期限过长；

（六）无人类遗传资源材料提供者及其亲属的知情同意证明材料；

（七）违反我国有关法律、法规的规定。

第十四条 重要人类遗传资源严格控制出口、出境和对外提供。

已审核批准的国际合作项目中，列出人类遗传资源材料出口、出境计划的，需填写申报表，直接由中国人类遗传资源管理办公室办理出口、出境证明。

因其他特殊情况，确需临时对外提供人类遗传资源材料的，须填写申报表，经地方主管部门或国务院有关部门审查同意后，报中国人类遗传资源管理办公室，经批准后核发出口、出境证明。

第十五条 中国人类遗传资源管理办公室对国际合作项目和人类遗传资源材料的出口、出境申请每季度审理一次。对于符合本办法要求的，核发批准文件，办理出口、出境证明，并注明《商品名称及编码协调制度》中相对应的编码；不符合本办法要求的，不予批准；对于申请文件不完备的，退回补正，补正后可重新申请。

第十六条 携带、邮寄、运输人类遗传资源出口、出境时，应如实向海关申报，海关凭中国人类遗传资源管理办公室核发的出口、出境证明予以放行。

第四章　知识产权

第十七条　我国境内的人类遗传资源信息，包括重要遗传家系和特定地区遗传资源及其数据、资料、样本等，我国研究开发机构享有专属持有权，未经许可，不得向其他单位转让。获得上述信息的外方合作单位和个人未经许可不得公开、发表、申请专利或以其他形式向他人披露。

第十八条　有关人类遗传资源的国际合作项目应当遵循平等互利、诚实信用、共同参与、共享成果的原则，明确各方应享有的权利和承担的义务，充分、有效地保护知识产权。

第十九条　中外机构就我国人类遗传资源进行合作研究开发，其知识产权按下列原则处理：

（一）合作研究开发成果属于专利保护范围的，应由双方共同申请专利，专利权归双方共有。双方可根据协议共同实施或分别在本国境内实施该项专利，但向第三方转让或者许可第三方实施，必须经过双方同意，所获利益按双方贡献大小分享。

（二）合作研究开发产生的其他科技成果，其使用权、转让权和利益分享办法由双方通过合作协议约定。协议没有约定的，双方都有使用的权利，但向第三方转让须经双方同意，所获利益按双方贡献大小分享。

第五章　奖励与处罚

第二十条　对于发现和报告重要遗传家系和资源信息的单位或个人，给予表彰和奖励；对于揭发违法行为的，给予奖励和保护。

第二十一条　我国单位和个人违反本办法的规定，未经批准，私自携带、邮寄、运输人类遗传资源材料出口、出境的，由海关没收其携带、邮寄、运输的人类遗传资源材料，视情节轻重，给予行政处罚直到移送司法机关处理；未经批准擅自向外方机构或者个人提供人类遗传资源材料的，没收所提供的人类遗传资源材料并处以罚款；情节严重的，给予行政处罚直至追究法律责任。

第二十二条　国（境）外单位和个人违反本办法的规定，未经批准，私自采集、收集、买卖我国人类遗传资源材料的，没收其所持有的人类遗传资源材料并处以罚款；情节严重的，依照我国有关法律追究其法律责任。私自携带、邮寄、运输我国人类遗传资源材料出口、出境的，由海关没收其携带、邮寄、运输的人类遗传资源材料，视情节轻重，给予处罚或移送司法机关处理。

第二十三条　管理部门的工作人员和参与审核的专家负有为申报者保守技术秘密的责任。玩忽职守、徇私舞弊，造成技术秘密泄漏或人类遗传资源流失的，视情节给予行政处罚直至追究法律责任。

第六章　附则

第二十四条　军队系统可根据本办法的规定，制定本系统的实施细则，报中国人类遗传资源管理办公室备案。武警部队按照本办法的规定执行。

第二十五条　本办法由国务院科学技术行政主管部门、卫生行政主管部门负责解释。

第二十六条　本办法自发布之日起施行。

（实施日期：1998 年 06 月 10 日）

十九、人胚胎干细胞研究伦理指导原则

（中华人民共和国科学技术部、卫生部国科发生字［2003］460号）

第一条　为了使我国生物医学领域人胚胎干细胞研究符合生命伦理规范，保证国际公认的生命伦理准则和我国的相关规定得到尊重和遵守，促进人胚胎干细胞研究的健康发展，制定本指导原则。

第二条　本指导原则所称的人胚胎干细胞包括人胚胎来源的干细胞、生殖细胞起源的干细胞和通过核移植所获得的干细胞。

第三条　凡在中华人民共和国境内从事涉及人胚胎干细胞的研究活动，必须遵守本指导原则。

第四条　禁止进行生殖性克隆人的任何研究。

第五条　用于研究的人胚胎干细胞只能通过下列方式获得：

（一）体外受精时多余的配子或囊胚；

（二）自然或自愿选择流产的胎儿细胞；

（三）体细胞核移植技术所获得的囊胚和单性分裂囊胚；

（四）自愿捐献的生殖细胞。

第六条　进行人胚胎干细胞研究，必须遵守以下行为规范：

（一）利用体外受精、体细胞核移植、单性复制技术或遗传修饰获得的囊胚，其体外培养期限自受精或核移植开始不得超过14天。

（二）不得将前款中获得的已用于研究的人囊胚植入人或任何其他动物的生殖系统。

（三）不得将人的生殖细胞与其他物种的生殖细胞结合。

第七条　禁止买卖人类配子、受精卵、胚胎或胎儿组织。

第八条　进行人胚胎干细胞研究，必须认真贯彻知情同意与知情选择原则，签署知情同意书，保护受试者的隐私。

前款所指的知情同意和知情选择是指研究人员应当在实验前，用准确、清晰、通俗的语言向受试者如实告知有关实验的预期目的和可能产生的后果和风险，获得他们的同意并签署知情同意书。

第九条　从事人胚胎干细胞的研究单位应成立包括生物学、医学、法律或社会学等有关方面的研究和管理人员组成的伦理委员会，其职责是对人胚胎干细胞研究的伦理学及科学性进行综合审查、咨询与监督。

第十条　从事人胚胎干细胞的研究单位应根据本指导原则制定本单位相应的实施细则或管理规程。

第十一条　本指导原则由国务院科学技术行政主管部门、卫生行政主管部门负责解释。

第十二条　本指导原则自发布之日起施行。

（实施日期：2003年12月24日）

附录Ⅱ：执业医师资格考试与住院医师培训考试模拟试题

（一）A₁ 型题

一、A型题

（一）A$_1$ 型题

1."道德"概念完整表述应包括以下几方面,除了

A. 是由一定社会经济关系决定的

B. 是依靠社会舆论、传统习俗、内心信念来维系的

C. 是调整人与人、人与社会关系的行为规范的总和

D. 是一种社会心理意识

E. 道德规范必须强制执行

2."医德"概念的内涵应包括以下几方面,除了

A. 是医务人员的职业道德

B. 是一般社会道德在医务领域中的特殊表现

C. 是医务人员必须遵循的诊疗工作制度

D. 是医务人员在职业活动中所应遵循的行为规范

E. 是调整医疗人际关系的行为规范的总和

3.下列表述最能全面反映伦理学概念内涵的是

A. 研究职业道德现象的科学

B. 研究政治道德现象的科学

C. 研究道德现象的科学

D. 研究婚姻家庭道德现象的科学

E. 研究社会公德的科学

4.下列关于医学伦理学的论述中,哪一说法是错误的

A. 是医学实践中形成的科学

B. 是元伦理学的分支

C. 是关于医学道德的学说和理论体系

D. 是规范伦理学的分支

E. 属于应用伦理学

5.医学伦理学研究内容包括以下几方面,除了

A. 诊疗制度

B. 医德的基本理论

C. 医德原则、范畴和规范

D. 医德教育、评价和修养

6.传统医学伦理学与生命伦理学的根本区别是

A.主要的伦理思想(理论基础的核心)不同

B.研究的目的不同

C.研究的方法不同

D.发展阶段不同

E.社会作用不同

7.传统医学伦理学主要的伦理思想是

A.生命价值论

B.生命质量论

C.生命神圣论

D.人道论

E.功利主义

8.下列表述中,最能概括生命伦理学研究范围的是

A.研究生命科学和整个卫生保健领域

B.研究与人类健康有关的社会伦理问题

C.研究与人类生命有关的生态伦理问题

D.研究与动植物的生命质量和生命价值有关的伦理问题

E.研究与人的生命质量和生命价值有关的伦理问题

9.生命伦理学主要的伦理思想是

A.生命神圣论

B.生命价值论和生命质量论

C.义务论

D.人道论

E.功利主义

10.下面关于学习医学伦理学必要性的论述,不正确的是

A.是培养医学人才的需要

B.是提高医疗质量的需要

C.是拓宽医务人员知识面的需要

D.是建设社会主义精神文明的需要

E.是发展医学科学的需要

11.新医学模式的重要性主要体现在

A.强调以疾病为中心

B.强调以治疗手段为中心

C.强调以服务为中心

D.强调以经济效益为中心

E.强调把人作为一个整体

12.高科技在临床的广泛运用,可能导致医患情感淡漠的主要原因是

A.患者的费用增加

B.医药卫生资源分配不公

C. 医患关系"物化"趋势增强

D. 患者受高科技副作用危害增加

E. 医务人员依赖高科技而造成误诊增加

13. "无论至于何处，遇男或女，贵人及奴婢，我之唯一目的，为病家谋幸福。"此语出自著名的医德文献

A.《迈蒙尼提斯祷文》

B.《胡佛兰德医德十二篇》

C.《希波克拉底誓言》

D.《悉尼宣言》

E.《日内瓦协议法》

14. 世界医学会第二十二次会议采纳的关于死亡的确定的宣言是

A. 东京宣言

B. 悉尼宣言

C. 赫尔辛基宣言

D. 夏威夷宣言

E. 以上都不是

15. 西方医学史上，医德的奠基人是

A. 迈蒙尼提斯

B. 白求恩

C. 阿维森纳

D. 希波克拉底

E. 胡佛兰德

16. "人命至重，有贵千金，一方济之，德逾于此。"此语出自

A. 张仲景

B. 华佗

C. 孙思邈

D. 李时珍

E. 董奉

17. 指导 – 合作型医患关系适用于

A. 慢性病患者

B. 昏迷患者

C. 严重脑损伤患者

D. 急性病，且能表达意志的患者

E. 婴幼儿患者

18. 主动 – 被动型医患关系适用于以下类型的患者，除了

A. 昏迷、休克中的患者

B. 急腹症患者

C. 慢性病患者

D. 轻度脑损伤患者

E. 婴幼儿患者

19.医疗人际关系中，最基本的人际关系是

A. 医务人员之间的关系

B. 医务人员与社会之间的关系

C. 医疗卫生部门与社会之间的关系

D. 医务人员与患者之间的关系

E. 医务人员与患者亲属之间的关系

20.在一定条件下，以下几种医患关系都属正常关系，除了

A. 医师主动，患者被动

B. 患者主动，医师被动

C. 医师指导，患者合作

D. 医师患者共同参与诊疗的决策和实施

E. 医师帮助患者自己治疗

21.医患关系是契约关系，最全面的表达是

A. 医患当事人的法律地位是平等的，没有高低、主从之分

B. 医患当事人都具有独立的人格

C. 经患者及其亲属"知情同意"的诊疗措施，是一种诊治契约

D. 医患当事人的权利和义务是对等、公平的

E. 以上各点都对

22.以下关于"不伤害"原则的表达是正确的，除了

A. 无损伤

B. 尽可能避免身体方面的伤害

C. 尽可能避免生理方面的伤害

D. 尽可能避免心理方面的伤害

E. 避免道德性伤害

23.医学伦理的"有利"原则主要包括以下几方面，除了

A. 努力使患者受益

B. 关心患者的客观利益和主观利益

C. 选择受益最大、伤害最小的行动方案

D. 努力预防或减少难以避免的伤害

E. 把患者的利益看得高于一切

24.医学伦理的"尊重"原则主要包括以下几方面，除了

A. 尊重患者及其亲属的自主性或决定

R. 尊重患者的一切主观意愿

C. 治疗要获得患者的知情同意

D. 保守患者的秘密

E. 保守患者的隐私

25.下列不属于医学伦理学基本范畴的是

A. 权利与义务

B. 情感与良心

C. 保密与审慎

D. 内因与外因

E. 荣誉与幸福

26. 下面关于医务人员权利的理解，不正确的是：

A. 医务人员享有权利的前提是履行自己的义务

B. 医务人员权利的范围是维护、保证患者平等的医疗权利的实现

C. 医务人员的权利具有一定的自主性

D. 医务人员的权利必须服从患者的权利

E. 医务人员的权利与患者的权利发生矛盾时，必须放弃自己的权利

27. 下列关于医务人员权利的自主性，不包括

A. 有权对患者的疾病作出判断，并采取必要的治疗措施

B. 有权开具诊断证明

C. 在通常情况下，医师享有干涉权

D. 有权要求患者或亲属配合诊治

E. 医师对患者病情的诊断具有一定的法律效力

28. 关于医师干涉权的理解，正确的是

A. 在特殊情况下，医师享有干涉权

B. 干涉权是医务人员的职业特权，具有普遍性

C. 干涉权是医务人员的职业特权，不受约束

D. 医务人员的干涉权是有条件的，不具有自主性

E. 医务人员的干涉权与患者的自主权相矛盾时，前者要让位于后者

29. 下列各项属于患者的权利，除了

A. 平等地享受基本的医疗、保健的权利

B. 享有自主权或自我决定权

C. 要求保守个人任何秘密的权利

D. 享有知情同意权

E. 拒绝治疗和人体试验的权利

30. 下列关于医师的良心具有的特点，不包括

A. 是存在于医师意识之中的对患者和社会负责的道德责任感

B. 是医师在内心深处进行自我评价的能力

C. 是医师对自己行为进行自我判断和评价的心理过程

D. 是建立在医师主观意识的基础上的，与医疗实践无必然联系

E. 是多种道德心理因素在个人意识中的有机结合

31. 下面关于良心在医疗活动中的作用的表述，不正确的是

A. 行为前的选择作用

B. 行为中的监督作用

C. 行为后的评价作用

D. 对行为过程起抑恶扬善的调节、控制作用

E. 在社会舆论的压力下发挥作用

32. 下列关于审慎的理解，最正确的是

A. 周密谨慎

B. 谨小慎微

C. 认真负责

D. 全神贯注

E. 瞻前顾后

33. 下列关于审慎的作用的表述，不正确的是

A. 有利于医疗质量的提高

B. 有利于防止医疗差错事故的发生

C. 有利于良好职业道德的培养

D. 有利于处理医疗差错事故

E. 有利于医师知识的更新和技术水平的提高

34. 下列关于保密内容的表述中，错误的是

A. 对可能给患者带来沉重精神打击的诊断保密

B. 对可能给患者带来沉重精神打击的不良预后保密

C. 无论在何种情况下，为患者保守一切秘密

D. 为属于患者隐私范围的个人隐私保密

E. 为涉及党和国家安全利益的医疗秘密保密

35. 下面关于医务人员泄露医疗秘密，将会产生不良后果的表述，不包括

A. 会引起社会某些人对患者的歧视

B. 会使患者对医务人员产生不信任和恐惧感

C. 会引起医患矛盾、家庭纠纷

D. 会造成患者沉重心理负担，甚至引发自杀的严重后果

E. 会酿成医疗差错事故

36. 下列关于医疗服务语言的道德要求，不包括

A. 礼貌性语言

B. 专业性语言

C. 解释性语言

D. 安慰性语言

E. 保护性语言

37. 下列关于医师的临床辅助检查工作中的道德要求，不包括

A. 合理使用辅助检查设备

B. 必须科学、合理、严格掌握适应证

C. 恪守操作规程

D. 严肃认真，一丝不苟

E. 尽量应用高新技术检查

38. 下列关于诊断急症患者的道德要求中，不包括

A. 诊断要争分夺秒，为救治赢得时间

B. 要准确、快捷地检查，做到急而不慌、忙而不乱

C. 对无亲属、无人照管的患者不要冒险诊治

D. 急诊室医务人员要密切配合

E. 急诊室医务人员与其他科室医务人员要密切配合

39. 下列关于药物治疗的道德要求，不包括

A. 对症用药，确保准确无误

B. 选择最适合的配伍和最适宜的量

C. 要注重安全，预防药源性疾病

D. 确保用药无毒性作用和不良反应

E. 要注重节省，减轻患者及其亲属的经济负担

40. 下列关于心理治疗的道德要求的表述，不正确的是

A. 尊重患者的人格，对患者坦诚相待

B. 要耐心听取患者的诉说、意愿和欲求，给以适当的引导和说服

C. 要确保患者排除一切心理障碍

D. 要有广博的知识

E. 要有很强的责任感

41. 下列关于手术治疗的道德要求，不包括

A. 严格把握手术适应证，认真作好术前准备

B. 尊重患者及其亲属知情同意的权利

C. 术中密切配合按操作规程认真操作

D. 确保手术不出意外

E. 术后严格书写手术记录，严密观察，精心治疗、护理

42. 下列关于人体试验道德原则的表述，错误的是

A. 以维护和增进人类健康为目的

B. 以大量、充分、可靠的动物实验为基础

C. 以受试者知情同意为前提

D. 以防止意外事故发生，制定应急措施为条件

E. 以维护受试者利益不采用安慰剂对照为原则

43. 尸体解剖的医学目的包括以下几方面，除了

A. 人体解剖学的教学需要

B. 病理解剖的需要

C. 人体试验的需要

D. 法医鉴定的需要

E. 器官移植的需要

44. 脑死亡的哈佛标准包括以下几点，除了

A. 无感受和无反应

B. 无自发的肌肉运动和无自主呼吸

C. 反射缺如

D. 心跳停止

E. 脑电图平直

（二）A₂ 型题

45. 男，40 岁，汽车司机。胃痛 10 余年，反复发作。2001 年 2 月，因疼痛难忍住院治疗。经检查发现癌肿块广泛转移到肝、结肠、直肠等处，因无法手术，转入肿瘤科化疗 3 月余，病情不仅没有控制，而且疼痛加剧，腹部各处包块逐日增大，白细胞降到 3000/mm³ 以下，患者不能进食，极度衰竭，全靠输血、输液维持生命。患者疼痛难忍，多次要求医师和家属告诉他真实病情，如果治愈无望，要求放弃治疗，早日结束生命，解脱疼痛之苦，以免大家受累。患者妻子眼看丈夫疼痛难忍、病情日益恶化，也有早一点了结的想法。但想到孩子尚未成年，丈夫去世将会产生一系列困难，精神支柱倾塌，生活的艰辛，夫妻的恩爱，使她陷入极度矛盾的心理状态之中，在这种情况下，医护人员怎样做最合乎道德

A. 尽力抢救，维持患者生命

B. 征得患者及家属同意，停止抢救，让患者自然死亡

C. 征得患者及家属同意，停止抢救，给止痛、镇痛药，让患者无痛苦死亡

D. 采取主动安乐死，尽早结束患者生命

E. 让患者出院，由其家属自行处理

46. 农村孕妇张某，第一胎为女孩，5 岁，想第二胎生男孩。特来某城市医院要求做产前 B 超检查，确认胎儿性别，若是女胎，则终止妊娠。医师怎样做才合乎道德

A. 孕妇希望第二胎生男孩，合乎情理，应为其作 B 超检查

B. 应尊重孕妇的自主权，为其作 B 超检查

C. 以要男舍女为目的的产前诊断违背公益论，应予拒绝

D. 只要孕妇交了检查费，就要为她检查

E. 检查若为男胎，则告之实情；若为女胎，则不告之实情

47. 男，退休工人，患急腹症（肠梗阻），在三位亲属的扶送下，从早晨 7 时至下午 4 时，先后求治于某市几家医院，均被拒收。某医学院附属医院维修手术室，停止手术 1 个月（但有急诊手术室）不收。某军医大学附属医院病床已住满，值班军医未作检查即让患者转其他医院。市工人医院无床位，交了住院费又将其退掉。市某医院中午休息，不接诊。最后到市某医院，才施行了急诊手术，抢救无效死亡。从医学伦理学分析，造成患者死亡的根本原因在于

A. 某医学院附属医院因维修手术室停止手术，未能收治

B. 某军医大学附属医院和市工人医院均因无空床位，未能收治

C. 市某医院因中午休息，患者得不到及时救治

D. 市某医院虽施行了急诊手术，但因为时过晚，抢救无效死亡

E. 前 3 所医院接诊医师未尽救死扶伤的义务，延误病情，失去抢救时机

48. 女，演员，26 岁。自诉右侧乳房有硬结，到某医院外科诊治，经活体组织检查证实为乳腺癌。医师告知患者"要尽早切除右侧乳房"，并将实情告知患者父亲，她必须做右侧乳房全切除和周围淋巴结清除术。在取得患者及亲属同意后，立即收住院，并按预定计划施行手术。为慎重起见，术中对左侧乳房也做了活体组织切片，检查结果为"乳腺良性肿瘤，伴有腺体增生"，目前尚不是癌组织，但将来有癌变的危险。所以在右侧乳房切除后，又做了左侧乳房切除术。术后患者及其亲属认为，医师未经患者同意切除左侧乳房，造成患者精神上的巨

大压力，要求追究院方及医师的责任。院方则认为切除左侧乳房是防止癌变的措施，是维护患者利益。从医学伦理学分析，以下看法是正确的，除了

A. 医师未经患者同意切除左侧乳房，未尊重患者的知情同意权

B. 为了防止癌变，切除左侧乳房，是医师尽职尽责的表现

C. 左侧乳房只是有癌变的可能，不属紧急处理的范围，切除应征得患者及其亲属的同意

D. 乳房是女性形象的生理标志，不可轻易切除

E. 患者系年轻女性演员，有强烈维护体型美的愿望，切除左侧乳房应征得本人同意

（三）A₃型题

问题 49~50

男，18岁，右大腿有一肿块，前来某医院就诊。甲医师接诊，经摄片检查，疑为骨瘤，但病灶不明显，未确诊，亦未将病情告知患者。半年后，肿块明显增大，再到该院就诊。乙医师接诊，确诊为恶性骨瘤，需截肢。乙医师在与患者亲属谈话时，透露半年前甲医师接诊的实情。患者亲属听后认为，这次遭受截肢之苦是甲医师的误诊造成。甲、乙医师之间的关系也因此而变坏。

49. 从医患关系角度，甲医师与患者亲属关系恶化的原因，最根本的是

A. 甲医师当时没有向患者亲属说明检查的实情

B. 甲医师当时未向患者亲属解释

C. 患者亲属对甲医师存在误解

D. 乙医师不该向患者亲属透露甲医师接诊的实情

E. 以上都不是

50. 从医际关系角度，对乙医师"透露实情"的做法进行评价，下面的说法错误的是：

A. 违背医际间相互尊重的道德规范

B. 违背医际间密切配合的道德规范

C. 是尊重患者及亲属"知情"权的表现

D. 是有损医患关系的做法

E. 是有损医际关系的做法

问题：51~52

女，32岁，下腹部有包块2年多，伴月经量增多，前来某医院就诊。门诊接诊医师检查，初诊为"子宫肌瘤"。入院后，进修医师按"子宫肌瘤"书写了病历。经治医师在没有作宫腔长度及B超等检查的情况下，完全相信了门诊的诊断，自行决定做子宫切除术。术前，也未执行上级医师"再详细探宫腔"的指示；术中，发现子宫体较软时，助手提示"需排除妊娠可能"，术者仍未听取，在未行子宫穿刺的情况下，错误地将子宫及双侧卵巢全切。切开子宫，见一胎儿。该患者已生有一男一女，系绝育对象。术后，医务人员对是否向患者亲属讲明实情，持赞成和反对两种意见。

51. 若将事故实情告知患者亲属，针对手术者应负的道德责任，最正确的说法是

A. 违背"审慎"的医德要求，未作必要的认真的检查，造成医疗事故

B. 经验不足，对技术常规不熟悉，系医疗事故

C. 虽错误切除子宫，但同时为患者做了需做的人流和绝育手术，功过参半

D. 手术未造成其他伤害，患者应予谅解

E. 门诊接诊医师、手术助手、上级医师均应负道德责任

52. 若不将事故实情告知患者及亲属,对这种做法最正确的评价是

A. 手术实际上为患者做了需做的人流手术,不算事故,不告知患者,符合医德

B. 此系医院的医疗秘密,内部总结教训即可,不必告知患者

C. 剥夺了患者获得医疗信息的权利和监督医疗过程的权利

D. 告知患者实情,会造成不必要的医疗纠纷

E. 告知患者实情,会降低医院信誉

(四)A₄型题

问题 53 ~ 56

一对农村夫妇抱着白喉病患儿来医院求治,因患儿呼吸困难,面部发绀,生命垂危,医师决定马上做气管切开术,但父母坚决不同意。医师反复解释劝导,患儿父母仍拒绝手术签字。急诊医师看到患儿病情危急,为及时抢救患儿,毅然对患儿施行了手术,患儿得救,其父母感激不尽。

53. 该案例中,医师不得不违背了患者(或监护人)的何种权利,除了

A. 监督权

B. 同意权

C. 平等的医疗权

D. 自主权

E. 自我决定权

54. 该案例中,医师的行为主要是在行使何种权利

A. 自主权

B. 干涉权

C. 治疗权

D. 诊断权

E. 监督权

55. 该案例中,医师行为的道德价值主要体现了医德情感的

A. 感人性

B. 职业性

C. 理智性

D. 主观性

E. 原则性

56. 该案例中的医患关系模式是

A. 主动 - 被动型

B. 指导 合作型

C. 共同参与型

D. 并列互补型

E. 以上都不是

二、是非判断题

1. 人体试验是医学研究的一个重要内容，可以说，没有人体试验，就没有今天的医学成就。 （　　）

2. 只要是出于医学目的，即使死者亲属不同意，医师也有权进行尸体解剖。 （　　）

3. 由于我国实行计划生育、优生优育的政策，所以，医务人员对有严重缺陷的新生儿有处置权。 （　　）

4. 根据法律规定，开展人类辅助生殖技术的医疗机构必须设有医学伦理委员会。 （　　）

5. 《人类精子库管理办法》规定，一名供精者只能在一个人类精子库供精，一个供精者最多只能提供10名妇女受孕。 （　　）

6. 生命并不是绝对神圣的，生命本身应以价值来衡量。 （　　）

7. 有利与无伤原则的含义就是行为的动机和后果都对患者有利，而且应避免对患者的伤害。 （　　）

8. 在一切医疗活动中，因患者不懂医，故患者无权对其诊断治疗方案作相对选择。 （　　）

9. 药剂科人员在接到患者处方后，要认真审方，如发现处方有误，可将其更改过来。 （　　）

10. 术前承诺和知情同意原则是对患者人格和自主权的尊重，在没有签字及知情同意的情况下，即使是手术抢救行为也是不符合医德的。 （　　）

11. 现代医学模式重点强调以疾病为中心。 （　　）

12. 在医疗过程中，当医师的权利和患者的权利发生冲突时，必须绝对服从患者的权利。 （　　）

13. 患者有权选择医师，医师也有权选择自己的服务对象。 （　　）

14. 医务人员为患者作治疗的权利完全是自主的，其他任何人不得干涉医务人员的这种职业自主权。 （　　）

15. 临终关怀作为临终者择优的临终方式，是以提高临终阶段的生命质量，减轻临终者躯体痛苦为宗旨。 （　　）

16. 每个人都有生存权利，每个人都有权活着，然而人的生存权不包含对死亡的选择权。 （　　）

17. 希波克拉底是西方医学的奠基人，又称为"西医之父"，也是西方最早论述医德的医学家。 （　　）

18. 孙思邈是我国唐朝时代杰出的医学家，他的一篇重要医德专论是《大医精诚》。 （　　）

19. 现代生命伦理观认为，对于一切生命，包括不可逆地丧失意识的患者生命，都要不惜一切代价去抢救。 （　　）

20. 人既有生物属性，又有社会属性，人的死亡应包括生物学生命和社会学生命的死亡。 （　　）

三、名词解释

1. 道德	2. 伦理	3. 伦理学
4. 医学道德	5. 生命伦理学	6. 医学模式
7. 医疗人际关系	8. 医患关系	9. 生命论
10. 公益论	11. 医德范畴	12. 医德情感
13. 医德义务	14. 医德规范	15. 医德良心
16. 审慎	17. 医学人道主义	18. 健康教育
19. 知情同意	20. 积极优生学	21. 安乐死
22. 临终关怀	23. 医德评价	24. 医德境界

四、问答题

1. 什么是医学伦理学?

2. 医学伦理学的研究对象是什么?

3. 简述我国古代优良传统医德的主要表现。

4. 简述医学模式转变的重要性。

5. 医学模式的转变对医师的要求是什么?

6. 高科技在诊疗中应用带来的伦理问题(负效应)主要有哪些?

7. 高科技在临床诊疗中应用对医师职业道德的要求是什么?

8. 简述市场经济对医疗活动的正负效应。

9. 简述在社会主义市场经济条件下加强医德建设的必要性。

10. 什么叫医疗人际关系? 它包括哪些方面?

11. 医务人员在医患关系中的基本道德要求是什么?

12. 伦理学上的权利与义务概念与法律上的权利与义务概念有何异同?

13. 医务人员的良心具有哪些特点? 简述良心在医疗活动中的作用。

14. 医疗保密的内容有哪些?

15. 简述医务人员应具有的美德。

16. 简述社会主义医德的基本原则。

17. 试述医务人员基本医德规范。

18. 试述医学伦理学的"不伤害""有利""尊重"和"公正"原则。

19. 简述基础护理的道德要求。

20. 简述心理护理的道德要求。

21. 简述整体护理的道德要求。

22. 简述预防医学工作中的道德要求。

23. 简述环境保护的道德原则。

24. 卫生资源分配的道德原则是什么?

25. 医院管理应遵循哪些道德原则?

26. 医学科研的道德要求是什么?

27. 试述脑死亡标准的道德意义。

28. 简述人体试验的道德要求。

29. 试述人类辅助生殖技术实施中的伦理原则。

30. 试述胚胎干细胞研究和应用的伦理原则。

31. 试述医学基因工程的伦理原则。

32. 临终关怀的道德要求有哪些？

33. 医德评价的作用和标准是什么？

34. 试述医德评价的方式。

35. 联系实际，谈谈你如何加强医德修养。

参考文献

1. 唐凯麟. 伦理学教程. 长沙：湖南师范大学出版社，1992
2. 丘祥兴，孙福川. 医学伦理学（第3版）. 北京：人民卫生出版社，2008
3. 刘耀光，等. 医学道德概论. 长沙：国防科技大学出版社，1993
4. 丘祥兴，等. 国家临床执业医师资格考试辅导公共科目考试纲要及试题. 北京：人民卫生出版社，2000
5. 卢秀美. 护理伦理学. 北京：科学技术文献出版社，2000
6. 邱仁宗. 生命伦理学. 上海：上海人民出版社，1987
7. 李本富，等. 医学伦理学（第2版）. 北京：北京医科大学出版社，1999
8. 周一谋. 历代名医论医德. 长沙：湖南科学技术出版社，1983
9. 何兆雄. 中国医德史. 上海：上海医科大学出版社，1988
10. 卢惠霖. 人类生殖与生殖工程. 长沙：湖南教育出版社，1986
11. 崔以泰，黄天中. 临终关怀学的理论与实践. 北京：中国医药科技出版社，1992
12. 蔡宏道. 现代环境卫生学. 北京：人民卫生出版社，1995
13. 金泰廙. 职业卫生与职业医学（第6版）. 北京：人民卫生出版社，2007
14. Reich W T(ed). *Encyclopedia of Bioethics*. the Free/Collier Macmillan Pub. New York，1978
15. Tom L Beauchamp，James F Childress. *Principles of Biomedical Ethics*. 4th Edition. New York Oxford：Oxford University Press，1993
16. 彭瑞聪，高良文. 中国卫生事业管理学. 长春：吉林科学技术出版社，1988
17. 石大璞，等. 健康责任与卫生政策. 西安：陕西师范大学出版社，1995
18. 王丽宇，戴万津. 医院伦理委员会的意义与功能. 北京：北京市哲学社会科学首都卫生管理与政策研究基地，学术期刊，2004，第一卷第二期
19. 许志伟. 人类干细胞之伦理原则与监管政策. 大连：医学与哲学，2006(2)：1~5
20. 刘耀光. 护理伦理学. 长沙：中南大学出版社，2008
21. 中国国家人类基因组南方研究中心伦理委员会. 人类胚胎干细胞研究的伦理指导大纲（建议稿）. 西安：中国医学伦理学，2001(6)：8~9
22. 卫生部医学伦理学专家委员会. 人类胚胎干细胞研究的伦理原则和管理建议（讨论稿）. 西安：中国医学伦理学，2002(3)：6
23. 杨建兵. 医学伦理视野中的人类干细胞来源问题. 西安：中国医学伦理学，2002(3)：7~8
24. 李本富. 人类胚胎干细胞研究的伦理争论. 西安：中国医学伦理学，2001(3)：54

后　记

　　1999年5月1日开始实施的《中华人民共和国执业医师法》规定，"国家实行医师资格考试制度"，《医学伦理学》是各专业医师必考的"公共科目"之一。这启示我们，在医学教育中必须加强医学职业道德教育。一本适用的教材，是搞好医学生职业道德教育的基本条件。为此，我们凭借多年的教学经验、体会，以《医师资格考试大纲》中的《医学伦理学考试大纲》为基础，并按照医学伦理学的科学体系，编著此教材。本书既是医学生的职业道德教育教材，也可作为医疗卫生单位开展医德教育的参考书，同时也是执业医师资格考试应试者的适用读物。

　　在本书的编写中，吸收了近年来国内外医学伦理学教学和科研的成果，沿引了以往一些教材、著作的某些论述。由于篇幅所限，未一一列举出处，在此一并致以衷心的感谢。

　　由于我们水平有限，加之编著时间仓促，本书错漏和不足之处在所难免，恳请专家、同行和广大读者批评指正。

编著者

2001年1月于长沙

第 3 版后记

本书自 2001 年 4 月出版、2003 年 2 月再版以来,受到医学院校师生及广大医务工作者的欢迎。

为了及时汲取近年来医学伦理学的研究成果,更好地满足医学院校教学的需要,为执业医师资格考试和住院医师培训考试的应试者提供更为适用的读物,我们在 2009 年第 3 版时再次对本书进行了修订、补充。

为了使本书更适合于医学类各专业教学,这次再版增加了护理道德、预防医学及环境生态保护道德、卫生管理及医院管理道德等内容。为避免重复,有的章节作了删改。随着生命科学的迅猛发展,其伦理问题也日益凸显出来。为此,我们汲取了国内外近几年来生命伦理学的研究成果,将有关章节作了调整补充。在 2017 年第 3 版第 6 次印刷时,又对部分内容作了修改补充。留美学者曾文琦博士为此提供了不少文献资料,在此特表谢忱。

附录中的"模拟试题",包括执业医师资格考试的各种题型的选择题。试题中的案例亦可作为教学案例。

限于我们的水平,修订本仍可能存在不少错漏和不足,恳望同行和广大读者对修订本提出批评,以便下次再版时修改。

编著者
2017 年 3 月于长沙

医学伦理学(第3版)

刘耀光　主编

□责任编辑　李　娴
□责任印制　易红卫
□出版发行　中南大学出版社
　　　　　　社址：长沙市麓山南路　　　　　邮编：410083
　　　　　　发行科电话：0731－88876770　　传真：0731－88710482
□印　　装　长沙市宏发印刷有限公司

□开　　本　787×1092　1/16　□印张 12.5　□字数 313 千字　□插页
□版　　次　2009 年 6 月第 3 版　□2019 年 8 月第 7 次印刷
□书　　号　ISBN 978－7－81061－600－3
□定　　价　30.00 元

图书出现印装问题，请与经销商调换